Peter Bergen

Basiswissen Krankenhaushygiene

Hygienegrundlagen für Gesundheitsberufe

4., aktualisierte Auflage

- Aktuelles Basiswissen
- Maßnahmen & Umsetzung
- Für Ausbildung & Praxis

BRIGITTE KUNZ VERLAG

Der Autor:
Peter Bergen arbeitet als Hygienefachkraft im Niedersächsischen Landesgesundheitsamt. Er ist seit vielen Jahren in der Aus- und Fortbildung von Hygienebeauftragten tätig.

Peter Bergen
Freiherr-vom-Stein-Str. 7
31141 Hildesheim

Bibliografische Information der Deutschen Nationalbibliothek
Die Deutsche Nationalbibliothek verzeichnet diese Publikation in der Deutschen Nationalbibliografie; detaillierte bibliografische Daten sind im Internet über http://dnb.ddb.de abrufbar.

ISBN 978-3-89993-823-4 (Print)
ISBN 978-3-8426-8555-0 (PDF)

Reihengestaltung: Groothuis, Lohfert, Consorten | glcons.de
Satz: PER Medien+Marketing GmbH, Braunschweig
Druck: Stürtz GmbH, Würzburg

INHALT

VORWORT

Krankenhausinfektionen tragen dazu bei, dass Patienten zusätzliche, teilweise bleibende gesundheitliche Schäden erleiden, wobei auch die Todesfolge nicht auszuschließen ist. Die Quote vermeidbarer Krankenhausinfektionen hängt maßgeblich davon ab, inwieweit die entsprechenden Hygienemaßnahmen konsequent und sachkundig umgesetzt werden. Dies verlangt von allen am Patienten tätigen Personen grundlegende Kenntnisse in Belangen der Krankenhaushygiene.

Dieses Lehrbuch will allen interessierten und in der Ausbildung befindlichen Pflegepersonen ein praktisch verwertbares Hygienewissen für den Klinikalltag vermitteln. Hierfür wurde »Basiswissen Krankenhaushygiene« neu überarbeitet und aktualisiert. Durch seinen übersichtlichen Aufbau ist dieses Werk als Lehrbuch und als Nachschlagewerk gleichermaßen nutzbar.

Ganz herzlich bedanken möchte mich bei meiner Lektorin Claudia Flöer und bei den weiteren, an diesem Buch beteiligten Mitarbeitern der Schlüterschen Verlagsgesellschaft.

Hildesheim, im Juli 2014 Peter Bergen

TEIL A

GRUNDLAGEN

1 GRUNDBEGRIFFE

1.1 Gesundheit und Krankheit

Für die Begriffe »Gesundheit« und »Krankheit« gibt es je nach Betrachtungsweise unterschiedliche Auslegungen:

- »Gesundheit ist die Intaktheit des Menschen in seelisch-geistiger, körperlicher und sozialer Hinsicht.« (Medizinische Auslegung)
- »Gesundheit ist der Zustand völligen körperlichen, geistigen, seelischen und sozialen Wohlbefindens.« (Auslegung der WHO)
- »Gesundheit ist die Fähigkeit, sich an eine gegebene belebte, unbelebte und soziale Umwelt sowohl in seelischer, wie auch in körperlicher Hinsicht ständig neu und jeweils optimal anzupassen.« (Auslegung der Hygieniker Beck und Schmidt)

Gemäß letzterer Definition erkranken wir an veränderlichen Umgebungsfaktoren, wenn wir uns ihnen nicht (oder nicht mehr) anpassen (adaptieren) können. Faktoren wie Lärm, Strahlung, Umgebungstemperatur, Nahrung, Mikroorganismen oder soziale Anforderungen wirken als Exposition auf uns ein. Von unserer momentanen Verfassung, von unserer Disposition, hängt es ab, inwiefern wir diese Einwirkungen mit Hilfe unseres Nerven-, Hormon- und Immunsystems, unserer weiteren physischen Fähigkeiten, unserer Sinne und unserer intellektuellen Fähigkeiten im Sinne einer Anpassung »verarbeiten« können. Was nicht »verarbeitet« werden kann, ist mit einer Überforderung gleichzusetzen und erzeugt einen Zustand, der als Stress bezeichnet wird. Umgebungsfaktoren, die Stress erzeugen, werden Stressoren genannt.

Die Fähigkeit des Körpers, trotz aller äußeren Veränderungen das Gleichgewicht seiner Funktionen aufrechtzuerhalten, wird als »Homöostase« bezeichnet. Durch die Regelmechanismen der Homöostase befinden wir uns oft in Zuständen, die man als »relativ gesund« oder »relativ krank« bezeichnen kann.

Beispiel: An einem heißen Sommertag bei hoher Luftfeuchtigkeit kommt es schnell zur übermäßigen Erhitzung des Körpers. Die Mechanismen der

Homöostase sorgen dafür, dass die übermäßige Wärme durch Schwitzen bzw. durch Verdunstungskälte abgegeben wird. Wenn die Wärme ein gewisses Maß nicht übersteigt, sorgen diese Mechanismen der Homöostase für einen Erhalt der Körperfunktionen und des Wohlbefindens. Wenn die Wärme dem noch zu kompensierenden Grenzwert näher kommt, wird sich die betreffende Person den Stressoren Hitze und hohe Luftfeuchtigkeit immer weniger anpassen können, was Störungen des Wohlbefindens und ihrer Körperfunktionen zur Folge haben wird: Ihr ist zu heiß, sie fühlt sich unwohl und ist nur noch bedingt leistungsfähig. Wenn die Wärme dauerhaft diesen Grenzwert übersteigt, dekompensiert die Homöostase mit der Gefahr, dass die betreffende Person erkrankt (z. B. Hitzschlag).

1.2 Prävention

Das Bemühen, unerwünschte Zustände oder Sachverhalte (wie Katastrophen, Verarmung, Erkrankungen) zu vermeiden oder zumindest abzumildern, wird Prävention genannt, wobei drei Stufen unterschieden werden:

- Primärprävention (Krankheitsvorbeugung),
- Sekundärprävention (Krankheitsfrüherkennung),
- Tertiärprävention (Verhütung einer Krankheitsverschlechterung).

1.2.1 Primärprävention

Als »Primärprävention« bezeichnet man Maßnahmen, die eine Schädigungsgefahr abwenden sollen. Einerseits soll das Individuum vor krankheitsauslösenden Faktoren (Risikofaktoren bzw. Stressoren) geschützt (Expositionsprophylaxe) und andererseits gegenüber krankheitsauslösenden Faktoren gestärkt werden (Dispositionsprophylaxe).

Beispiel: Risikofaktoren für den Bluthochdruck sind u. a. Übergewicht, Stress oder Genussgifte. Primärprävention wäre z. B. eine Aufklärung über die Risikofaktoren, Vermeidung von Stress, Meidung von Genussgiften, Stärkung und Gegenlenkung, z. B. durch Sport oder sinnvolle Freizeitgestaltung.

1.2.2 Sekundärprävention

Die Sekundärprävention will vorhandene Risikofaktoren erfassen, beherrschen und beseitigen, um so das Eintreten einer Schädigung zu verhindern.

Beispiel: Zu den sekundärpräventiven Maßnahmen bei Bluthochdruck zählen die Gewichtsreduktion, Stressreduktion (z. B. autogenes Training) oder Entwöhnung von Genussgiften.

1.2.3 Tertiärprävention

Maßnahmen der Tertiärprävention werden ergriffen, wenn eine Schädigung bereits eingetreten ist und ein Fortschreiten, eine Verstärkung oder der Eintritt unerwünschter Folgen vermieden werden soll.

Beispiel: Komplikationen des Bluthochdrucks wären u. a. Arterienverkalkung, Durchblutungsstörungen, Gefahr des Herzinfarktes oder des Schlaganfalls. Verhindern ließe sich dies durch tertiärpräventive Maßnahmen wie die medikamentöse Behandlung des Bluthochdrucks, eine angepasste Ernährung (kalorien- und natriumarm) oder evtl. Veränderungen im Arbeitsleben (z. B. Umschulung oder Frührente)

1.3 Hygiene

Das Wort »Hygiene« leitet sich ab von »Hygiea« (griechische Göttin der Gesundheit). Hygiene lässt sich mit Begriffen wie »Gesunderhaltung« oder »Gesundheitsvorsorge« oder »medizinischer Primärprävention« übersetzen.

1.3.1 Expositions- und Dispositionsprophylaxe

Die Hygiene kennt zwei grundsätzliche Präventionsprinzipien:

- Expositionsprophylaxe, d. h. die unbelebte, belebte und soziale Umwelt so zu beeinflussen, dass aus ihr eine möglichst geringe Gefahr für den Menschen hervorgeht und er sich ihr anpassen kann.

Beispiel: Um einer Grippe-Ansteckung durch Atemtröpfchen vorzubeugen, ist es sinnvoll, einen Mundschutz zu tragen und erkrankte Personen von gesunden zu trennen.

- Dispositionsprophylaxe, d. h. den Menschen so zu fördern und zu beeinflussen, dass er sich den Anforderungen seiner Umwelt anpassen kann.

Beispiel: Um einer Grippe-Erkrankung vorzubeugen ist es sinnvoll, sich gegen die mutmaßlichen Infektionserreger impfen zu lassen.

1.3.2 Hygienezweige

Weil Gesundheit sehr unterschiedliche Aspekte und Dimensionen hat (siehe Kap. 1.1), ergeben sich auch unterschiedliche Hygienezweige:

- Individualhygiene = Förderung der Eigenverantwortlichkeit des Menschen zur Wahrnehmung seiner eigenen Gesundheitsvorsorge.
- Umwelthygiene, soweit hier die belebte oder unbelebte Umwelt gemeint ist.
- Sozialhygiene, wenn es sich um die menschliche Gesellschaft handelt (= soziale Umwelt).
- Psychohygiene, wenn es darum geht, psychischen und seelischen Störungen vorzubeugen.

1.3.2.1 Individualhygiene

Die Individualhygiene soll den einzelnen Menschen befähigen, die Sorge um die eigene Gesundheit selbst übernehmen zu können, um seine Leistungsfähigkeit zu steigern und zu erhalten. Dies betrifft Aspekte wie Körperpflege, Ernährung, Kleidung, Freizeitgestaltung und allgemeine Gesundheitsvorsorge.

Beispiele für Wirkungsfelder: Sportunterricht, Ernährungsberatung, Gesundheitserziehung und Mütterberatung.

1.3.2.2 Umwelthygiene

Die Umwelthygiene will Risikofaktoren aus der unbelebten und belebten Umwelt vermeiden, mindern oder ausschalten. Als Umwelthygiene bezeichnet man vor allem den Umweltschutz in Form des Luft-, Wasser oder Bodenschutzes.

Beispiele für Wirkungsfelder: Erfassung der Ozonwerte, Abgasuntersuchung, Pollenwarndienst, Abfallbeseitigungsgesetz, Recycling

1.3.2.3 Sozialhygiene

Die Sozialhygiene wendet sich gegen Schädigungen und Gefahren, die aus der sozialen Gemeinschaft entstehen können. Sie will bewirken, dass die soziale Gemeinschaft in Frieden und Wohlstand miteinander leben kann.

Ihre Aufgaben liegen
- in der Erforschung der Krankheits- und Todesursachen, durch die Epidemiologie;
- in der Regelung des menschlichen Miteinanders, durch entsprechende Gesetzgebung;
- im Schutz vor Krankheit, Arbeitslosigkeit oder -unfähigkeit oder Unfällen durch die Sozialversicherungen;
- in der Gewährleistung von Bildung, Gesundheit und Sicherheit;
- im Erhalt und der menschengerechten Gestaltung des Arbeitsplatzes.

Beispiele für Wirkungsfelder: Verkehrsplanung, Jugendschutz, Schulbildung, Suchtberatung, Rentenversicherung und Schutz vor Berufskrankheiten.

1.3.2.4 Psychohygiene

Die Psychohygiene ist bemüht, schädigende Einflüsse für die Psyche des Individuums fernzuhalten; bzw. das Individuum befähigen mit diesen Einflüssen angemessen umgehen zu können. Psychohygiene wirkt erfassend, aufklärend und beratend.

Beispiele: Lenkung der Medien, Kranken- und Sterbebegleitung, Hilfe zur Selbstverwirklichung.

1.3.3 Krankenhaushygiene

1.3.3.1 Definition

Mit »Krankenhaushygiene« werden alle prophylaktischen Maßnahmen bezeichnet, die der Verhinderung von im Krankenhaus und anderen Einrichtungen des Gesundheitswesens erworbenen (nosokomialen, von griechisch Nosokomeion = Krankenhaus) Krankheiten dienen. In einem Definitionsvorschlag des Robert-Koch-Institutes (RKI) von 1999 wird dies weiter präzisiert: »Unter Krankenhaushygiene soll die Wissenschaft und Lehre von der Verhütung, Erkennung und Kontrolle von Gesundheitsrisiken, insbesondere von Infektionen von Patienten und medizinischen Personal, im Krankenhaus und sonstigen medizinischen Einrichtungen verstanden werden, wobei systematische Risikoanalyse und Entwicklung von Präventions- und Kontrollstrategien wesentliche Arbeitsfelder sind. Die Krankenhaushygiene erarbeitet Kriterien, wie Krankenhäuser und andere Einrichtungen des Gesundheitswesens geplant, gebaut, mit den Mitarbeitern in effizienter Weise organisiert, betrieben und unterhalten werden können, um sicherzustellen, dass

- keine Gesundheitsschäden, insbesondere Infektionen, auftreten (Prävention);
- auftretende Gesundheitsschäden und Infektionen so zeitnah wie möglich erkannt werden;
- diese so rasch wie möglich unter Kontrolle gebracht werden, sodass ihre Weiterverbreitung verhindert wird.«

1.3.3.2 Aufgaben- und Anwendungsgebiete

Gemäß der RKI-Definition sind die Aufgabengebiete und Wirkungsfelder der Krankenhaushygiene vielfältig:

- Auf Patienten bezogen kann es sich u. a. um die Erkennung, Verhütung und Kontrolle von Infektionen, allergischen Reaktionen, Immobilitätsfolgen (wie z. B. Kontrakturen), psychischen Schädigungen (z. B. psychischer Hospitalismus) oder Strahlenschäden (vor allem Röntgenstrahlen) handeln, die mit dem Aufenthalt in Einrichtungen des Gesundheitswesen bzw. mit der Durchführung medizinisch-pflegerischer Maßnahmen im Zusammenhang stehen.
- In Hinblick auf das Personal stehen Gefahren und Gesundheitsrisiken in Form von Verletzungen (z. B. Kanülenstichverletzungen), Infektionen, Rückenschäden, Allergien (z. B. Desinfektionsmittel) oder Strahlenschäden im Vordergrund.

Personen, die sich beruflich mit Krankenhaushygiene befassen, wie z. B. Krankenhaushygieniker oder Hygienefachkräfte, deuten den Begriff »Krankenhaushygiene« jedoch nahezu ausschließlich unter mikrobiologischen bzw. infektiologischen Aspekten. Daher ist es allgemein üblich, die Krankenhaushygiene mit der Erkennung, Verhütung und Kontrolle von Krankenhausinfektionen (nosokomialen Infektionen) gleichzusetzen. Die anderen Teilgebiete werden gewöhnlich separat betrachtet (z. B. als Unfallverhütung, Strahlenschutz, pflegerische Prophylaxen usw.).

Es ist hervorzuheben, dass sich der Begriff »Krankenhaushygiene« nicht nur auf Krankenhäuser, sondern auch auf andere Einrichtungen des Gesundheitswesens, wie z. B. Alten- und Pflegeheime, Reha-Einrichtungen, Tageskliniken oder Arztpraxen bezieht.

1.3.3.3 Aspekt der Prävention

In Hinblick auf nosokomiale Infektionen gibt es für den Patienten (von allgemeinen gesundheitsfördernden Maßnahmen abgesehen) wenig Möglichkeiten zur Dispositionsprophylaxe, sodass es sich bei krankenhaushygienischen Maßnahmen zum Schutz des Patienten fast ausschließlich um Expositionsprophylaxe handelt, wie z. B.:

- hygienegerechte Gestaltung der baulichen Umgebung und der Einrichtung,
- hygienisch zuverlässige Aufbereitung von Medizinprodukten, wie chirurgischem Instrumentar und medizinisch-technischer Geräte,
- präventionsorientierte Regelung von Betriebs- und Arbeitsabläufe oder
- Schutz vor infizierten Mitpatienten und anderen Keimpotenzialen.

Das Personal kann sich dagegen durch Impfungen (z. B. gegen Hepatitis B), Aufklärung (z. B. vor Kanülenstichverletzungen) oder Einübung unfallvermeidender Betriebsabläufe (z. B. im Zuge der Instrumentenaufbereitung) schützen. Hinzu kommen wirkungsvolle Maßnahmen zum Schutz vor Expositionen (z. B. durch Schutzkleidung), sodass das Pflegepersonal allgemein ein geringeres Infektionsrisiko, als der Patient trägt.

1.3.3.4 Aspekt der Surveillance

Unter Surveillance im Sinne der Krankenhaushygiene versteht man die fortlaufende Kontrolle, Beobachtung und Datenauswertung einer bestimmten Patientengruppe unter bestimmten Fragestellungen (z. B. Pneumoniehäufigkeit im Hinblick auf die Beatmungstage der Patienten einer Intensivstation). Das Ziel der Surveillance besteht darin, Qualitätsparameter im Sinne der Krankenhaushygiene zu schaffen, also Maßstäbe zu setzen, an denen Infizierungstendenzen abgelesen werden können.

1.3.3.5 Aspekt der Kontrolle

Krankenhausinfektionen sind zu einem Großteil unvermeidbar und gehören damit zum Alltagsgeschehen in Akutkrankenhäusern oder vergleichbaren Einrichtungen. Zudem besteht die Gefahr, dass sich im Krankenhaus epidemische Geschehen, sog. »Infektionsausbrüche« entwickeln können. Über Kontrollmaßnahmen versucht man, dieser Gefahr entgegenzutreten. Hierzu zählen:

- routinemäßige mikrobiologische Untersuchungen von Geräten und Einrichtungen,
- indizierte mikrobiologische Untersuchungen von Patienten und evtl. ihrer Umgebung,
- Isolierungsmaßnahmen im Infektionsfall und
- das wertende Beobachten (= Auditieren) von Arbeitsabläufen.

1.3.3.6 Sichtweisen der Krankenhaushygiene

Vor allem in Deutschland basierten Hygienemaßnahmen bis in die 1990er-Jahre fast ausnahmslos auf Empfehlungen von Arbeitskreisen oder Experten in Ableitung von traditionellen Vorstellungen, logischen Rückschlüssen, mikrobiologischen Nachweisen oder Qualitätsansprüchen. Thematisch beschäftigte man sich vorwiegend mit der baulichen Gestaltung bestimmter Krankenhausbereiche, mit Desinfektions- und Sterilisationsmaßnahmen sowie mit betriebsorganisatorischen Fragen. Diese Arbeits- und Sichtweise wird als traditionelle Krankenhaushygiene bezeichnet.

Über die Effizienz der traditionellen Krankenhaushygiene lassen sich nur indirekte Aussagen treffen (z. B. anhand der Verringerung von Keimpotenzialen). Ob sich durch die Einhaltung der empfohlenen Hygienemaßnahmen der erhoffte Effekt erzielen lässt (z. B. ob sich Infektionsquoten dadurch wirklich senken lassen) bleibt jedoch weit gehend offen.

In den 1980er-Jahren begann man in den USA auf Initiative des Centers for Disease Control (CDC) mit Hilfe von z. T. groß angelegten kontrollierten Studien zu erforschen, welche Hygienemaßnahmen und Arbeitsabläufe die Gefahr von nosokomialen Infektionen vermindern. Über eine Kategorieneinteilung wurde klargestellt, welche Hygieneempfehlungen sich belegen und beweisen (evident) lassen und auf welche das weniger oder gar nicht zutrifft. Die in Deutschland für die Krankenhaushygiene maßgeblichen

KRINKO-Empfehlungen (siehe Kap. 7.2.7 und Anhang D, Pos. 1) wurden einer solchen Kategorieneinteilung unterzogen.

Die Arbeits- und Sichtweise, Hygieneempfehlungen stets mit einem Effizienznachweis zu verbinden, nennt sich evidenzbasierte Krankenhaushygiene. Eng verbunden mit der evidenzbasierten Krankenhaushygiene ist die Durchführung einer fortlaufenden Infektionserfassung und -auswertung (Surveillance, siehe Kap. 8.4) als Grundlage und zur Ausrichtung effizienter Hygienemaßnahmen.

1.4 Geschichtliche Entwicklung der Krankenhaushygiene

1.4.1 Erste Ansätze

Die Gewährleistung einer ausreichenden Ernährung, die Sorge um die Erhaltung der Gesundheit, der Umgang mit Kranken, die Versorgung von Kriegsverletzten oder die Beseitigung von Leichen waren seit jeher gesellschaftliche Probleme, die es zu bewältigen galt. Um den Fortbestand der Gemeinschaft und die Gesundheit des Einzelnen zu sichern, wurden Gesetze und Regelungen geschaffen sowie infrastrukturelle Maßnahmen in Angriff genommen:

- Man kannte schon in der Antike Zusammenhänge zwischen Verwesung und Krankheitsentstehung und wusste um die Ansteckungsfähigkeit infizierter Personen. Die »12 Tafeln Roms« verboten z. B. die Bestattung innerhalb der Stadt, die Bibel berichtet über die Isolation Leprakranker. Die antiken Städte des Mittelmeerraumes besaßen bereits eine hoch entwickelte Wasserversorgung, durch die fäkal-orale Kreisläufe unterbunden werden sollten.
- Die im Mittelalter grassierenden Seuchen (Pest, Pocken, Lepra) erforderten in Verbindung mit einer immer dichteren Bevölkerung neue Regeln für das Zusammenleben. Neben der Einführung von Hafensperren, Quarantäne oder Anzeigepflicht für ansteckende Erkrankungen entstanden in dieser Zeit in Europa Leprosorien (Siedlungen, in denen Leprakranke isoliert von der Außenwelt lebten) und Hospitäler bzw. Lazarette, die als

Vorläufer heutiger Krankenhäuser betrachtet werden können (ohne mit ihnen direkt vergleichbar zu sein).

Bis ins 18. Jahrhundert hinein glaubte man jedoch, dass Infektionen durch schlechte Gerüche (Miasmen) und ansteckende Substanzen (Kontagien) übertragen werden. Wundeiterungen und Fieber hielt man für einen normalen Abschnitt des Heilungsverlaufes. Die einzig wirksame Methode zur Infektionsverhütung war die Isolierung.

Ein Krankenhausbetrieb im heutigen Sinne war bis kurz vor 1900 kaum möglich. Hierzu fehlten wesentliche Errungenschaften, wie das Wissen um die Übertragung und Verhütung von Infektionskrankheiten, die Erfindung der Narkose oder die Etablierung von Sozialversicherungen. Die Diagnostik, Therapie und Pflege von Kranken erfolgte daher – wenn irgend möglich – im eigenen Heim.

1.4.2 Entdeckung der Asepsis und Antisepsis

Die moderne Krankenhaushygiene gewann ihren Ursprung aus logischen Schlussfolgerungen bestimmter Beobachtungen; zunächst unabhängig von mikrobiologischen Erkenntnissen.

1.4.2.1 Entdeckung der Asepsis

Die wichtigste Beobachtung machte in dieser Hinsicht Ignaz Philipp Semmelweis um 1847. Er stellte fest, dass Gebärende, die von Ärzten untersucht wurden, wesentlich häufiger an Kindbettfieber (lebensbedrohliche Infektion der Gebärmutter) erkrankten, als jene, die von Hebammen untersucht wurden. Er schlussfolgerte richtig, dass der wesentlichste Unterschied darin bestand, dass die Ärzte im Gegensatz zu den Hebammen sezierten und nahm an, dass die Ärzte Kontagien (»Leichengift«) auf die Gebärenden übertragen konnten.

Zur Bekämpfung führte Semmelweis Waschungen durch Chlorwasser ein (desinfizierende Substanz), die schnell zur Senkung der Infektionsrate beitrugen. Semmelweis' Methode basierte also auf der Erkenntnis, dass eine Infektion vermieden wird, wenn die Übertragung von infektionsauslösenden Substanzen bzw. Mikroorganismen verhindert wird.

Dieses Prinzip, eine Infektionsübertragung durch Hygienemaßnahmen zu verhindern, wird als Asepsis bezeichnet. Zu den aseptischen Maßnahmen gehört neben der Händedesinfektion u. a. der Gebrauch steriler Instrumente und Abdeckmaterialien bei Operationen oder die Nutzung von Schleusensystemen zur Trennung reiner und unreiner Krankenhausbereiche.

1.4.2.2 Entdeckung der Antisepsis

Joseph Lister begann um 1865 Operationen unter einem Karbolnebel (Karbol ist ein phenolhaltiges Desinfektionsmittel) durchzuführen. Lister ging davon aus, dass Infektionserreger in der Operationswunde unvermeidbar vorhanden sind und daher bekämpft werden müssen.

Das Prinzip, vorhandene Infektionserreger zur Vermeidung bzw. zur Bekämpfung einer Infektion abzutöten bzw. zu reduzieren, nennt man Antisepsis. Zu den antiseptischen Maßnahmen zählen u. a. die Hautdesinfektion vor invasiven Eingriffen, wie Operationen oder Punktionen, die desinfizierende Behandlung infizierter Wunden oder desinfizierende Waschungen zur Beseitigung multiresistenter Krankheitserreger (z. B. MRSA, siehe Kap. 15.3.3.1).

1.4.3 Entdeckung der Antibiotika

Asepsis und Antisepsis waren lange Zeit die einzig wirksamen Waffen gegen Krankenhausinfektionen. Schon um 1900 waren aseptische Operationen unter Verwendung steriler Instrumente allgemein etabliert. Infizierte sich jedoch ein Patient trotz dieser Maßnahmen, waren die therapeutischen Möglichkeiten sehr begrenzt. Dies änderte sich, als Alexander Flemming 1928 das Penizillin und Gerhard Domagk 1935 das Sulfonamid entdeckte. Mit diesen Substanzen war es erstmals war es möglich, Patienten zu behandeln, die an einer bakteriellen Infektion erkrankt waren.

Leider wurden diese als Antibiotika bezeichneten Medikamente in der Zeit nach dem Zweiten Weltkrieg und teilweise bis heute ohne eine angemessene Indikationsstellung angewandt. Die Folge war eine ausgeprägte Entwicklung sekundärer Resistenzen (siehe Kap. 2.2.2 und 2.2.3) bei verschiedenen Krankheitserregern, wie z. B. Staphylokokken oder Streptokokken, mit dem Ergebnis, dass die einstmals sehr wirksamen Antibiotika zunehmend versagten. Diese Entwicklung wird als infektiöser Hospitalismus bezeichnet. Die Antwort bestand (und besteht) darin, wirksamere Medikamente zu entwickeln, die aber erfahrungsgemäß wiederum durch Resistenzen an Wirksamkeit verlieren.

1.5 Qualität

1.5.1 Definition

Die Deutsche Gesellschaft für Qualitätssicherung (DGQ) definiert Qualität als „die Gesamtheit der Merkmale, die ein Produkt oder eine Dienstleistung zur Erfüllung vorgegebener Forderungen geeignet macht«.

Die DIN EN ISO 9000 stellt mit der Definition »Qualität ist das Verhältnis zwischen realisierter und geforderter Beschaffenheit« einen Zusammenhang zwischen Erwartung und Realität her.

1.5.2 Qualitätsforderungen

Die in der Industrie und der freien Wirtschaft etablierten Maßnahmen zur Schaffung und Sicherung von Qualität werden seit dem Gesundheitsreformgesetz von 1988 auch von Krankenhäusern und anderen Einrichtungen des Gesundheitswesens in den maßgeblichen Regelwerken gefordert.

- Nach SGB V haben Krankenkassen und Leistungserbringer eine bedarfsgerechte und gleichmäßige, dem allgemein anerkannten Stand der medizinischen Erkenntnisse entsprechende Versorgung der Versicherten zu gewährleisten. § 137 befasst sich explizit mit der Qualitätssicherung bei zugelassenen Krankenhäusern und fordert u. a. einen zweijährig vorzulegenden Qualitätsbericht.
- Das Infektionsschutzgesetz (IfSG) verpflichtet Krankenhäuser und andere medizinische Einrichtungen zur Ergreifung infektionspräventiver Maßnahmen und zur Durchführung einer Surveillance (siehe Kap. 8.4). Die damit verbundene fortlaufende Erfassung und Auswertung nosokomialer Infektionen ermöglicht eine Aussage zur Hygienequalität eines Krankenhauses.

- Auch das Medizinproduktegesetz (MPG) und die damit verbundene Medizinproduktebetreiberverordnung (MPBetreibV) ist darauf ausgerichtet, hinsichtlich der Betriebssicherheit und der Bedienung medizinisch-technischer Geräte und Medizinprodukte Qualität zu schaffen und zu sichern.

1.5.3 Qualitätsmerkmale

Als Qualitätsmerkmale werden Anforderungen an die Struktur, den Prozess und das Ergebnis einer Leistung bezeichnet:

- Als Strukturqualität bezeichnet man die Rahmenbedingungen einer Leistung, d. h. die organisatorischen, personellen, informativen, baulich-funktionellen und bildungsbezogenen Merkmale.
- Die Prozessqualität bezieht sich auf den Ablauf einer Leistung, der z. B. in Form von Standards, aber auch im Hygieneplan oder in Reinigungs- und Desinfektionsplänen festgelegt sein kann.
- Die Ergebnisqualität misst den Zustand nach Erbringung einer Leistung, also am Pflege- oder Behandlungsergebnis bzw. an der Zufriedenheit der Patienten.

1.5.4 Qualitätsmanagement

Die Erbringung einer stetigen bzw. sich fortwährend steigernden Qualität ist ein prozesshaftes Geschehen (so wie der Pflegeprozess), der ein entsprechendes Management verlangt. Als Hilfestellung für solche Prozesse gibt es normative Regelungen, wobei die EN ISO 9000 (bzw. 9001, 9004) am bekanntesten ist. Vereinfacht gesagt geht es beim Qualitätsmanagement nach EN ISO 9000 darum, die Strukturqualität und die Regeln zur Erbringung der Prozessqualität zu erfassen, zu bewerten, nach entsprechender Korrektur im Hinblick auf Vollständigkeit und Korrektheit zu überprüfen und anschließend in regelmäßigen Abständen zu überwachen.

So wird sichergestellt, dass die jeweilige Einrichtung für ihre Betriebsabläufe korrekte (d. h. den geltenden Gesetzen, Verordnungen und Vorschriften entsprechende) Regelungen hinsichtlich der Zielvorgaben, Verantwortlichkeiten, Dokumentationen, Korrekturmaßnahmen, Fehlervermeidung etc. erarbeitet hat und diese auch einhält. Durch systematische Beobachtung und

Einsichtnahme in die Dokumentation (Zertifizierungsaudit) wird durch ein unabhängiges Institut (z. B. TÜV) überprüft, ob dies auch tatsächlich zutrifft. Über ein erfolgreiches Audit wird dem Krankenhaus bzw. der Einrichtung ein Zertifikat ausgestellt; die Einrichtung gilt dann als »zertifiziert«.

1.5.5 Qualität und Krankenhaushygiene

Durch angewandte Hygiene sollen unerwünschte Geschehnisse so selten wie möglich vorkommen. Eine gute Hygiene ist somit Qualitätsbestandteil jeder medizinisch-pflegerischen Leistung und muss durch zahlreiche Überprüfungsmaßnahmen fortlaufend sichergestellt werden. Dies erfolgt in Form von:

- Begehungen und Audits durch krankenhausinterne und -externe Personen und Institutionen,
- festgelegte Messungen und Checklisten, z. B. im Rahmen der Lebensmittelverarbeitung oder der Instrumentenaufbereitung,
- regelmäßige mikrobiologische Untersuchungen hygienerelevanter Einrichtungen, Geräte und Instrumente, wie z B. Desinfektionsautomaten, Sterilisatoren, Dialysegeräte, Endoskope usw. durch das Hygienefachpersonal und
- fortwährende Erfassung und Auswertung von Infektionsfällen (Surveillance).

Von Qualität im Sinne der Krankenhaushygiene kann gesprochen werden, wenn die am Patienten erbrachten Leistungen nachweislich so durchgeführt werden, dass alle dem heutigen Wissensstand entsprechenden Maßnahmen und Vorkehrungen getroffen wurden, um nosokomial bedingte Erkrankungen zu vermeiden. Der Erfolg der Krankenhaushygiene misst sich in erster Linie daran, wie sich das Vorkommen nosokomialer Schädigungen (speziell Infektionen) vor Ort zu den Referenzdaten verhält (siehe Anhang D, Pos. 2). Die Erbringung effizienter Hygienemaßnahmen muss inner- und außerhalb des Krankenhauses nachvollziehbar sein. Daher müssen Arbeitsabläufe in Standards dokumentiert und überprüfbar (validierbar) erbracht werden.

Überprüfen Sie Ihr Wissen!

1. Worin unterscheiden sich Primär-, Sekundär- und Tertiärprävention?
2. Welches Ziel hat die Expositions- und welches die Dispositionsprophylaxe?
3. Was bedeutet der Begriff »Hygiene« und welche Hygienezweige werden allgemein unterschieden?
4. Wie wird der Begriff »Krankenhaushygiene« definiert und mit welchen Aspekten ist er verbunden?
5. Welchen Gefahren und Gesundheitsrisiken sind Patienten und Personal im Krankenhaus ausgesetzt?
6. Wie erklärte man sich bis ins 18. Jahrhundert hinein die Entstehung von Infektionen?
7. Welche Entdeckung machte Ignaz Philipp Semmelweis und welche Joseph Lister?
8. Welches Prinzip und welche Hygienemaßnahmen sind mit dem Begriff »Asepsis« und welche mit dem Begriff »Antisepsis" verbunden?
9. Was bezeichnet man als infektiösen Hospitalismus?
10. In welcher Weise steht der Begriff »Qualität« mit der Krankenhaushygiene in Verbindung?

2 MIKROBIOLOGISCHE GRUNDKENNTNISSE

2.1 Definitionen

Medizinische Mikrobiologie ist die Lehre und Wissenschaft von den Mikroorganismen, die für den Menschen als Krankheitserreger von Bedeutung sind.

Innerhalb der medizinischen Mikrobiologie gibt es Untergruppen wie:
- Bakteriologie = Lehre von den Bakterien
- Virologie = Lehre von den Viren
- Mykologie = Lehre von den Pilzen

Hiervon abzugrenzen ist die Parasitologie, die sich mit Lebewesen befasst, deren Existenz mit der Schädigung des Wirtes einhergeht (z. B. Würmer, Flöhe oder Läuse).

Mikroorganismen sind Kleinstlebewesen in Form von Bakterien, Viren, Pilzen und Protozoen, die teilweise in der Lage sind, Infektionserkrankungen im menschlichen Körper zu erzeugen.

2.2 Bakterien

2.2.1 Aufbau

Bakterien sind einzellige Mikroorganismen, die sich in Größe, Form und Eigenschaften erheblich voneinander unterscheiden. Ihr grundsätzlicher Aufbau besteht aus (Abb. 2.1):
- einer Zellwand, die dem Bakterium eine äußere Stabilität verleiht,
- einer Zytoplasmamembran, die als Pufferzone gegen Druckschwankungen schützt, die Aufnahme von Nahrung und die Abgabe von Ausscheidungen steuert und am Aufbau der Zellwand beteiligt ist sowie
- einem Kernäquivalent, das als Zellkernersatz fungiert.

Einige Bakterien können höchst widerstandsfähige Dauerformen (»Sporen«) bilden.

Darüber hinaus **kann** ein Bakterium über zusätzliche Anlagen verfügen wie:

- eine Kapsel, die es vor äußeren Einflüssen schützt,
- eine oder mehrere Geißeln, die eine gewisse selbstständige Fortbewegung ermöglichen,
- Fimbrien und Pili, die dem Bakterium ein besseres Anhaftvermögen verleihen und evtl. auch den Austausch ringförmiger Partikel (Plasmide) mit Erbinformation gestatten.

Als wichtiger ergänzender Faktor kommt die Fähigkeit einiger Bakterien hinzu, krankheitsauslösende Gifte (Toxine) oder Eiweiß spaltende Stoffe (Enzyme) bilden zu können. Man unterscheidet Gifte, die vom Bakterium aktiv abgesondert werden (Exotoxine) und Gifte, die erst beim Zerfall des Bakteriums frei werden (Endotoxine).

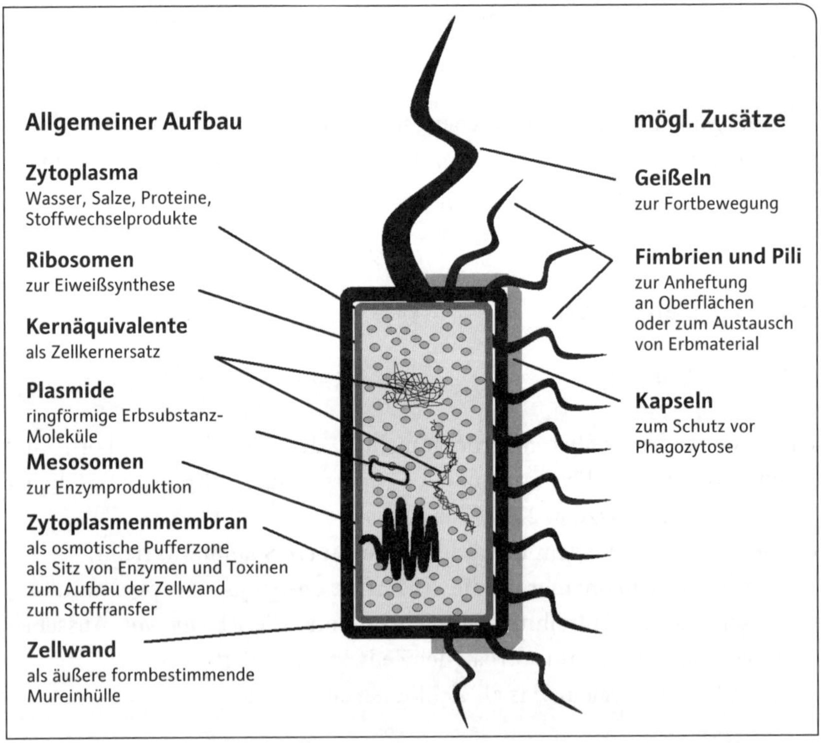

Abb. 2.1: Allgemeiner Aufbau von Bakterien.

2.2.2 Eigenschaften und Einteilung

- **Vermehrung:** Bakterien vermehren sich durch Zellteilung, wobei zwei gleiche Kopien entstehen. Varianten sind durch Mutation (Veränderung von Erbgut) oder Transformation (Übertragung von Erbgut) dennoch möglich.
- **Umgebungstemperatur:** Die für den Menschen bedeutsamen Bakterien bevorzugen Körpertemperatur.
- **Nahrungsbedarf:** Bakterien brauchen ebenso wie andere Lebewesen gewisse Grundnahrungsmittel, wie Kohlenstoff, Wasser, Vitamine usw., wobei jedoch die Bedürfnisse von Art zu Art stark variieren.
- **Färbeverhalten:** Um Bakterien unter dem Lichtmikroskop sichtbar zu machen, werden sie eingefärbt. Routinemäßig findet die sog. »Gramfärbung« Anwendung, die eine Einteilung in grampositiv (mit einer einschichtigen dicken Zellwand) und gramnegativ (mit einer mehrschichtigen dünnen Zellwand) erlaubt.
- **Form und Anlagerung:** Die Form (kugel-, stäbchen- oder schraubenförmig) und das Anlagerungsverhalten (in Haufen, Paaren oder Ketten) geben Anhaltspunkte über die Art des Bakteriums.
- **Sauerstoffbedarf:** Bakterien, die auf das Vorhandensein von Luftsauerstoff (O_2) angewiesen sind, werden als »obligat aerob« bezeichnet. Bakterien, die keinen Luftsauerstoff vertragen, als »obligat anaerob« und Bakterien, die sich beiden Zuständen anpassen können, als »fakultativ aerob« bzw. »anaerob«.
- **Wirtsverhältnisse:** Ein Bakterium kann auf Grund seiner Bedürfnisse (z. B. Temperatur, Nährstoffe) eine wirtsgebundene oder ungebundene Lebensweise entwickeln. Diesbezüglich unterscheidet man:
  - Saprophyten = wirtsungebundene Bakterien, die überall (ubiquitär) in der Natur verbreitet sind.
  - Kommensalen = wirtsgebundene Bakterien, die von einem Wirtsstoffwechsel leben, ohne ihn zu schädigen.
  - Symbionten = wirtsgebundene Bakterien, die dem Wirt nützlich sind, z. B. indem sie Verdauungsarbeit leisten oder durch ihr Vorhandensein die Ansiedlung von Parasiten verhindern.
  - Parasiten = wirtsgebundene Bakterien, die den Makroorganismus schädigen.

- **Pathogenität:** Die weitaus meisten Bakterien sind für den Menschen ungefährlich und damit apathogen. Wenn eine Bakterienart bei einem ungeimpften Menschen in der Regel eine Infektion hervorruft, gilt sie als »obligat pathogen«. »Fakultativ pathogene« Bakterien verursachen nur unter ganz bestimmten Umständen, speziell bei einer Abwehrschwäche eine Infektion.
- **Virulenz:** Das Ausmaß einer Pathogenität wird mit dem Begriff »Virulenz« gekennzeichnet, das auf vier Eigenschaften von Bakterien Bezug nimmt:
  - Infektiosität = Übertragbarkeit
  - Adhärenz = Anhaftvermögen
  - Gewebsaffinität = Vorliebe für bestimmte Gewebsarten
  - Toxizität = Giftigkeit
- **Resistenz:** Bakterien können eine »angeborene« (= primäre) und/oder »erworbene« (= sekundäre) Widerstandskraft gegen antibakteriell wirkende Medikamente (= Antibiotika) besitzen bzw. entwickeln. Ein großes Problem sind vor allem die zunehmenden sekundären Resistenzen, die u.a. für Erreger nosokomialer Infektionen typisch sind (siehe Kap. 3.3.3).

2.2.3 Therapie

Bei bakteriellen Infektionen werden bakterienabtötende (bakterizide) oder vermehrungshemmende (bakteriostatische) Arzneimittel verordnet, die als Antibiotika bezeichnet werden. Zu den Antibiotika gehören die Penicilline, Cephalosporine, Tetracycline, Makrolide, Gyrasehemmer und zahlreiche Kombinationen dieser Substanzen.

Jedes Antibiotikum wirkt nur gegen bestimmte Gruppen oder Arten (selektive Wirkung). Wenn ein Mittel nur gegen wenige Bakteriengruppen und -arten einsetzbar ist, spricht man von einem Schmalspektrumantibiotikum – ist es gegen viele einsetzbar, von einem Breitspektrum- oder Breitbandantibiotikum. Auf Grund ihrer primären Resistenz bieten bestimmte Bakterienarten für einige antibiotische Wirkstoffe von vornherein kein Angriffsziel, andererseits versagen einstmals wirksame Arzneimittel, weil die betreffende Bakterienart eine sekundäre Resistenz gebildet hat. Dies hat dazu beigetragen, dass in Krankenhäusern und Pflegeeinrichtungen ein Sockel stets wiederkehrender, schwer therapierbarer Bakterien im Sinne einer Endemie (ständiges Auftreten einer Erkrankung in einem begrenzten Gebiet) anzutreffen ist. Die Ursachen sind vor allem in der falschen bzw. missbräuchlichen Anwendung der Antibiotika zu suchen:

- mangelnde Empfindlichkeitsprüfung der Erreger (Kultur und Resistenzuntersuchung) im Infektionsfall und im Zuge einer antibiotischen Therapie,
- Unterdosierung antibiotischer Medikamente,
- Anwendung wenig geeigneter Präparate gegen den betreffenden Mikroorganismus,
- zu frühes Beenden einer antibiotischen Therapie und
- Vorkommen antibiotischer Rückstände in Lebensmitteln (Fleisch).

Bei einigen bakteriellen Erkrankungen (z. B. Pneumokokken-Infektionen oder Diphtherie) sind Impfungen möglich.

Hinsichtlich der Desinfizierbarkeit gibt es bei Bakterien erhebliche Unterschiede: Nicht sporenbildende Bakterien oder Bakterien, die sich nicht in Sporenform befinden, lassen sich mit den üblichen Desinfektionsmitteln in der Regel gut abtöten. Als Sporen sind Bakterien dagegen so resistent, dass einige Bakterienarten, z. B. der Gasbranderreger, nicht durch Desinfektionsmittel bekämpft werden können.

Hinweis

Im Anhang A finden Sie Beispiele von Erkrankungen, die durch Bakterien verursacht werden.

2.3 Pilze

Pilze im Sinne der Mikrobiologie sind einzellige Lebewesen (Mikrophyten), die gegenüber Bakterien größer sind, einen differenzierteren Aufbau haben und grundsätzlich unbeweglich sind.

2.3.1 Aufbau und Morphologie

Hinsichtlich des Aufbaus unterscheidet man folgende Anteile:

- Kern, durch eine Zellmembran abgegrenzt, besitzt einen Chromosomensatz;
- Zytoplasma, in dem sich neben Ribosomen auch Zellorganellen zur Energiegewinnung (Mitochondrien) befinden;
- Zellwand, die aus Chitin und Polysacchariden aufgebaut ist.

Pilze können zwei Strukturen aufweisen (morphologische Erscheinungsformen) (Abb. 2.2):

- Hyphe = Grundelement (filamentöser Pilze), das verzweigt und fadenförmig wächst (Strauchform). Ein Geflecht von Hyphen wird als Myzel bezeichnet, die Gesamtheit eines Myzels als Pilzthallus oder Pilzkolonie.
- Hefe = Grundelement der unizellulären Pilze, die blasenförmig (Sprosswachstum) wachsen. Z. T. können Hefen lang gestreckte Blasenzellen erzeugen, die kettenförmig aneinanderhängen und ein Pseudomyzel bilden.
- Einige Pilze können in Abhängigkeit von Umgebungsfaktoren sowohl in der Hyphen-, als auch in der Hefenform vorkommen (Dimorphismus).

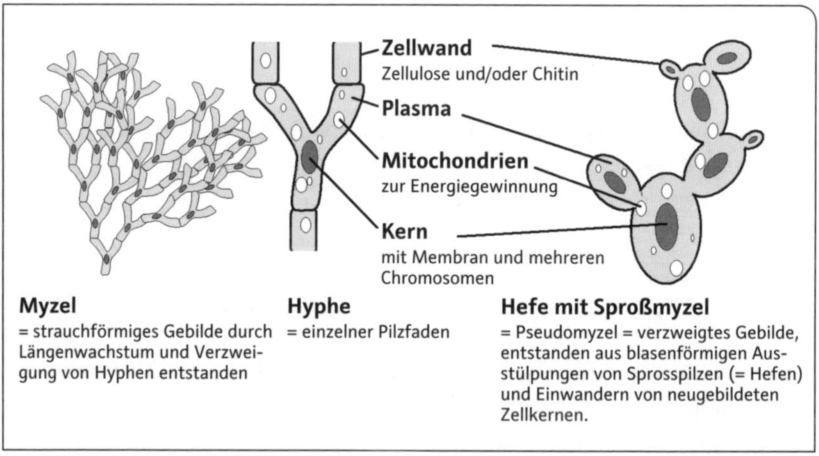

Abb. 2.2: Aufbau und Morphologie von Pilzen.

2.3.2 Eigenschaften

- **Vermehrung:** Die Vermehrung von Mikrophyten und das Wachstum von Pilzkolonien ist von ihrer morphologischen Struktur abhängig:
  - Hyphen wachsen in die Länge. Parallel bilden sich mehrere Zellkerne, die mit dem anwachsenden Zellplasma mitwandern. Durch Querwandbildung entstehen neue Hyphen.
  - Hefen bilden Ausstülpungen, die mit Zytoplasma gefüllt werden. Parallel bilden sich mehrere Zellkerne, die in die Ausstülpungen einwandern. Bei einer gewissen Größe bildet die »Tochterblase« eine Abschnürung zur Mutterzelle (ohne Querwand).
- **Verbreitung:** Viele Pilze können sich mit Hilfe von Reproduktionsorganen über große Entfernungen vermehren. Bei diesen Verbreitungsformen werden Fortpflanzungspartikel (»Sporen«) gebildet (nicht zu verwechseln mit den Dauerformen von Bakterien, die ebenfalls Sporen genannt werden).
- **Umgebungstemperatur:** Mikrophyten bevorzugen allgemein einen Temperaturbereich zwischen 30 und 37 °C.
- **Nahrungs- und Sauerstoffbedarf:** Alle Pilze benötigen Kohlenstoff, den sie meist aus totem organischem Material gewinnen. Es gibt es aerobe (sauerstoffabhängige) und anaerobe (sauerstoffunabhängige) Lebensformen.
- **Pathogenität:** Es gibt einen großen Artenreichtum an Mikrophyten, von denen aber nur sehr wenige humanpathogen sind, indem sie z. B. Allergien auslösen oder Toxine bilden. Die Infektabwehr des gesunden Menschen erweist sich als sehr effektiv gegenüber Mikrophyten, sodass meist begünstigende Faktoren vorliegen müssen, ehe es zu einer Pilzinfektion kommt:
  - abwehrschädigende (immunsupprimierende) Erkrankungen, wie AIDS oder Leukämie,
  - immunsupprimierende Therapiemaßnahmen, wie Zytostase, Strahlentherapie, Transplantation,
  - vorgeschädigte, wunde Haut,
  - unphysiologische Kleidung, wie Turnschuhe oder Kunststoffgewebe.

2.3.3 Therapie

Die medikamentöse Therapie lokaler (d.h. auf bestimmte Körperzone begrenzte) Pilzinfektionen ist mit Ausnahme der Behandlung pilzbefallener Nägel unproblematisch. Substanzen wie Amphotericin B, Nystatin oder Clotrimazol können als Salben, Cremes oder Lösungen relativ nebenwirkungsfrei gegeben werden.

Problematisch ist dagegen die Therapie systemischer (d.h. den Gesamtorganismus betreffende) Pilzinfektionen. Medikamente wie Amphotericin B, Flucytosin, Imidazole oder Griseofulvin können bei oraler oder intravenöser Gabe zu erheblichen Nebenwirkungen führen. Z.T. kann es zu sekundären Resistenzen kommen.

Impfungen gegen Pilzerkrankungen gibt es nicht.

Eine gute Desinfizierbarkeit ist bei allen Mikrophyten gegeben.

Hinweis

Im Anhang A finden Sie Beispiele von Erkrankungen, die durch Mikrophyten verursacht werden.

2.4 Protozoen

Protozoen sind einzellige, relativ große, hoch entwickelte Einzeller, deren humanpathogene Vertreter den Parasiten zugerechnet werden. Sie sind meist mit einer Vielzahl von Organellen ausgestattet, die zur Energiegewinnung, zur Fortbewegung oder zur Herstellung von Enzymen und Toxinen dienen.

Die Vermehrung erfolgt meist ungeschlechtlich durch Zwei- oder Vielfachteilung. Humanpathogene Protozoen durchlaufen häufig komplizierte Entwicklungszyklen, teilweise mit wechselnden Wirtsorganismen. Die Lebensgewohnheiten und Übertragungsformen von Protozoen sind sehr individuell.

Einige Protozoen sind in der Lage Dauerformen, sog. »Zysten« zu bilden, die gegen Umwelteinflüsse besonders widerstandsfähig sind und die bei oraler Aufnahme in einen Wirtsorganismus zur Infektion führen können.

Hinweis

Im Anhang A finden Sie Beispiele von Erkrankungen, die durch Protozoen verursacht werden.

2.5 Viren

2.5.1 Aufbau

Viren sind eigenständige, infektiöse Gebilde, die sich in ihrem Aufbau und ihren Eigenschaften grundlegend von anderen Mikroorganismen unterscheiden.

Viren bestehen aus zwei, einige aus drei Komponenten (Abb. 2.3):

- der Nukleinsäure (Erbsubstanz = Genom), die eigentliche infektiöse Substanz, die als DNA oder RNA vorliegen kann,
- dem aus Proteinen bestehenden Kapsid, das aus Einzelbausteinen (Kapsomeren) aufgebaut ist, unterschiedliche Formen haben kann und die Nukleinsäure umschließt und schützt,
- einer Hülle (Envelope), die die Kapsel umgibt und ihr ein leichteres Anhaften an die Wirtszelle erlaubt (nur bei einigen Viren vorhanden).

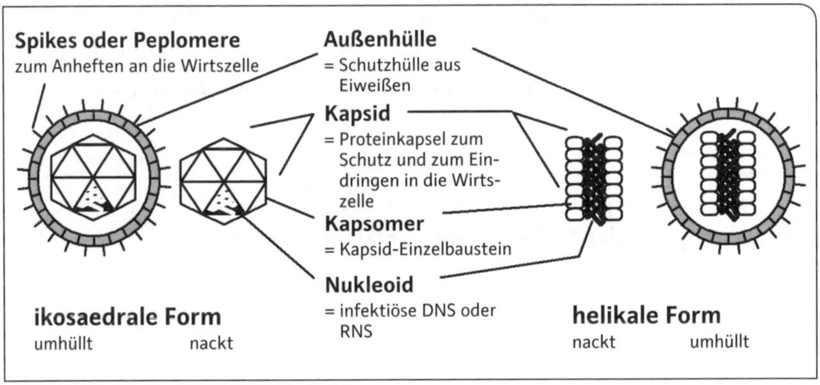

Abb. 2.3: Aufbau von Viren.

2.5.2 Vermehrung und Eigenschaften

Viren benötigen für ihre Vermehrung zwingend eine Wirtszelle. Eine typische Virusvermehrung (Virusreplikation) vollzieht sich in folgenden Schritten (Abb. 2.4):

- **Adsorption:** Ein Virus trifft mit einer Zelle zusammen, die über Oberflächenstrukturen Rezeptoren) verfügt, an das das Kapsid oder die Hülle des Virus anhaften kann.
- **Penetration:** Das Virus wird in die Zelle aufgenommen. Bei umhüllten Viren »verschmilzt« dabei die Hülle mit der Zellwand.
- **Uncoating:** Die Einheit aus Kapsid und Nukleinsäure (Nukleokapsid) löst sich im Innern unter Einwirkung von Enzymen der Wirtszelle auf.
- **Replikation der Nukleinsäure:** Die so freigewordene Nukleinsäure wird anstatt der zelleigenen Erbinformation bzw. in Verbindung mit zelleigener Erbinformation abgelesen (Translation). Die Kodierung der fremden Nukleinsäure bewirkt, dass die Wirtszelle ihre Eigenversorgung aufgibt, stattdessen Virus-Kapsomere produziert und unter Beteiligung viraler und zellulärer Enzyme auch die Nukleinsäure des Virus nachbildet.
- **Zusammenbau (oder Reifung):** Die Kapsomere verbinden sich. Bestandteile der Nukleinsäure lagern sich den Kapsomeren an. Der Kapsomerverbund formt sich zum Kapsid und schließt die Nukleinsäure ein.
- **Freisetzung:** Die fertigen Viren werden von der Zelle ausgestoßen oder es bilden sich so lange neue Viren, bis die Wirtszelle platzt. Teilweise nehmen Viren bei der Freisetzung Zellwandpartikel der Wirtszelle mit, die

für das Virus eine Hülle bilden (Knospung), sodass ein umhülltes Virus entsteht.

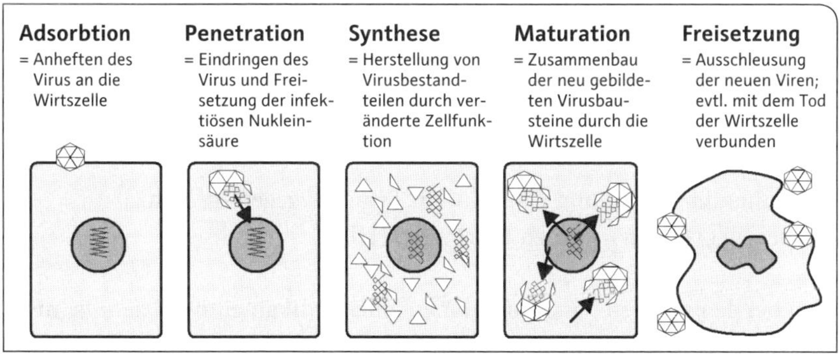

Abb. 2.4: Schematischer Ablauf einer Virusvermehrung (Beispiel)

Da diese Replikationsform den Tod der Wirtszelle zur Folge hat, wird von einer »zytoziden Virusreplikation« gesprochen. Es gibt aber durchaus die Möglichkeit, dass die Virusvermehrung nicht mit dem Absterben der Wirtszelle einhergeht, bzw. dass ein Virusgenom zwar in der Wirtszelle vorhanden ist, sich aber (vorerst) nicht vermehrt. Auch können Schwächen des Immunsystems bzw. die Vermehrungsstrategien der Viren dazu führen, dass Viren im Körper verbleiben (persistieren) und nicht restlos bekämpft werden können (z. B. Herpes).

Ähnlich wie bei Bakterien gibt es auch bei Viren Möglichkeiten zur genetischen Variabilität:

- Schon kleine Abweichungen bei der Replikation können als Mutation neue Virus-Eigenschaften bewirken.
- Wenn in ein und derselben Wirtszelle zwei oder mehr unterschiedliche Viren vermehrt werden, kann genetisches Material zwischen den Stämmen neu verteilt werden. Auch ein Austausch mit genetischem Material der Wirtszelle ist möglich.

2.5.3 Therapie

Die medikamentöse Bekämpfung von Viren ist schwierig, weil Viren keinen Stoffwechsel besitzen und eine Schädigung viraler Strukturen auch die

Wirtszellen in Mitleidenschaft ziehen kann. Die Wirkung virenwirksamer Medikamente (Virustatika) besteht in der Hemmung der DNA- bzw. RNA-Synthese. Bekannte Virustatika sind

- Acyclovir (z. B. Zovirax® gegen Herpes-simplex, Varizellen/Zoster-Viren)
- Ganciclovir (z. B. Cymevene® gegen Zytomegalieviren)
- Zidovudin (z. B. Retrovir® gegen HIV)
- Vidarabin und Ribavirin (z. B. Virazol® gegen Influenza, Parainfluenza, HIV)
- Amantadin (Infex® und Oseltamivir, Tamiflu® gegen Influenza)
- Foscarnet (Foscavir® gegen Retroviren (HIV))

Weil bei den meisten Virusinfektionen eine medikamentöse Therapie nicht oder nur bedingt möglich ist, kommt der Impfung eine besonders große Bedeutung zu.

Hinweis

Im Anhang A finden Sie Beispiele von Erkrankungen, die durch Viren verursacht werden.

2.6 Viroide, Prionen und Bakteriophagen

2.6.1 Viroide

Viroide sind infektiöse, zirkulär geschlossene RNA-Stränge; sozusagen »reduzierte Viren«. Die Vermehrungsweise von Viroiden ist bislang unbekannt. Der einzige wichtige humanmedizinische Erreger, der zumindest strukturell mit Viroiden verwandt ist, ist das Hepatitis D-Virus.

2.6.2 Prionen

Prionen sind keine Lebewesen, sondern infektiös wirkende Proteine, die in bestimmten Nervenzellen fortwährend gebildet und mit Hilfe von Enzymen wieder abgebaut werden. Der pathogene Faktor besteht darin, dass veränderte (modifizierte) Prionen in den Körper gelangen können, deren Form zwar nachgebaut, aber nicht abgebaut werden kann. Die nicht abbaubaren Prionen sammeln sich im Zellinnern an und führen zu Hirnschädigungen (Enzephalopathien). Bei Tieren gibt es mehrere bekannte Enzephalopathien, die durch Prionen hervorgerufen werden: Scrapie (Schafe und Ziegen), TME (Nerze), wasting disease (Hirsche) und vor allem BSE (Rinder).

Die bekannteste Form beim Menschen ist in diesem Zusammenhang die Creutzfeld-Jacob-Erkrankung (CJD), die auch als »humane spongiforme Enzephalopathie« bezeichnet wird. Obwohl CJD erblich bedingt ist, können die veränderten Prionen durch kontaminierte Transplantate (Hirnhaut) und kontaminiertes Instrumentar (z.B. Hirnelektroden) auf andere Menschen übertragen werden und bei ihnen ebenfalls CJD erzeugen. Bei Tieren können Erkrankungen dieser Art nachweislich auch durch Aufnahme von Prionen über die Nahrung ausgelöst werden. Es gibt deutliche Hinweise dafür, dass diese Variante von CJD (= vCJD) auch beim Menschen existent ist.

Prionen widerstehen den normalen Desinfektions- oder Sterilisationsmaßnahmen. Sie lösen keine Immunantwort aus und lassen sich nicht anzüchten oder direkt nachweisen. Die Diagnose wird bei CJD meist anhand der Symptome gestellt. Ein Erregernachweis kann nach dem Tod des Patienten histologisch erbracht werden. Gegen CJD bzw. vCJD gibt es keine kausale Therapie und keine Impfung. vCJD ist bei Verdacht, Erkrankung oder Tod meldepflichtig gemäß § 6 Infektionsschutzgesetz.

Hinweis

Umfangreiche Informationen zum Thema CJK und vCJK bietet das RKI (siehe Anhang D, Pos. 1)

2.6.3 Bakteriophagen

Bakteriophagen sind DNA-Viren, die sich auf Bakterien spezialisiert haben. Sie sind komplex aufgebaut und darauf ausgerichtet, ihr Genom in die Bakterienzelle zu injizieren. Die Phagenvermehrung verläuft in zytozider Form, ähnlich wie in Kapitel 2.5.2 beschrieben.

Eine besondere Bedeutung haben Bakteriophagen in Forschung und Industrie, da mit ihrer Hilfe Gen-Manipulationen vorgenommen und Diagnostik betrieben werden kann.

Überprüfen Sie Ihr Wissen!

1. Welche Arten von Mikroorganismen werden grob unterschieden?
2. Wie sind Bakterien grundsätzlich aufgebaut und welche zusätzlichen Anlagen können bei Bakterien vorhanden sein?
3. In welche vier Gruppen können Bakterien hinsichtlich ihrer Wirtsverhältnisse unterteilt werden?
4. Was sind »fakultativ« und was »obligat« pathogene Bakterien?
5. Was unterscheidet eine primäre von einer sekundären Resistenz?
6. Was sind Merkmale einer falschen bzw. missbräuchlichen Anwendung von Antibiotika?
7. Wodurch unterscheiden sich Hyphen und Hefen?
8. Welche Faktoren können die Entstehung von Pilzinfektionen begünstigen?
9. Was sind Protozoen?
10. Aus welchen Komponenten besteht ein Virus?
11. Welche Funktion hat das Kapsid und welche die Hülle bei Viren?
12. In welchen Schritten vollzieht sich eine »zytozide Virusreplikation«?
13. Wie und wodurch lassen sich Viren medikamentös bekämpfen?
14. Welche Erkrankungen können durch Prionen ausgelöst werden?
15. Welche besonderen Probleme bestehen bei CJD bzw. vCJD?

3 INFEKTIOLOGISCHE GRUNDKENNTNISSE

3.1 Definitionen

3.1.1 Infektion, Kolonisation und Kontamination

Im Sprachgebrauch der Hygiene ist der Begriff **Infektion** mit drei Merkmalen verbunden:

- Aufnahme von Krankheitserregern
- und deren Vermehrung in einem Wirt,
- sowie die damit verbundene Auslösung von Reaktionen (Symptomen).

Wenn trotz Eindringen und Vermehrung keine Symptome ausgelöst werden, spricht man von einer **Kolonisation**. Der wesentliche Unterschied zwischen Infektion und Kolonisation besteht also darin, dass bei einer Infektion der betreffende Mensch Krankheitszeichen aufweist, bei einer Kolonisation dagegen nicht.

Die Begriffe »Infektion« und »Kolonisation« nehmen auf bestehende Wirtsverhältnisse Bezug. Sind Gegenstände (z. B. Flächen, Instrumente oder Abfälle), Materialien (z. B. Lebensmittel, Flüssigkeiten oder Medikamente) mit Krankheitserregern oder anderen Mikroorganismen behaftet, wird von einer **Kontamination** gesprochen.

3.1.2 Epidemiologische Begriffe

Im Zusammenhang mit Infektionsübertragungswegen, -ausbreitungen und -auswirkungen werden Fachbegriffe aus dem Bereich der Epidemiologie (Seuchenlehre) verwendet:

- **Anthroponose** = Übertragung von Mensch zu Mensch, z. B. Lepra.
- **Zoonose** = Übertragung von Tier zu Mensch, z. B. Pest.
- **Epidemie** = eine im zeitlichen und örtlichen Zusammenhang stehende Häufung einer bestimmten Infektionskrankheit (z. B. zehn Fälle von Cholera infolge Wasserverunreinigung innerhalb eines Dorfes).
- **Pandemie** = über Länder und Kontinente verbreitete Infektionskrankheit (z. B. AIDS).

- **Endemie** = Dauerverseuchung, d.h. innerhalb eines bestimmten geografischen Gebietes ständig vorhandene Infektionskrankheit, bei meist gleich bleibenden Ansteckungsbedingungen (z.B. Borreliose).
- **Morbidität** = Krankheitshäufigkeit = Häufigkeit einer Krankheit bezogen auf die gesamte Bevölkerung (Maßstab sind meist 10.000 Einwohner pro Jahr).
- **Mortalität** = Sterblichkeit = Zahl der Todesfälle, bezogen auf eine bestimmte Krankheit (z.B. AIDS) in Relation zur Gesamtbevölkerung.
- **Letalität** = Zahl der Todesopfer, bezogen auf die Zahl der an einer bestimmten Erkrankung Erkrankten (wird meist in Prozent angegeben).

3.2 Entstehung und Übertragung von Infektionen

Infektionen können durch körpereigene (endogene) oder körperfremde (exogene) Erreger verursacht werden.

3.2.1 Entstehung endogener Infektionen

3.2.1.1 Resident- und Transientflora

Durch die unbelebte, belebte und soziale Umwelt werden Mikroorganismen in immens großer Stückzahl an den Menschen herangetragen. Somit sind Körperstellen, wie die Haut, der Verdauungstrakt oder die Vagina mit Mikroorganismen dauerhaft besiedelt. Diese dauerhafte und natürliche Besiedelung wird als **Resident- oder Standortflora** bezeichnet.

Wenn zur Residentflora andere, körperfremde Mikroorganismen hinzukommen bzw. wenn »untypische« Keime die normale Flora ersetzen, spricht man von einer **Transientflora**. Eine Transientflora ist somit unphysiologisch und stellt eine potenzielle Gefahr dar, indem über sie im Falle einer Abwehrschwäche oder einer Übertragung auf andere Körperareale Infektionen ausgelöst werden können.

Die Residentflora leistet für den Körper wertvolle Arbeiten (z.B. Verdauungshilfe im Darm) oder erfüllt eine Schutzfunktion, indem sie die Ansiedlung krankheitsverursachender (pathogener) Mikroorganismen im Sinne einer Platzhalterfunktion erschwert. Ihre gesunderhaltende (physiologische)

Wirkung kann jedoch nur gewährleistet werden, wenn bestimmte Bedingungen erfüllt werden:

- Die körpereigene Abwehr muss funktionieren.
- Das umgebende Milieu (z. B. Feuchtigkeit, pH-Wert, Luftzirkulation) muss stimmen.
- Das jeweilige Gewebe (z. B. Haut) bzw. Organ (z. B. Darm) muss intakt sein.

3.2.1.2 Störung der Residentflora

Bei einer Veränderung dieser Faktoren besteht die Möglichkeit, dass sich die Residentflora uferlos ausbreitet oder dass sich ihre Zusammensetzung zu Ungunsten des Wirtes ändert. Auf diese Weise kann ohne Ortsveränderung des Infektionserregers, allein durch die Störung der Residentflora, eine endogene, durch die »eigenen« Mikroorganismen hervorgerufene, Infektionserkrankung entstehen.

3.2.1.3 Verschleppung von Floraanteilen

Neben den dauerhaft mit Mikroorganismen besiedelten Körperstellen gibt es auch zahlreiche Orte im menschlichen Körper, die normalerweise keimfrei sind. Hierzu zählen z. B. die Lungenbläschen (Alveolen), die Gelenkhöhlen, der obere Anteil des Dünndarms, die Harnblase und alle innere Organe wie die Leber oder die Nieren. Teilweise befinden sich dauerhaft besiedelte Gebiete direkt neben keimfreien Lokalitäten (z. B. obere Atemwege besiedelt, untere unbesiedelt), sodass es durch Verschleppung von Floraanteilen zu einer Infektion kommen kann.

3.2.2 Entstehung exogener Infektionen

Grundsätzlich gibt es vier Übertragungswege, um körperfremde Mikroorganismen in einen Wirtsorganismus gelangen zu lassen:

- **Alimentäre Übertragung**, d. h. über den Verdauungstrakt, indem mikrobiell verunreinigtes Wasser oder kontaminierte Lebensmittel konsumiert werden. Beispiele: Salmonellose, Typhus, Hepatitis A.
- **Aerogene Übertragung**, d. h. über den Atmungstrakt durch erregerhaltige Tröpfchen, Stäube oder Luft. Beispiele: Tuberkulose, Windpocken, Masern.

- **Kontakt-Übertragung**, d.h. durch Kontakte zwischen Mensch und Mensch (homolog) oder Mensch und Tier (heterolog). Als Eintrittspforten kommen Haut, Schleimhaut, Wunden sowie alle Körperöffnungen in Frage. Bei der Kontakt-Übertragung wird unterschieden, ob es sich um eine direkte Berührung (direkter Kontakt, z.B. Hand in Wunde) oder um einen kontaminierten Zwischenträger (indirekter Kontakt, z.B. über ein Handtuch) handelt. Beispiele: Tetanus, Wundinfektionen, Zystitis nach Katheterismus.
- Wichtige Untergruppen der Kontaktinfektionen sind die Geschlechtsinfektionen (Übertragung durch Sexualkontakte, wie bei Syphilis oder Gonorrhoe) und die Schmierinfektionen (Verschleppung von erregerhaltigen Sekreten oder Fäkalrückständen).
- **Transmissive Übertragung**, d.h. über Zwischenwirte (Vektoren), wie z.B. Säugetiere oder Insekten. Häufig handelt es sich um Infektionserreger, die verschiedene Entwicklungszyklen durchlaufen, wobei der Mensch Endwirt oder ebenfalls Zwischenwirt sein kann. Beispiele: Malaria, Gelbfieber.

3.2.3 Infektionsabwehr

3.2.3.1 Keim- und Immunpotenzial

Nach einer endo- oder exogenen Übertragung von Krankheitserregern kommt es innerhalb des Körpers zu einer Konfrontation zwischen den Erregern und der körpereigenen Abwehr. Im Falle von Mikroorganismen unterscheidet man Keim- und Immunpotenzial:

- Als **Keimpotenzial** bezeichnet man die Menge und die Virulenz der übertragenen Mikroorganismen, als Virulenz die Summe infektionsauslösender Eigenschaften wie Übertragbarkeit, Anhaftvermögen und Giftigkeit.
- Dem steht ein **Immunpotenzial** entgegen, das aus Barrieren, unspezifischer und spezifischer Abwehr besteht:
  - Barrieren sind Schutzmechanismen, wie die unverletzte Haut, das Flimmerepithel der Luftwege, die Magensäure oder die Platzhalterfunktion der Residentflora.
  - Bei der unspezifischen Abwehr handelt es sich um körpereigene, keimschädigende Substanzen wie Interferon oder Lysozym, die im Blut gelöst sind (humoral), sowie um spezielle Fresszellen (Granulocyten und Makrophagen), die begrenzt in der Lage sind, Eindringlinge, Fremdkörper und Zelltrümmer zu beseitigen.

- Das Wirkprinzip der spezifischen Abwehr besteht darin, Fremdkörper und Eindringlinge (Antigene) mit im Blut gelösten (humoralen) Antikörpern zu markieren, um sie anschließend durch T-Lymphozyten vernichten zu lassen, die durch die Verbindung des Antigens mit dem Antikörper (Antigen-Antikörper-Komplex) aktiviert werden. Dieser Mechanismus bedingt, dass zunächst eine Auseinandersetzung mit einem Infektionserreger stattfinden muss (d.h. Markierung mit Antikörpern), ehe die Vernichtung erfolgen kann. Dies ist auch das Funktionsprinzip der aktiven Impfung.

3.2.3.2 Impfungen

Mängel der spezifischen Abwehr lassen sich z.T. durch aktive oder passive Impfungen beseitigen:

- Bei der aktiven Impfung werden Hüllen, Bestandteile oder apathogene bzw. abgeschwächte »Kollegen« von Infektionserregern in den Wirtsorganismus gebracht. Dieser bildet daraufhin Antikörper, was jedoch Wochen dauern kann.
- Bei einer passiven Impfung werden dagegen fertige Antikörper gegeben, die den Wirt aber nicht sofort dauerhaft schützen, da sie vom Körper wieder abgebaut werden.

3.2.4 Reaktionen des Körpers bei einer Infektion

3.2.4.1 Infektionsausbreitung

Für das Überleben eines in den Wirt eingedrungenen Erregers ist entscheidend, wie umfangreich und wie schnell er sich innerhalb des Wirtsorganismus vermehren und über das Blut (hämatogen), über die Lymphbahnen (lymphogen), über das Nervengewebe (neurogen), innerhalb des Gewebes oder innerhalb von Körperflüssigkeiten ausbreiten kann.

3.2.4.2 Krankheitserzeugende Faktoren

Im Zuge der Ausbreitung eines Krankheitserregers können mehrere krankheitserzeugende Faktoren wirksam werden:

- Es werden Abwehrreaktionen ausgelöst (Fieber, Gefäßweitstellungen, Einkapselung), die sich auf den Körper schädigend auswirken (z.B. abwehrbedingte Gelenkschädigung bei Rheuma).

- Es kommt zu einer Schädigung oder Zerstörung von Geweben, Organen oder Organsystemen, z. B. indem der Erreger Zellen zur eigenen Vermehrung missbraucht oder sie zur Nährstoffgewinnung nutzt.
- Der Erreger sondert Gifte (Exotoxine) ab, die als Enzyme wirken oder ihn vor Angriffen schützen können. Eine andere Möglichkeit besteht darin, dass sich Erregerbestandteile (z. B. im Falle einer Keimabtötung) wie ein Gift auswirken können (Endotoxine).

3.2.4.3 Infektionsverlauf

- Bei einer Beschränkung des Infektionsgeschehens auf einen Körperbezirk (z. B. auf einen Finger), spricht man von einer lokalen Infektion, wie z. B. im Falle von Abszessen, Wundinfektionen oder Nagelwalleiterungen. Die Symptome einer lokalen Infektion sind Rötung, Schwellung, Schmerz und eingeschränkte Funktion.
- Wenn sich der Infektionserreger dagegen im ganzen Körper (z. B. hämatogen) ausbreitet, ist dies eine allgemeine oder systemische Infektion (z. B. Masern, Malaria), die inapparent (d. h. ohne erkennbare Symptome) oder manifest (d. h. mit erkennbaren Symptomen, wie z. B. Fieber) verlaufen kann.
- Von der Aufnahme eines Infektionserregers bis zur Auslösung von Reaktionen (Symptomen) ist eine unterschiedlich große Zeitspanne notwendig, die als Inkubationszeit bezeichnet wird. Wenn der Beginn der Erkrankung mit relativ uncharakteristischen Symptomen (wie z. B. Mattigkeit) einhergeht, wird die Dauer dieser Symptome Prodromalstadium genannt.

3.2.4.4 Ausscheidung von Krankheitserregern

Bei systemischen Infektionen kann es über Ausscheidungen, Körperflüssigkeiten, Atemluft oder Wundsekreten zur Ausscheidung von Krankheitserregern kommen, sodass der Erkrankte zur Erregerquelle wird und somit ein Infektionskreislauf zustande kommen kann. Je nach Art der Erkrankung, können die Erreger während der Inkubationszeit, während der Erkrankungszeit oder nach der Erkrankung ausgeschieden werden.

Um die Gefahr einzudämmen, dass auf diesem oder anderen Wegen aus einer vereinzelten Infektion ein epidemisches Geschehen wird, gibt es gesetzliche Regelungen, die im Infektionsschutzgesetz (IfSG, siehe Kap. 7.2.2) und in weiteren Verordnungen und Gesetzen hinterlegt sind.

3.3 Entstehung und Übertragung nosokomialer Infektionen

3.3.1 Definition und Auslegung des Begriffes

In § 2 IfSG (siehe Anhang D, Pos. 3) wird der Begriff »nosokomiale Infektion« wie folgt definiert:

»Eine nosokomiale Infektion ist eine Infektion mit lokalen oder systemischen Infektionszeichen als Reaktion auf das Vorhandensein von Erregern oder ihrer Toxine, die im zeitlichen Zusammenhang mit einem Krankenhausaufenthalt oder einer ambulanten medizinischen Maßnahme steht, soweit die Infektion nicht bereits vorher bestand.«

Nosokomiale Infektionen werden auch als Krankenhausinfektionen bezeichnet. Gemäß der obigen Definition ist der Begriff aber nur bedingt an einen Klinikaufenthalt gebunden. Wenn eine in Tageskliniken, Rehabilitationseinrichtungen, Arztpraxen oder Pflegeheimen durchgeführte medizinische Maßnahme (z. B. eine Injektion oder eine transurethrale Katheterisierung) eine Infektion nach sich zieht, wird auch dies als nosokomiale Infektion bezeichnet.

3.3.2 Ursachen und Verteilung

Typische nosokomiale Infektionen kommen dadurch zustande, dass im Zuge von Diagnostik- und Therapiemaßnahmen Mikroorganismen verschleppt, übertragen oder begünstigt werden und damit die Immunkompetenz der Patienten überfordert wird. Die Ursache ist somit meist iatrogen, d. h. durch einen ärztlichen Eingriff bedingt.

Die häufigsten nosokomialen Infektionen, wie Harnweginfektionen, Infektionen der unteren Atemwege, postoperative Wundinfektionen und primäre Sepsiserkrankungen, sind in der Regel Folgeerscheinungen von krankenhaustypischen Maßnahmen, wie transurethrale Harnableitungen, künstliche Beatmungen, Operationen und Infusionstherapien.

Begünstigend kommt hinzu, dass etliche der betroffenen Patienten gravierende Vorschwächungen (Prädispositionen), wie z. B. hohes Alter, Exsikkose, Abwehrschwäche, Vorerkrankungen) aufweisen.

Die Anzahl und Art nosokomialer Infektionen innerhalb einer Einrichtung bzw. einer Abteilung hängt also maßgeblich davon ab, welche Patienten sich dort aufhalten und welche Maßnahmen in welcher Häufigkeit und unter welchen Bedingungen an ihnen durchgeführt werden.

So erklärt es sich, dass Intensivstationen innerhalb einer Klinik die höchsten Infektionsraten haben. In der größten deutschen Prävalenzstudie zur Häufigkeit nosokomialer Infektionen (NIDEP-I-Studie, Rüden et al.) hatten 1994 15,3 % der Patienten auf Intensivstationen eine oder mehrere nosokomiale Infektionen aufzuweisen, wobei die Beatmungspneumonie deutlich im Vordergrund stand.

3.3.3 Erreger nosokomialer Infektionen

3.3.3.1 Allgemeine Eigenschaften

Im Prinzip kann jeder Infektionserreger auch nosokomiale Infektionen verursachen. Betrachtet man aber die Mehrheit, kommt man zu folgenden Aussagen:

- Meist sind es Bakterien, die aus der Residentflora des Menschen stammen und/oder Bestandteil einer Transientflora sein können.
- Als fakultativ pathogene Mikroorganismen führen sie nur unter bestimmten Bedingungen zur Infektion, z. B. wenn der Wirt eine Abwehrschwäche hat oder künstlich geschaffene Eintrittspforten (z. B. Katheter, Venenzugang) aufweist.
- In der Umwelt sind sie lange überlebensfähig, da sie meist geringe Nährstoffansprüche haben und sehr anpassungsfähig sind.
- Sie entwickeln relativ schnell umfassende sekundäre Antibiotikaresistenzen.
- Es kommen verschiedene endogene und exogene Infektionsmechanismen in Frage. Fast alle Erreger nosokomialer Infektionen können unterschiedliche Krankheitsbilder auslösen.

- Infektionen durch Krankenhauserreger können bis auf wenige Ausnahmen (Pneumokokken) nicht durch passive und/oder aktive Impfungen verhindert werden.

Darüber hinaus gibt es weitere Infektionserreger, die im Krankenhaus ein Problem darstellen können, indem sie:

- von erkrankten Patienten stammen und aufgrund ihrer Gefährlichkeit (z. B. Tuberkuloseerreger) oder ihrer extrem leichten Übertragbarkeit (z. B. Rota- oder Noroviren) umfangreiche Isolierungsmaßnahmen notwendig machen;
- durch Instrumente übertragen werden können und daher einen hohen Aufwand bei der Instrumentenaufbereitung erfordern (z. B. Hepatitis B- oder C-Viren);
- über hausinterne Einrichtungen, Arzneimittel oder Lebensmittel verschleppt werden können (z. B. Legionellen über Wasserleitungen oder Salmonellen über die Lebensmittelversorgung);
- durch erkrankte Mitarbeiter (z. B. Streptokokken bei OP-Personal) verschleppt werden.

3.3.3.2 Erreger nosokomialer Infektionen im Detail

Hinweis

Der nachfolgende Abschnitt beschreibt stichwortartig und komprimiert die Eigenschaften bestimmter Infektionserreger und setzt die Kenntnis der in Kapitel 2 erläuterten Fachbegriffe voraus.

- **Staphylokokken** = grampositive, sporenlose, unbewegliche, fakultativ anaerobe, bakterielle Kommensalen oder Parasiten, die sich in Haufen- oder Traubenform anordnen. Sie sind anspruchslos und gegenüber Umwelteinflüssen widerstandsfähig.
  - Staphylococcus aureus kann sich in der Oropharyngeal-, der Darm- und der Hautflora befinden. Dieser Keim produziert eine Vielzahl an Exotoxinen und Enzymen (u. a. Koagulase, sodass man auch von »Koagulase-positiven Staphylokokken« spricht). Staphylococcus aureus verursacht u. a. Furunkel, Abszesse, Wundinfekte, Mittelohrentzündungen, Pneumonien, Lebensmittelvergiftungen und Septitiden. In

Kliniken sind multiresistente Stämme, wie MRSA (siehe Kap. 15.3.3.1), ein häufiges und schwer beherrschbares Problem.
  - Staphylococcus epidermidis gehört zur normalen Hautflora und produziert keine Toxine (Koagulase-negative Staphylokokken), kann aber Kunststoffmaterialien wie Implantate oder Katheter besiedeln und auf ihnen Biofilme bilden. Staphylococcus epidermidis kann vor allem bei abwehrgeschwächten Patienten und Neugeborenen im Rahmen einer Infusionstherapie eine Sepsis erzeugen.
- **Streptokokken** = grampositive, sporenlose, unbewegliche, fakultativ anaerobe, bakterielle Kommensalen oder Parasiten, die sich in Ketten oder als Pärchen anordnen und z. T. in der Lage sind, blutauflösende (hämolysierende) Substanzen zu bilden. Sie können ein Bestandteil der Oropharyngealflora, aber auch der Genital- oder Darmflora sein.
  - Streptokokkus pyogenes (auch A-Streptokokkus genannt) besitzt Exotoxine und Enzyme, wie Streptolysin und Streptokinase, die hämolysierend und fibrinauflösend wirken. A-Streptokokken können Fieber, Schock und spezielle Krankheitsbilder, wie Erysipel, Scharlach oder akutes rheumatisches Fieber, auslösen.
  - Streptococcus agalactiae (B-Streptokokkus) ist toxinärmer, kann aber bei abwehrgeschwächten Personen und Neugeborenen Haut-, Lungen- und Harnwegsentzündungen oder Septitiden verursachen.
  - Streptococcus pneumoniae (Pneumokokkus) ist in der Lage, eine Kapsel zu bilden, die ihn vor dem Zugriff der körpereigenen Abwehr schützt. Pneumokokken können auf meist endogenem Wege Pneumonien, Meningitiden und Septitiden auslösen. Gegen Pneumokokken gibt es eine aktive Impfung.
- **Enterococcus faecium** ist ein zur Darmflora gehörendes grampositives Bakterium, das ähnliche Eigenschaften wie Streptokokken vorweist, aber nur gering pathogen ist. Dennoch ist Enterococcus faecium ein häufiger Erreger nosokomialer Infektionen, der oft im Verbund mit weiteren Infektionserregern vorwiegend Harnwegsinfektionen verursacht und in der multiresistenten Variante VRE (Vancomycin-resistente Enterokokken) schwer therapierbar ist.
- **Clostridium difficile** = grampositives, Sporen bildendes, anaerobes Bakterium, dessen Toxine unter bestimmten Umständen schwere Durchfallerkrankungen verursachen können. Dieses als CDI (Clostridium difficile Infektion) oder CDAD (Clostridium diffizile assoziierte Diarrhoe)

bezeichnete Krankheitsbild kann mit z. T. tödlichen Komplikationen (wie dem toxischen Megacolon) einhergehen. Für das Entstehen einer CDI sind die Disposition (Empfänglichkeit) des Patienten, eine vorausgegangene Antibiotikatherapie und die Virulenz (krankheitsauslösende Eigenschaften) des Erregerstammes maßgeblich. Clostridium difficile hat eine besonders ausgeprägte Desinfektionsmittelresistenz.

- **Pseudomonas aeruginosa** = gramnegativer, aerober, beweglicher, begeißelter, anspruchsloser und widerstandsfähiger bakterieller Saprophyt. Er ist ein feuchtigkeitsliebender Umgebungskeim, der auch in der Darmflora zu finden ist. Pseudomonas aeruginosa dringt meist über kleine Verletzungen ins Gewebe ein, haftet sich mit Fimbrien an, sondert Toxine und Enzyme ab und führt so zur Zerstörung von Zellen oder Geweben. Die Folgen können Beatmungspneumonien, Wundinfektionen (speziell bei Verbrennungen), Harnwegsinfektionen und Septitiden sein.
- **Acinetobacter baumanii** und Stenotrophomonas maltophilia = gramnegative Bakterien, die in ihren Eigenschaften und Auswirkungen Pseudomonas aeruginosa ähneln.
- **Escherischia coli** = gramnegativer, fakultativ anaerober, begeißelter bakterieller Saprophyt des Darmes. Bei einer Übertragung oder einer endogenen Verschleppung kann Escherischia coli Infektionen in Form von Harnwegsinfekten, Wundinfekten, Septitiden usw. auslösen. Einige spezielle Stämme (Pathovare) verfügen über hochwirksame Toxine und/oder über besondere Anhaft- und Durchdringungseigenschaften, die lebensgefährliche Erkrankungen wie HUS (Hämolytisch-urämisches Syndrom) auslösen können. Bekannte Pathovare sind EHEC, EPEC, ETEC und EIEC.
- **Klebsiella pneumoniae, Serratia marcescens** und **Proteus mirabilis** haben ähnliche Eigenschaften wie Escherischia coli und sind ebenfalls Darmflorabestandteile. Als gering pathogene Kommensalen und Symbionten lösen sie Harnwegs-, Atemwegs- oder Wundinfektionen vor allem bei stark abwehrgeschwächten Patienten aus. Teilweise sind diese Keime dieser Art in der Lage, die Substanz ESBL (Extended-Spectrum-beta-Lactamase) zu bilden, welche eine umfassende Antibiotika-Resistenz bewirkt und über ringförmige Plasmide zwischen den unterschiedlichen Bakterienarten weitergegeben werden kann.
- **Legionella pneumophila** = gramnegatives, aerobes Bakterium, das sich bei einem Temperaturoptimum zwischen 35 und 45 °C im Wasser vermehrt (siehe Kap. 10.1.4.1). Legionella pneumophila kann Pontiac-Fieber,

eine relativ harmlose, erkältungsähnliche Erkrankung und Legionellose, eine häufig tödlich verlaufende Art der Lungenentzündung verursachen.

- **Candida albicans** ist ein ubiquitärer Hefepilz, der häufig als Kommensale der Mund-, Haut- oder Darmflora vorzufinden ist. Candida-Infektionen wie Soorbefall, Pneumonie oder Sepsis haben somit meist einen endogenen Ursprung. Betroffen sind in erster Linie stark abwehrgeschwächte Patienten.
- **Aspergillus fumigatus** ist ein ubiquitärer Schimmelpilz, der im Falle einer Abwehrschwäche eine Infektion der Atmungsorgane (betroffen sind vor allem onkologische Patienten) oder von Verbrennungswunden auslösen kann. Davon abgesehen ist Aspergillus fumigatus in der Lage, auch bei »gesunden« Menschen Intoxikationen und Allergien auszulösen.

3.3.4 Allgemeine Entstehung nosokomialer Infektionen

In der Regel stehen nosokomiale Infektionen mit invasiven Zugängen, operativen Eingriffen und weiteren krankenhausspezifischen Maßnahmen in Verbindung, die die Entstehung endogener Infektionen begünstigen und die »normalen« exogenen Übertragungsmöglichkeiten (siehe Kap. 3.2) um zusätzliche Varianten erweitern.

3.3.4.1 Endogene nosokomiale Infektionen

Immunsupprimierende Maßnahmen, wie z. B. eine Zytostatikatherapie oder eine Bestrahlungsbehandlung, aber auch der Einsatz bestimmter Medikamente, wie z. B. Cortison oder Breitbandantibiotika, stören die Rahmenbedingungen einer physiologischen Residentflora. Als Folge können sich einzelne Anteile der Flora uferlos ausbreiten, sodass sich ihre mikrobielle Zusammensetzung zu Ungunsten des Wirtes ändert. Das Resultat kann eine endogene nosokomiale Infektion durch Störung der Residentflora sein.

Beispiel: Zur Therapie einer Krebserkrankung werden Zytostatika appliziert, welche u. a. physiologische Bestandteile der Mund-Rachenflora reduzieren, was die Ausbreitung von Soorpilzen begünstigt, die sich schon zuvor in geringer Menge in der Mundhöhle befanden. Es kommt zur Entstehung von Mundsoor.

Ebenso können nosokomiale Infektionen durch eine Verschleppung von Floraanteilen verursacht werden.

Beispiel: Beim Einlegen eines transurethralen Dauerkatheter gelangen Mikroorganismen der physiologischen Perianal- und Genitalflora in Harnröhre und -blase. Von dort ausgehend kolonisieren sie die Harnleiter und führen zu einer aufsteigenden Harnwegsinfektion.

3.3.4.2 Exogene nosokomiale Infektionen

Wenn körperfremde Mikroorganismen in das Körperinnere eingebracht werden (exogener Übertragungsweg), sind die Stationen Infektionsquelle, Infektionsweg, Eintrittspforte und Empfänger zu unterscheiden.

Als Infektionsquellen (oder Keimreservoire) kommen in Frage:

- Menschen (Personal, Patienten oder Besucher),
- Gegenstände (z. B. Instrumente, medizinisch-technische Geräte, Einrichtungsgegenstände),
- Umgebungen (z. B. Einrichtungen des OP oder Intensivstationen) oder
- Substanzen (z. B. Infusionen, Spüllösungen oder Nahrungsmittel).

Die bei der Erbringung krankenhausspezifischer Maßnahmen möglichen Infektionswege sind zwar vielfältig, die weitaus meisten nosokomialen Infektionen werden jedoch durch direkte und indirekte Kontaktübertragungen verursacht:

- Infektionsübertragungen durch **direkte Kontakte** kommen zustande, wenn Floraanteile vom Personal (z. B. durch Defekt im Operationshandschuh) durch Berührung einer Eintrittspforte (z. B. Operationswunde) übertragen werden.
- Zu Infektionsübertragungen durch **indirekte Kontakte** kann es kommen, wenn Instrumente, medizinische Geräte, Utensilien oder Einrichtungen nach ihrer Nutzung nicht entsprechend aufbereitet wurden oder vor ihrer (invasiven) Nutzung kontaminiert wurden.

Durch direkte und indirekte Kontakte kann es leicht zu sog. »**Kreuzinfektionen**«, d. h. zu einem Erreger-Austausch von einem Patienten zum anderen kommen.

- **Aerogene Infektionsübertragungen** können sich ergeben, wenn bei bestimmten Operationen (z. B. orthopädischen Eingriffe) Keimpotenziale über die Raumluft in Wundgebiete übertragen werden. Einer ähnlichen Gefahr sind auch extrem abwehrgeschwächte Patienten (z. B. Verbrennungspatienten) ausgesetzt. Ebenso kann die Einatmung kontaminierter befeuchteter Luft (z. B. bei künstlicher Beatmung) zur aerogenen Infektionsübertragung führen.
- **Inkorporative Infektionsübertragungen** finden statt, wenn keimbesiedelte Nahrung oder Flüssigkeit (u. a. Injektions-, Infusions- und Transfusionsgaben) in den Körper gelangt oder wenn kontaminiertes Material (Implantat, Katheter usw.) in den Körper eingebracht wurde.

Als Eintrittspforte für Infektionserreger eignet sich im Prinzip jede Körperöffnung und jede Wunde. Ein besonderes Problem sind jedoch dauerhafte Zugänge (Divices) wie Blasenverweilkatheter, Endotrachealtuben, Drainagen oder zentrale Venenkatheter, die die Entstehung intra- oder extraluminaler Übertragungen begünstigen oder sogar provozieren (Abb. 3.1).

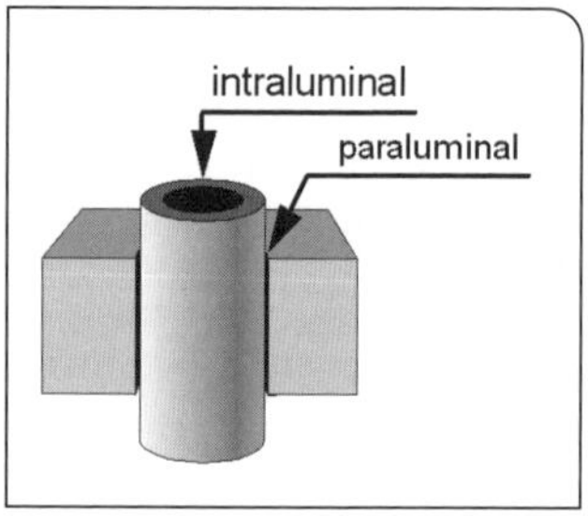

Abb. 3.1: Intraluminale und paraluminale Infektionsübertragung.

- Die **intraluminale Übertragung** erfolgt exogen durch das Schlauchinnere (Lumen). Dies kann z. B. auf undichte Verbindungsstellen, Manipulationen am Schlauchsystem, Rückfluss kontaminierter Flüssigkeiten oder Sekretstau zurückzuführen sein.
- **Paraluminale Übertragungen** sind endogen bedingte Übertragungen, die in der Zone zwischen körperfremder und -eigener Struktur stattfinden. Meist handelt es sich hierbei um ein nahezu unausweichliches Geschehen, das umso wahrscheinlicher eintritt, je länger der künstliche Zugang belassen wird.

Empfänger nosokomialer Infektionen sind vornehmlich Patienten, die entsprechende Prädispositionen aufweisen, weil sie:

- sehr alt sind und sich in einem reduzierten Allgemein- und/oder Ernährungszustand befinden;

- belastende Operationen bzw. massive Traumata (z. B. ausgedehnte Verbrennung) oder langzeitige, häufige Klinikaufenthalte hinter sich haben;
- an einer immunschädigenden Erkrankung leiden (z. B. Anämie, Stoffwechselstörungen oder Krebs) oder
- Massentransfusionen bekamen.

Darüber hinaus ist auch das Personal gefährdet. Eine besondere Gefahr stellen Infektionserreger dar, die über Blut oder Wundsekrete im Zusammenhang mit Verletzungen übertragen werden können (z. B. Hepatitis B oder C infolge einer Nadelstichverletzung). Die Pflege infizierter Patienten birgt natürlich auch das Risiko einer Ansteckung. Hervorzuheben sind hier virale Infektionen des Verdauungstraktes (z. B. Noro-Infektionen), Fälle von Scabies oder offene Lungentuberkulose.

Überprüfen Sie Ihr Wissen!

1. Was unterscheidet eine Kolonisation von einer Infektion und was versteht man unter einer Kontamination?
2. Wie werden die Begriffe »Epidemie«, »Pandemie« und »Endemie« definiert und welche Aussagen sind mit den Begriffen »Morbidität«, »Mortalität« und »Letalität« verbunden?
3. Was unterscheidet eine Transientflora von einer Residentflora?
4. Welche Bedingungen benötigt eine physiologische Residentflora und wie kann es zu Störungen der Residentflora kommen?
5. Welche vier Übertragungswege werden bei exogenen Infektionen unterschieden?
6. Welche körpereigenen Schutzmechanismen dienen als Infektionsbarrieren?
7. Was ist der Unterschied zwischen der spezifischen und der unspezifischen körpereigenen Abwehr?
8. Was bewirkt eine aktive und was eine passive Impfung?
9. Auf welche Weise können sich Infektionserreger innerhalb eines Wirtsorganismus ausbreiten?
10. Was sind Endo- und was Exotoxine?
11. Was versteht man unter einer lokalen und was unter einer systemischen Infektion?
12. Wie ist die Inkubationszeit und wie das Prodromalstadium definiert?

13. Wie wird der Begriff »nosokomiale Infektion« definiert und wodurch werden typische nosokomiale Infektionen verursacht?
14. Welches sind die häufigsten nosokomialen Infektionen und mit welchen medizinischen Maßnahmen stehen sie im Zusammenhang?
15. Was kennzeichnet typische Infektionserreger nosokomialer Infektionen und welches sind die typischen Erreger?
16. Wie können endogene nosokomiale Infektionen entstehen?
17. Welche Infektionsquellen und welche -wege werden bei exogenen nosokomialen Infektionen unterschieden?
18. Warum haben dauerhafte invasive Zugänge bei der Entstehung nosokomialer Infektionen eine große Bedeutung?
19. Welche Prädispositionen sind bei nosokomial infizierten Patienten häufig vorzufinden?
20. Welchen Infektionsgefahren ist das pflegerisch-medizinische Personal ausgesetzt?

4 GRUNDLAGEN ZUR MIKROBIOLOGISCHEN DIAGNOSTIK

4.1 Nachweis und Identifizierung von Bakterien

4.1.1 Ausgangssituation und Fragestellungen

Im Krankenhaus liegt für den Nachweis und die Bestimmung von Mikroorganismen meist folgende Ausgangssituation zugrunde: Aufgrund bestimmter Symptome vermutet der Arzt, dass bei einem Patienten eine Infektion vorliegt. Er entnimmt (vermutlich) erregerhaltiges Material und schickt es ins bakteriologische Labor.

- Um zu einer Diagnose zu kommen und Aufschluss über die mögliche Therapie zu gewinnen, soll herausgefunden werden, ob das Material Mikroorganismen enthält und, wenn ja, um welche es sich handeln könnte (Frage nach Art und evtl. Typ) und welche Medikamente zur Bekämpfung eingesetzt werden können (Frage nach Resistenz).
- Evtl. wird auch nach der Erregeranzahl gefragt, z. B. um abzuklären, ob es sich um eine Infektion oder lediglich um eine Kontamination handelt.
- In anderen Fällen ist abzuklären, ob der betreffende Patient infiziert ist bzw. ob eine Infektion stattgefunden hat.

4.1.2 Der Laborauftrag

Zur Abklärung seiner Fragen erteilt der Arzt dem Labor einen Laborauftrag und vermerkt auf einem Antragsformular:

- wie die Personalien des Patienten lauten (Name, Vorname, Geburtsdatum), um welche Anforderungsstelle es sich handelt und wer die Untersuchung in Auftrag gibt;
- um was für ein Untersuchungsmaterial es sich handelt (z. B. Punktat), wo (z. B. aus dem Liquorraum) und wann (Datum, evtl. Uhrzeit) es entnommen wurde;
- welche Untersuchungen durchgeführt werden sollen, bzw. welche Fragestellung vorliegt (z. B. Bestimmung der Keimzahl und -art);
- welche Verdachtsdiagnose besteht (z. B. Meningitis) und
- evtl. welche Begleitumstände (z. B. Gabe von Antibiotika) vorliegen.

Für das bakteriologische Labor ist es zur Wahl der Untersuchungsmethode und zur Festlegung der Untersuchungsabläufe wichtig, dass diese Angaben möglichst lückenlos vorliegen.

4.1.3 Entnahme und Transport von Untersuchungsmaterial

- Die Entnahme und der Transport von erregerhaltigem Material muss so erfolgen, dass die Erreger möglichst optimale Bedingungen vorfinden, dass das Untersuchungsmaterial nicht durch Hinzukommen weiterer Mikroorganismen verunreinigt wird und dass keine Erreger in die Umgebung verschleppt werden.
- Dies wird erreicht, indem z. B. mit Hilfe eines Stieltupfers (Abstrich), einer Spritze oder eines Skalpells erregerhaltiges Material unter sterilen Bedingungen entnommen und in ein steriles Transportgefäß deponiert wird.
- Für die bakteriologische Untersuchung ist es notwendig, dass die im Untersuchungsmaterial befindlichen Erreger möglichst rasch in bzw. auf ein geeignetes Nährmedium gelangen. Hierbei kann es sich um Böden (Agar) oder Flüssigkeiten (Bouillon) handeln, wobei je nach Bakterium verschiedene Substanzen verwendet werden. Teilweise befindet sich das Nährmedium bereits im Transportgefäß (z. B. im Uricult-Test), meist erfolgt die Übertragung des erregerhaltigen Materials auf das Nährmedium aber erst im Labor.

Gewinnung von Untersuchungsmaterialien im Detail:

- **Operations- und Biopsiematerial:** Das Gewebe wird in einen sterilen Becher mit etwas physiologischer Kochsalzlösung gegeben.
- **Blut:** Jeweils 5 ml Blut werden mit einem speziellen Entnahmebesteck in zwei Flaschen mit Bouillon (eine für aerobe, eine für anaerobe Bakterien) gegeben. Bei Kindern wird weniger Blut abgenommen und eine spezielle Bouillon-Flasche verwendet.
- **Liquor und andere Punktate:** Ca. 1 bis max. 5 ml Punktat werden in ein steriles Röhrchen gegeben oder in der verschlossenen Entnahmespritze belassen.
- **Eiter, Wundsekret, Genitalsekret, Spülflüssigkeit, Material aus dem Respirationstrakt:** Die erregerhaltige Flüssigkeit wird in ein steriles Röhrchen gegeben, in der verschlossenen Entnahmespritze belassen oder mit

einem Stieltupfer als Abstrich entnommen, wobei der Tupfer unmittelbar danach in ein steriles Röhrchen mit einer Nährsubstanz gesteckt wird.
- **Magensaft, Duodenalsaft, Galle:** Die betreffende Flüssigkeit wird mit Hilfe einer Sonde entnommen (1 bis 5 ml genügen) und in ein steriles Röhrchen gefüllt oder in der verschlossenen Entnahmespritze belassen.
- **Stuhl:** Eine bohnengroße Portion pro Untersuchung wird in ein sauberes Gefäß (evtl. mit einem Nährmedium) gefüllt. Z. T. werden auch Rektalabstriche mit Hilfe eines Stieltupfers vorgenommen, wobei der Tupfer unmittelbar danach in ein steriles Röhrchen gesteckt wird.
- **Urin:** Verunreinigungen durch Keime der Harnröhrenöffnung lassen sich bei der Urinentnahme nur schwer ausschließen. Als zuverlässigste Methode gilt die Blasenpunktion oder die Gewinnung von Katheterurin. In den meisten Fällen genügt jedoch der Mittelstrahlurin, bei dem der Patient den ersten Harnstrahl in die Toilette ablässt, einen weiteren in einen sterilen Becher und den Rest wieder in die Toilette.

In jedem Fall ist zu beachten:
- Beim Umgang mit potenziell erregerhaltigen Materialien müssen Vorgaben zur Arbeitssicherheit und Transportbestimmungen beachtet werden.
- Erregerhaltiges Material soll sicher verschlossen und möglichst unverzüglich der Untersuchung zugeleitet werden.
- Wenn aus dem Material eine Kultur angezüchtet werden soll, wird eine Lagerung bei möglichst 36 °C bis zur Untersuchung empfohlen. Für eine Keimzahlbestimmung ist eine dagegen kühle Lagerung bei ca. 4 bis 6 °C notwendig.
- Beim Versand von Untersuchungsmaterialien per Post sind spezielle, austrittssichere Versandbehältnisse zu verwenden.

4.1.4 Laboruntersuchungen

Im bakteriologischen Labor wird im Regelfall eine **Kultur- und Resistenzuntersuchung** durchgeführt (Abb. 4.1):
- Vom Untersuchungsmaterial wird am Tag des Materialeinganges eine Kultur angelegt: Das Material wird auf ein geeignetes Nährmedium übertragen und ca. ein bis zwei Tage bei 36 °C bebrütet. Sind Bakterien vorhanden und ist das Medium geeignet, vermehren sie sich massenhaft und bilden eine Kolonie, die im Labor als »Kultur« bezeichnet wird.

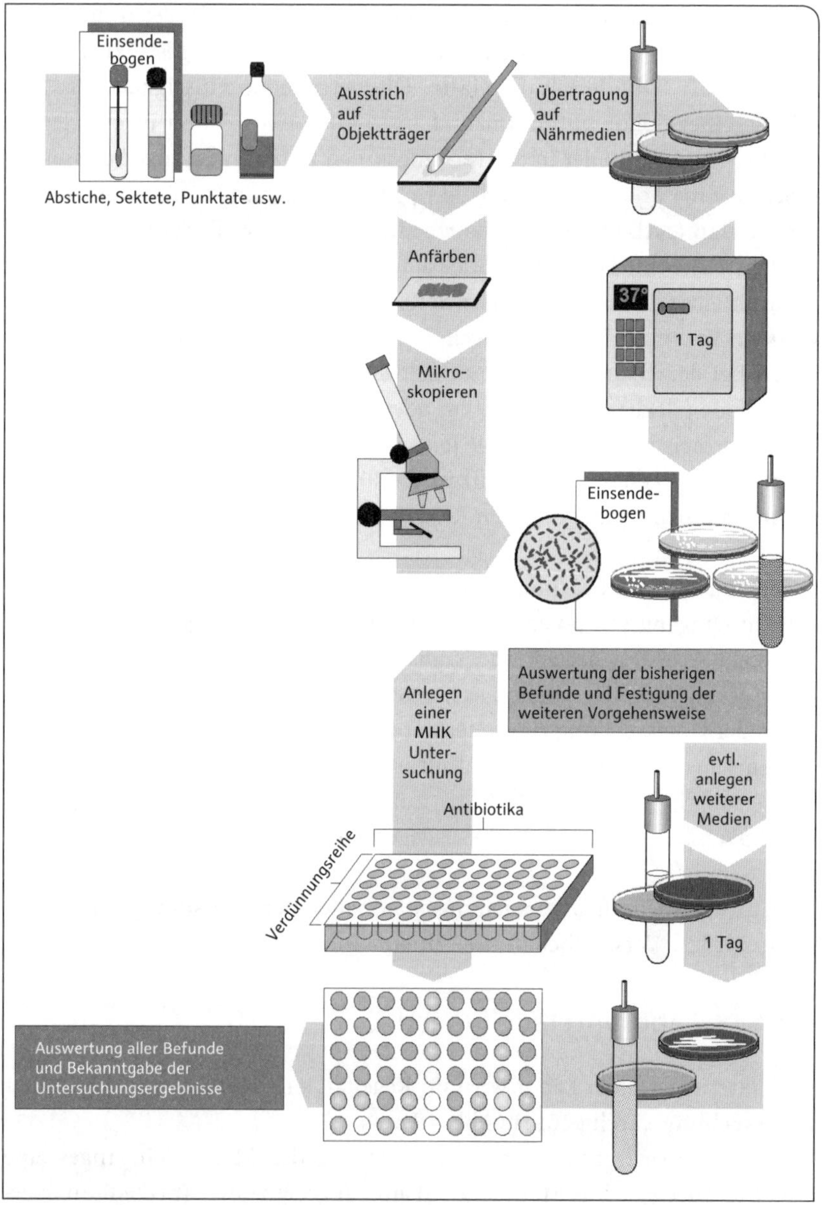

Abb. 4.1: Beispiel für den schematischen Ablauf einer Kultur- und Resistenzuntersuchung.

- Von dieser Kultur werden am zweiten Tag Bakterien entnommen, zur mikroskopischen Untersuchung eingefärbt und mikroskopisch hinsichtlich Färbeverhalten, Form und Anlagerung begutachtet.
- Die dadurch gewonnene grobe Zuordnung des Bakteriums wird unter zusätzlicher Begutachtung der gewachsenen Kultur bestätigt bzw. durch die Anlage zusätzlicher Kulturen auf speziellen Medien und/oder der Ermittlung von Stoffwechselleistung weiter differenziert.
- Beim Vorliegen verschiedener Bakterienarten (Mischkultur) werden Reinkulturen angelegt, die erst nach einem weiteren Tag untersucht werden können.
- Parallel hierzu wird die Resistenzuntersuchung vorgenommen, die ebenfalls einen Tag benötigt. Bei dieser Untersuchung wird eine Kultur mit verschiedenen Antibiotika konfrontiert. Daraufhin misst oder beurteilt man, inwiefern es dem Medikament gelungen ist, die Bakterien in ihrem Wachstum zu stoppen und erhält dadurch Rückschlüsse zur medikamentösen Therapie.
- Im Normalfall weiß man also nach ca. zwei, drei Tagen, um welchen Erreger es sich handelt und welche Medikamente wirksam sind.

Bei speziellen Fragestellungen, bestimmten Erregern oder bei sehr geringer Erregeranzahl werden weitere Untersuchungen vorgenommen:

- **Molekularnachweis:** Mit »Gensonden« und spezieller Techniken (wie der PCR = Polymerasekettenreaktion) werden erregerspezifische Sequenzen im Erbgut nachgewiesen, was auch bei sehr geringer Erregeranzahl eine zuverlässige Zuordnung erlaubt.
- **Antigennachweis:** Wenn konkrete Hinweise auf einen ganz bestimmten Erreger bestehen, kann mit Hilfe einer künstlich herbeigeführten Antigen-Antikörper-Reaktion der Nachweis erbracht werden.
- **Antikörpernachweis:** Bei einem Antikörpernachweis ist es umgekehrt: Mit Hilfe bekannter Erreger (also Antigene) werden vorhandene Abwehrstoffe in Form von Antikörpern nachgewiesen. Die nachgewiesene Menge wird als Titer bezeichnet. Je nachdem, welche Art von Antikörper man in welcher Menge nachgewiesen hat, erlaubt dies Rückschlüsse auf akut bestehende bzw. bereits durchgemachte Infektionen sowie über den Erfolg aktiver Impfungen.

4.2 Nachweis und Identifizierung von Mikrophyten und Protozoen

Hinsichtlich des Nachweises und der Identifikation von Mikrophyten (Pilzen) ähnelt die Ausgangssituation der von bakteriellen Infektionen. Ein großer Unterschied besteht darin, dass es zuverlässig wirksame Medikamente gegen Pilzerkrankungen (Antimykotika) gibt. Die Bildung sekundärer Resistenzen gegen diese Substanzen ist zwar prinzipiell möglich, aber wenig verbreitet, sodass sich eine Resistenzuntersuchung meist erübrigt.

Bei lokalen Pilzerkrankungen (Mykosen) reicht meist eine mikroskopische Untersuchung aus. Zur genauen Bestimmung einer Pilzart ist jedoch das Anlegen einer Kultur auf Selektivmedien und eine biochemische Differenzierung notwendig. Bei bestimmten Mykosen kann der Ursprung mit Hilfe von gefiltertem UV-Licht (Wood-Licht) ermittelt werden.

Bei systemischen Mykosen ist das Anlegen einer Kultur möglich. Darüber hinaus können spezielle Antikörper gegen Pilzantigene im Blut des Patienten nachgewiesen werden. Auch ein Nachweis pilzlicher Antigene in Untersuchungsmaterialien ist durchführbar.

Der Nachweis von Protozoen erfolgt mikroskopisch oder über einen Antigen- bzw. Antikörpernachweis.

4.3 Nachweis und Identifizierung von Viren

4.3.1 Ausgangssituation und Fragestellungen

Der labordiagnostische Nachweis von Viren ist häufig zeitaufwändig, teuer und in der Therapie nicht zielführend. In vielen Fällen belässt man es daher bei der Bewertung von Symptomen. Die Gründe zur Durchführung virologischer Untersuchungen sind daher andere als die bei bakteriologischen:

- Differentialdiagnostische Ausschlüsse oder Nachweise (z. B. Frage nach Coxsackieviren bei Meningitis, wenn die Liquoruntersuchung keinen bakteriellen Nachweis erbrachte).

- Rückblickender Nachweis darüber, ob eine Virusinfektion stattgefunden hat (z. B. bei Röteln oder AIDS).
- Erfolgsüberprüfung aktiver Impfungen (z. B. Titernachweis nach Hepatitis B-Impfung).
- Nachweise, um Aufschlüsse über epidemiologische Geschehen zu bekommen (z. B. Influenzaepidemie) oder im Rahmen wissenschaftlicher Untersuchungen und Studien.

4.3.2 Laboruntersuchungen

- **Virusisolierung:** Das Virus wird in geeigneten Wirtszellen (meist Zellkultur, seltener Versuchstier oder Hühnerembryo) angezüchtet.
- **Direkter Virusnachweis:** Viren lassen sich auch ohne Anzüchtung mit einem Elektronenmikroskop, über eine Antigenermittlung (mit Hilfe fluoreszierender Antikörper) oder über einen Erbgutnachweis (PCR) ermitteln.
- **Serodiagnose:** Mit Hilfe bekannter viraler Antigene werden im Blut Antikörper nachgewiesen, die darauf rückschließen lassen, dass eine bestimmte Virusinfektion vorliegt bzw. vorlag. In der Medizin kommt dieser Methode bei Viruserkrankungen die größte Bedeutung zu, da im Infektionsfalle anhand einer Blutprobe einfach und kostengünstig die wichtigsten Aussagen erbracht werden können.

Überprüfen Sie Ihr Wissen!

1. Wie sind die Entnahme und der Transport erregerhaltigen Materials durchzuführen?
2. Was ist beim Umgang mit erregerhaltigem Material zu beachten?
3. Welche Untersuchungen werden im Regelfall im bakteriologischen Labor zum Nachweis und zur Identifizierung von Bakterien durchgeführt?
4. Welche Laboruntersuchungen werden zum Nachweis lokaler Pilzinfektionen durchgeführt?
5. Welche Fragen stehen beim Nachweis und bei der Identifizierung von Viren im Vordergrund?

5 GRUNDLAGEN ZU REINIGUNG, DESINFEKTION UND STERILISATION

5.1 Definitionen

5.1.1 Fachbegriffe

Zur Bezeichnung einer keimschädigenden Wirkung finden folgende Fachbegriffe Verwendung:

Begriffe mit der Endung »zid« beziehen sich auf die Abtötung:
- Mikrobizid = abtötende Wirkung für Mikroorganismen
- Bakterizid = abtötende Wirkung für Bakterien
- Sporizid = abtötende Wirkung für bakterielle Sporen
- Fungizid = abtötende Wirkung für Pilze
- Levurozid = abtötende Wirkung für Hefepilze
- Viruzid = inaktivierende Wirkung für Viren

Begriffe mit der Endung »statisch« beziehen sich auf eine Wachstumshemmung, z. B.
- bakteriostatisch,
- virustatisch

usw.

5.1.2 Wirkungsbereiche

Keimabtötende Maßnahmen beziehen sich gemäß den Richtlinien des Robert-Koch-Institutes (RKI) auf vier Wirkungsbereiche:

A Abtötung vegetativer Keime einschließlich Mykobakterien (u. a. TBC), Pilze und Pilzsporen
B Inaktivierung von Viren
C Abtötung von Milzbrandsporen
D Abtötung der Erreger von Gasbrand, Gasödem und Wundstarrkrampf

Diese Einteilung berücksichtigt nicht, dass unbehüllte, »nackte« Viren in der Regel sehr viel schwerer zu inaktivieren sind, als umhüllte, obwohl beide

Gruppen dem Wirkungsbereich B zugeordnet werden. Daher wird beim Wirkungsbereich B unterschieden, ob es sich um eine »begrenzt viruzide« (wirksam gegen umhüllte Viren) oder um eine »viruzide« Wirkung handelt (auch wirksam gegen nackte Viren).

5.1.3 Reinigung, Desinfektion und Sterilisation

Die Begriffe Reinigung, Desinfektion und Sterilisation stehen in erster Linie stellvertretend für bestimmte Ansprüche:

- Mit dem Begriff **Reinigung** wird der Anspruch auf Rückstandsreduktion zum Ausdruck gebracht. Es besteht kein Anspruch auf Keimabtötung. Das bei der Reinigung geltende Prinzip der Abtragung wird auch als **Elution** bezeichnet.
- Bei der **Desinfektion** wird der Anspruch erhoben, Mikroorganismen der Wirkungsbereiche A und B in einer Größenordnung von fünf 10er-Potenzen abzutöten (von 100.000 überlebt max. einer. Das bei der Desinfektion geltende Prinzip der Abtötung wird auch als **Elimination** bezeichnet.
- Bei der **Sterilisation** besteht der Anspruch einer Abtötungsleistung von sechs 10er-Potenzen, die sich auf alle Wirkungsbereiche (A bis D) erstreckt. Auch hier handelt es sich um Elimination. Nach einer Sterilisation sind zwar keinerlei lebende Mikroorganismen mehr vorhanden, wohl aber bakterielle Rückstandsprodukte, sog. Endotoxine oder Pyrogene, die ggf. durch spezielle Maßnahmen beseitigt werden müssen. Erst dann ist das Sterilgut keim- und pyrogenfrei.

Zur Bedeutung der Begriffe »Elution« und »Elimination«:

- Bei Elution und Elimination handelt es sich um zwei völlig unterschiedliche Wirkprinzipien, bzw. Techniken, die sich zwar ergänzen, aber nicht ersetzen können. Insbesondere stellt die Desinfektion keine erweiterte Reinigung dar, wogegen die Sterilisation durchaus als Steigerung der Desinfektion gedeutet werden kann.
- Da Eliminationstechniken keine Abtragung von Rückständen bewirken, muss zur Erlangung einer Desinfektion oder Sterilisation meist eine Reinigung vorausgehen.
- Daneben kann auch eine Kombination beider Wirkprinzipien, eine »**Sanitation**«, vorteilhaft sein, indem Reinigungsmittel eine desinfizierende oder Desinfektionsmittel eine reinigende Wirkung vorweisen.

5.2 Der Sinnersche Kreis

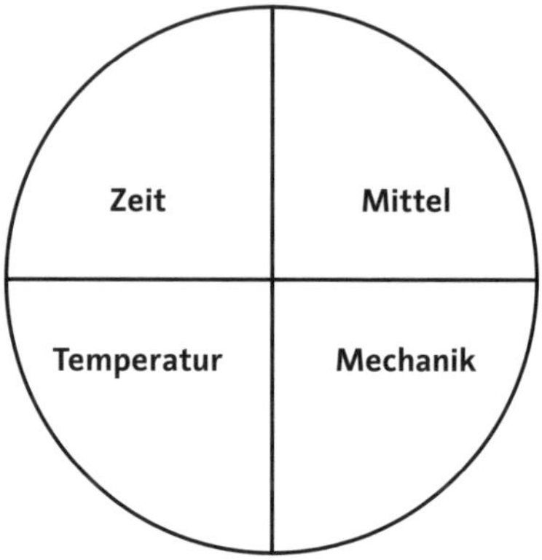

Abb. 5.1: Der Sinnersche Kreis.

Reinigung und Desinfektion sind zwei ähnliche Vorgänge, die sich jedoch durch den Anspruch an das Ergebnis (Rückstandsfreiheit bei der Reinigung und Keimreduktion bei der Desinfektion) unterscheiden. Welche Ergebnisse sich erzielen lassen, ist von folgenden vier Faktoren abhängig, die in ihrer Gesamtheit als Sinner'scher Kreis (Abb. 5.1) bezeichnet werden:

- Mittel (Wasser, Lösungsmittel und weitere Chemikalien)
- Mechanik bzw. Methode (Wischen, Bürsten, Waschen usw.)
- Temperatur
- Zeit bzw. Einwirkzeit, in welcher das Mittel, die Methode und die Temperatur einwirken

Diese vier Faktoren stehen in einer Abhängigkeit zueinander. So kann z. B. eine Verlängerung der Einwirkzeit die Anwendung einer niedrigeren Temperatur oder einer materialschonenderen Mechanik oder eines anderen Mittels ermöglichen.

Die jeweilige Kombination aus Mittel, Mechanik, Zeit und Temperatur wird als **Verfahren** bezeichnet. Wahl und Gestaltung eines Reinigungs- oder Desinfektionsverfahrens sind abhängig von:

- dem gewünschten Ergebnis (Grad der Rückstandsfreiheit bzw. der Keimarmut)
- dem zu reinigenden bzw. desinfizierenden Material (z. B. Metall, Kunststoff, Haut),
- den jeweiligen Rückständen bzw. dem abzutötenden Keimpotential und
- Beschränkungen bzw. Erwartungen (z. B. Mittel darf nicht allergisieren, Einwirkzeit soll kurz sein usw.).

5.3 Reinigung

5.3.1 Definitionen

5.3.1.1 Dispersion, Suspension, Emulsion

- Eine Feinstverteilung von Stoffen in Wasser wird **Dispersion** genannt.
- Wenn es sich um die Feinstverteilung fester Stoffe handelt, spricht man von **Suspension**.
- Eine Feinstverteilung fett- und ölhaltiger Substanzen nennt man Emulsion. Substanzen, die eine Emulsion herbeiführen (wie z. B. Tenside) werden als **Emulgatoren** bezeichnet.

5.3.1.2 Schmutz

Als Schmutz bezeichnet man unerwünschte Rückstände oder Fremdstoffe, die sich auf Oberflächen (z. B. Flächen) oder in Substanzen (z. B. Nahrungsmittel) befinden bzw. ihnen anhaften. Schmutz unterscheidet sich hinsichtlich Haftung, Löslichkeit und Zusammensetzung.

5.3.1.3 Schmutzlösung, Schmutzbeseitigung

Bei einer Reinigung werden die Vorgänge Schmutzlösung und Schmutzbeseitigung unterschieden:

- Durch eine Schmutzlösung soll die Verbindung zwischen Schmutz und Oberfläche mittels mechanischer Bearbeitung (z. B. Bürsten, Ultraschall) und/oder chemischer Einwirkung aufgehoben werden.
- Dies ist eine häufige Voraussetzung, um mittels einer feuchten (z. B. durch Spülen, Feuchtwischen) oder trockenen (z. B. Fegen) Schmutzbeseitigung eine Reduktion oder Beseitigung von Schmutz bewirken zu können. Bei lose aufliegendem Schmutz kann dagegen auf eine Schmutzlösung verzichtet werden.

5.3.2 Reinigungsmittel

Für eine Schmutzlösung ist in der Regel ein Reinigungsmittel notwendig, bei dessen Auswahl einige Unterschiede und Aspekte zu berücksichtigen sind:

- Je nach Beschaffenheit des zu lösenden Schmutzes enthalten Reinigungsmittel verschiedene Inhaltsstoffe, sodass tensidhaltige, enzymatische, lösungsmittelhaltige und spezielle Reiniger zur Wahl stehen.

- Anhand des pH-Wertes können saure, neutrale und alkalische Reiniger unterschieden werden.
- Steht das Anwendungsgebiet im Vordergrund, differenziert man z. B. zwischen Haut-, Hände-, Flächen-, Sanitär- oder Instrumentenreinigern.
- Hinsichtlich des Verfahrens gibt es Reiniger für manuelle und für automatische Verfahren.

Häufig verwendete Reinigungssubstanzen sind:
- **Tenside:** Tenside sind chemische Verbindungen, die aus einem hydrophilen (wasserfreundlichen) und einem hydrophoben (wasserunlöslichen) Teil bestehen. Dadurch setzen Tenside die Oberflächenspannung von Wasser herab und verbessern die Emulgierbarkeit und damit die Lösbarkeit von öl- und fetthaltigen Rückständen.
- **Enzyme:** Enzyme (oder Fermente) wie Proteasen und Amylasen sind Eiweißmoleküle, die hochmolekulare, teilweise wasserunlösliche Stoffe, wie Stärke, Zellulose, Eiweiß, Blut usw. in niedermolekulare, wasserlösliche Stoffe aufspalten. Hierdurch werden anhaftende Rückstände ablös- und dispergierbar. Die Anwendung von Enzymen ist an Temperaturen von 30–50 °C und einen neutralen bis leicht alkalischen PH-Wert gebunden.
- **Säuren:** Substanzen wie Salz-, Phosphor-, Amidosulfon-, Essig- und Ameisensäure oder Natriumhydrogensulfat können schwer lösbare Rückstände wie z. B. Kalk- oder Rostrückstände ab- und auflösen und alkalische Belastungen oder Rückstände neutralisieren.
- **Alkalien:** Alkalische Wirkstoffe wie Ammoniumhydroxid, organische Amine, Natriumkarbonate oder Natriumphosphate sind dazu geeignet, Öle, Fette, Wachse oder Kunststoffverbindungen (Polymere) zu entfernen.
- **Gerüststoffe:** Phosphate, Polycarbonsäuren und Polyacylate sind Begleitsubstanzen von Reinigungsmitteln, die als sog. Gerüststoffe das Wasser enthärten, die Schmutzablösung und das Dispergiervermögen verbessern und die Wirkstoffe in Reinigungsmitteln stabilisieren.

5.3.3 Wasser

Die meisten Reinigungsmittel werden in Verbindung mit Wasser eingesetzt. Somit bestimmt die Wasserhärte und -art maßgeblich das Ergebnis feuchter Reinigungsverfahren.

5.3.3.1 Wasserhärte

Entscheidend für die Reinigungseigenschaften von Wasser ist der Anteil gelöster Kalziumoxidionen, der als »Wasserhärte« bezeichnet wird. Je geringer der Härtebereich (also der Kalziumanteil) des Wassers ist, umso geeigneter ist es für die maschinelle Verarbeitung und für die Reinigung.

Die Wasserhärte wurde früher in Deutschen Härtegraden (°dH) und wird heute in Millimol/Liter (mmol/L) angegeben, wobei die Härtebereiche 1 – 4 unterschieden werden (siehe Tab. 5.1)

Tab.5.1 Angaben zur Wasserhärte

Härtebereich	Millimol Gesamthärte je Liter	°dh
1 (weich)	bis 1,3	bis 7,3
2 (mittel)	1,3 bis 2,5	7,3 bis 14
3 (hart)	2,5 bis 3,8	14 bis 21,3
4 (sehr hart)	über 3,8	über 21,3

5.3.3.2 Wasserarten

Bei Reinigungsverfahren werden folgende Wasserarten unterschieden:

- **Trinkwasser** ist Wasser zum menschlichen Gebrauch, d.h. Wasser als Lebensmittel, zur Körperreinigung und zur Reinigung von Geschirr und Wäsche. Trinkwasser muss in Deutschland definierten Ansprüchen hinsichtlich mikrobiologischer und chemischer Beimengungen genügen, die in der Trinkwasserverordnung (TrinkWV) festgelegt wurden. Wegen des relativ hohen Mineralgehaltes ist Trinkwasser schlecht zur Reinigung geeignet.
- Destilliertes Wasser (**Aqua destillata** oder enthärtetes Wasser) ist Wasser, das durch einen Destillationsprozess, d.h. durch Verdampfen einer Flüssigkeit (Wasser) und Auffangen des Kondensates (Mineralien), gewonnen wird. Durch die Entfernung von Carbonat und Hydrogencarbonat wird relativ »weiches« Wasser erzeugt. Es verbleiben jedoch Kalzium-, Sulfat-, Chlorit- und andere Ionen.
- Voll entsalztes Wasser (**VE-Wasser**) ist Wasser, das über Verfahren wie Ionenaustausch, Umkehrosmose oder Elektrodialyse von allen Ionen befreit wurde.

- **Sterilwasser** ist Wasser, dessen mikrobielle Beimengungen durch Maßnahmen wie Filtration, Abkochen, Chlorierung oder Bestrahlung eliminiert wurden. Es ist anzumerken, dass Trinkwasser, destilliertes Wasser und voll entsalztes Wasser durchaus Mikroorganismen enthalten kann und darf.

5.3.4 Reinigungsverfahren

Grundsätzlich werden manuelle und automatische Reinigungsverfahren unterschieden:

- Bei einer **manuellen Reinigung** wird die Schmutzlösung und -beseitigung manuell unter Zuhilfenahme geeigneter Mittel, Geräte und Methoden durchgeführt. **Beispiele:** Fußbodenreinigung, Reinigung von Lagerungshilfsmitteln, Körperreinigung.
- Bei einer **automatischen Reinigung** wird das Reinigungsverfahren ohne manuelles Zutun in einer entsprechenden Maschine angewendet. Die Faktoren des Sinnerschen Kreises können in Automaten über Programmabläufe präzise bestimmt werden und sind dadurch reproduzierbar und dokumentierbar. **Beispiele:** Reinigung von Geschirr, Wäsche, chirurgische Instrumente. Reinigungsmittel zur manuellen Reinigung dürfen in der Regel nicht zur maschinellen verwendet werden und umgekehrt.

5.4 Desinfektion

5.4.1 Einteilung der Desinfektionsverfahren

Die Erbringung einer Desinfektionsleistung kann durch unterschiedliche Verfahren erfolgen:

- **Physikalische Verfahren** töten Keime entweder durch Hitze (thermisch) oder UV-Strahlen ab. Physikalische Verfahren erfolgen stets maschinell. Sie sind sicher, ökonomisch und mit weniger Wirkungsbeeinträchtigungen als chemische Verfahren verbunden und sind daher (wenn möglich) zu bevorzugen.
- **Chemische Verfahren** bewirken eine Denaturierung von Eiweiß (Eiweißgerinnung), Oxidation (Veränderung von Keimanteilen mit Hilfe von Sauerstoff) oder eine Störung des mikrobiellen Stoffwechsels. Die Durch-

führung erfolgt meist manuell. Als Mittel werden chemische Substanzen wie z. B. Aldehyde, Phenole, Alkohol verwendet.
- Bei **chemothermischen Verfahren** wird die Erkenntnis genutzt, dass viele chemische Desinfektionsmittel unter Anwendung relativ hoher Temperaturen (ca. 40–60 °C) schneller und gründlicher wirken. Die Durchführung erfolgt ausnahmslos automatisch.

5.4.2 Physikalische Desinfektionsverfahren

Physikalische Desinfektionsverfahren sind den physikalischen Sterilisationsverfahren ähnlich, erfassen jedoch nur die Wirkungsbereiche A bis B (Sterilisation dagegen A bis D). Im Einzelnen werden folgende Verfahren unterschieden:

- **Abflammen** ist vor allem im Laborbereich zur schnellen Desinfektion kontaminierter Instrumente üblich.
- Durch **Einwirkung von heißem Wasser** lassen sich sehr gute Desinfektionsergebnisse erzielen. Das dreiminütige Auskochen mit 0,5 % Sodazusatz bewirkt eine zuverlässige Abtötung der Keime in den Wirkungsbereichen A und B; bei Verlängerung der Einwirkzeit auch C. Im Krankenhaus wird u. a. Wäsche thermisch desinfiziert. Zur Reinigung, thermischen Desinfektion und Trocknung von chirurgischen Instrumenten, Anästhesiezubehör oder OP-Schuhen gibt es Reinigungs- und Desinfektionsgeräte (RDG, Abb. 5.2), die programmgesteuert bei Temperaturen von 65–95 °C ein sehr zuverlässiges Desinfektionsergebnis liefern.
- Die **Einwirkung von heißem Dampf** ist zur physikalischen Desinfektion ideal und wird zur Desinfektion von Bettgestellen, Matratzen, Geräten, Saugern, Babyflaschen usw. angewandt. Meist lässt man strömenden Dampf von 100 °C, unter leichtem Überdruck fünf bis 15 Minuten in einem entsprechenden Desinfektionsgerät einwirken. Je nach Verfahren können die Wirkungsbereiche A bis C erfasst werden.
- Die **Einwirkung von UV-Strahlen** wird speziell bei der Wasseraufbereitung (z. B. in einigen Endoskopwaschmaschinen) genutzt und hat den Vorteil der kalten Anwendung.

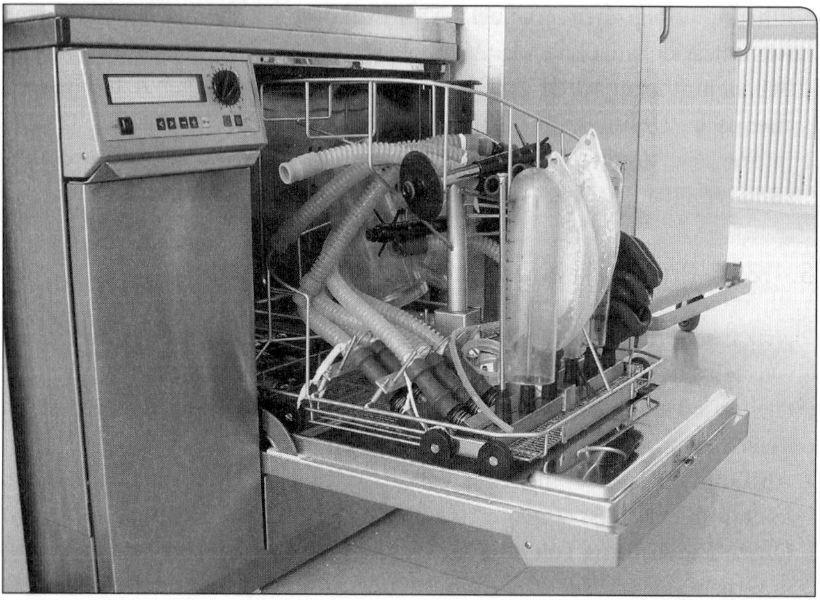

Abb. 5.2: Reinigungs- und Desinfektionsgerät (RDG) zur thermischen Desinfektion von Anästhesie-Zubehör.

5.4.3 Chemische Desinfektionsverfahren

Während physikalische Verfahren normalerweise vollautomatisch ablaufen, sind chemische Verfahren meist auf die manuelle Anwendung ausgerichtet. In der Praxis finden sie hohe Akzeptanz, da es für nahezu jede Indikation und jedes Material ein praktikables chemisches Verfahren gibt. Vor allem bei der Wahl chemischer Desinfektionsverfahren und -mittel müssen jedoch verschiedene Anforderungs- und Beeinträchtigungsfaktoren berücksichtigt werden.

5.4.3.1 Anforderungsfaktoren

Erwartungen an das Desinfektionsverfahren bzw. -mittel werden als Anforderungsfaktoren bezeichnet. Anforderungen bestehen hinsichtlich

- des Keimpotenzials: Je widerstandsfähiger der abzutötende Mikroorganismus und je höher die Ausgangskeimzahl ist, umso höher sind die Anforderungen an das Desinfektionsverfahren. D.h., die Auswahl der Wirkstoffe wird eingeschränkter, die Konzentration höher, die Einwirkzeit länger. Dies ist z. B. bei der Desinfektion nackter Viren (z. B. Noro-Viren) oder bakterieller Sporen zu berücksichtigen;

- der Neubesiedelung: Desinfektionsverfahren hinterlassen »Momentaufnahmen« einer drastisch reduzierten Keimbesiedelung. Je nach Verfahren bzw. Mittel kommt es früher oder später zur Neubesiedelung. Meist ist eine nachhaltige Wirkung (hohe Remanenz) bzw. eine langsame Neubesiedelung erwünscht;
- des zu desinfizierenden Materials: Chemische Verfahren sollen zu keiner Materialveränderung führen. Zu befürchten sind z. B. Oxidationen an Metallen, Ablösungen von Beschichtungen, Deformationen von Plastikartikel oder Verfärbungen von Textilien;
- einer möglichen Gesundheitsschädigung: Desinfektionsmittel sollen nicht gesundheitsschädigend in Erscheinung treten, d. h. keine Allergien auslösen, keine Haut- oder Schleimhautverletzungen hervorrufen und keine Augen- bzw. Atemwegsreizungen bewirken;
- der Umweltauswirkungen: Chemische Desinfektionsmittel können z. T. eine pH-Wert-Beeinflussung (z. B. Phenole), Überdüngung (z. B. Phosphatverbindungen) oder Vergiftung (z. B. Quecksilber) bewirken. Ferner können sie zu Geruchsbelästigungen führen;
- der Praktikabilität: Desinfektionsmittel sollen keine störenden Rückstände hinterlassen sowie schnell und einfach anzuwenden sein.

5.4.3.2 Beeinträchtigungsfaktoren

Sachverhalte, die die Qualität der Desinfektionsleistung herabsetzen, nennt man Beeinträchtigungsfaktoren. Beeinträchtigungen können bestehen hinsichtlich:

- der Umgebung bzw. einer evtl. Schmutzbelastung: Eiweißhaltige Rückstände, Talg, Fett oder Seifenreste können die Wirkung eines Desinfektionsmittels herabsetzen oder aufheben. Man spricht auch von »Eiweißfehler« bzw. »Eiweißzehrung« und »Seifenfehler«. Speziell bei Alkohol sind auch Wasserrückstände auf Grund des Verdünnungseffektes ein Beeinträchtigungsfaktor;
- der Verarbeitungstemperatur: Chemische Desinfektionsverfahren sind normalerweise auf einen Temperaturbereich von ca. 20 °C abgestimmt. Dieser Bereich kann zwar (in Grenzen) unterschritten, sollte aber nicht wesentlich überschritten werden, da sonst u. U. der Wirkstoff verdunsten kann und/oder sich schädliche Dämpfe entwickeln können;

- möglicher Handhabungsfehler: Eine Unterdosierung des Mittels, eine ungenügende Mechanik oder ein Unterschreiten der Einwirkzeit können das Desinfektionsergebnis in Frage stellen.

In der Praxis lassen sich die Anforderungen an chemische Desinfektionsverfahren selten lückenlos erfüllen, während die Beeinträchtigungsfaktoren ebenso selten vollständig ausgeschlossen werden können. Chemische Desinfektionsverfahren sind daher oft Kompromisse zwischen dem Wunsch und dem Machbaren.

5.4.3.3 Methoden

Je nach Material gilt bei der Bevorzugung der Methoden (Mechanik) die Regel, dass eine starke mechanische Einwirkung eine bessere Desinfektionsleistung bewirkt. Hieraus ergibt sich die Reihenfolge:

- Scheuern = Einarbeitung des Desinfektionsmittels mit Bürste, speziellem Lappen oder Schwamm (Sanitärbereich, Fußböden)
- Wischen = Auftragen des Desinfektionsmittels mit einem Lappen (Möbel, medizinische Geräte, Haut).
- Einmassieren = Einreiben mit Desinfektionsmittel (Hände)
- Waschen = Mechanische Bearbeitung des Gegenstandes in einer Desinfektionslösung (Textilien)
- Einlegen = Zu desinfizierenden Gegenstand in Desinfektionsmittel legen (Instrumente, Textilien)
- Benetzen = Auftragen von Desinfektionsmittel (z. B. mit Stieltupfer)
- Sprühen = Aufsprühen eines Desinfektionsmittels bis zur vollständigen Benetzung der Fläche in allen Fällen, in denen die übrigen Methoden nicht angewandt werden können

5.4.3.4 Mittel

Desinfektionsmittel können neben ihrer keimabtötenden Wirkung auch Gesundheitsschädigungen verursachen. Sie werden daher in zwei Gruppen unterteilt:

- **Grobdesinfektionsmittel** sind hautunverträgliche Mittel mit einem meist großem Wirkungsspektrum, die für Flächen, Fußböden, Instrumente usw. vorgesehen sind. Wirkstoffe können z. B. Aldehyde, Biguanide, Alkylaminen oder quartäre Ammoniumverbindungen (Quats, QAV) sein. Um eine Allergisierung durch Einatmen oder eine Hautschädigung durch

Kontakte zu vermeiden, sollen bei manueller Anwendung von Grobdesinfektionsmittel keine warmen Lösungen verarbeitet und Schutzhandschuhe verwendet werden.

- Als **Feindesinfektionsmittel** bezeichnet man hautverträgliche Mittel, die meist nur ein eingeschränktes Wirkungsspektrum haben. Mit Feindesinfektionsmitteln können Haut und Hände desinfiziert werden. Als Wirkstoffe kommen hautsächlich Alkohol, Jod, Chlorhexidin und Quats zur Anwendung. Desinfizierende Substanzen zur Anwendung an Schleimhäuten oder Wunden werden als Antiseptika (siehe Kap. 5.4.3.6) bezeichnet und gehören nicht zu den Feindesinfektionsmitteln.

5.4.3.5 Häufig verwendete Wirkstoffe von Desinfektionsmitteln

- **Alkohole** haben eine schnelle und zuverlässige Wirkung innerhalb des Wirkungsbereiches A, sind aber nur eingeschränkt viruzid. Sie hinterlassen keine unerwünschten Rückstände, sind hypoallergen und können als Haut-, Hände- und (begrenzt auf kleine Flächen) als besonders schnell wirksames Flächendesinfektionsmittel eingesetzt werden. Probleme gibt es hinsichtlich der Explosionsgefahr, der Geruchsbelästigung, der geringen Eiweißbelastbarkeit und der Beeinträchtigung durch Wasserrückstände (z. B. Sanitärbereich). Alkoholischen Desinfektionsmitteln werden oft Begleitsubstanzen, wie Rückfetter, Duftstoffe, Farbstoffe, Remanenzstoffe (Substanzen zur Steigung der Nachhaltigkeit), zugemischt, die als Rückstände verbleiben und/oder allergisieren können.
- **Aldehyde** sind grundsätzlich als Grobdesinfektionsmittel einzustufen. Sie haben eine zuverlässige Wirkung innerhalb der Wirkungsbereiche A und B und sind preiswert und umweltverträglich. In Gegenwart von Eiweißen verlieren sie an Wirkung und bewirken, dass eiweißhaltige Rückstände (z. B. Blut) an die zu desinfizierenden Flächen fixiert werden. Bei Hautkontakt oder Einatmung aldehydhaltiger Dämpfe kann es zu Reizungen und allergischen Reaktionen kommen (Handschuhe tragen!). Regelwerke des Arbeitsschutzes (TRGS 540) schreiben vor, dass aldehydhaltige Desinfektionsmittel wenn möglich durch andere Stoffe (z. B. Alkylamine oder Sauerstoffabspalter) ersetzt werden sollen.
- **Oberflächenaktive Substanzen** wie Amphotenside, Biguanide oder Quats bzw. QAV haben im Gegensatz zu den Aldehyden eine hervorragende Reinigungs-, aber nur eine mäßige Desinfektionswirkung, weshalb sie zur Wirkungssteigerung oft mit anderen Wirkstoffen kombiniert werden.

Hinzu kommt eine geringe Eiweißbelastbarkeit. Auch hier gibt es Allergieprobleme, zumal oberflächenaktive Substanzen zur Erhöhung der Desinfektionsleistung meist mit anderen Substanzen, wie z. B. Aldehyden, kombiniert werden.
- **Alkylamine** wirken zuverlässig innerhalb des Wirkungsbereiches A, sind aber nur eingeschränkt viruzid. Durch ihre gute Reinigungswirkung und ihre Eiweißbelastbarkeit sind sie als Grobdesinfektionsmittel universell verwendbar. Nachteilig wirkt sich aus, dass sie z. T. klebrige Rückstände hinterlassen und nicht mit allen Plastikflächen materialverträglich sind. Auch Alkylamine können Allergien verursachen und sind daher als Grobdesinfektionsmittel einzustufen.
- **Sauerstoffabspalter** haben eine hohe und umfassende Wirksamkeit innerhalb der Wirkungsbereiche A und B, eine gute Materialverträglichkeit (Ausnahme: Metalle), eine gute Reinigungsleistung und sind hypoallergen. Als wichtigster Nachteil sind die Korrosionsförderung und die hohen Kosten zu nennen.

5.4.3.6 Antiseptika

Antiseptika sind Substanzen mit einer keimabtötenden oder keimhemmenden Wirkung, die im Zusammenhang mit Behandlungen von Wunden und Schleimhäuten im Sinne eines Desinfektionsmittels eingesetzt werden. Auf Grund der eingeschränkten Wirkung wird bei diesen Mitteln der Begriff »Dekontamination« verwendet.

Anwendungsgebiete der Antiseptika sind die Schleimhautantiseptik, (z. B. Dekontamination des Genitales zur transurethralen Katheterisierung) und die Wundantiseptik (z. B. Dekontamination von Wunden und Wundrändern im Zuge von Verbandwechseln).

Antiseptika werden meist als Arzneimittel eingestuft, unterliegen somit dem Arzneimittelrecht und verlangen eine sorgfältige Beachtung der Herstellerangaben.

Zu den modernen, leistungsfähigen und verträglichen Antiseptika zählen Substanzen wie Povidonjod (z. B. Braunol®), Octenidin (Octenisept®) und Polyhexanid (z. B. Lavasept®):

- **PVP-Jod** (Povidonjod) wird in wässriger (für Wunden und Schleimhaut) oder alkoholischer Lösung (für unverletzte Haut) verwendet. PVP-Jod hat ein breites Wirkungsspektrum und wirkt sehr nachhaltig. Obwohl PVP-Jodlösungen sehr viel schlechter als herkömmliche Jodlösungen über Häute und Wunden resorbiert werden, besteht dennoch die Gefahr einer allergischen Reaktion und einer Schilddrüsenbeeinflussung. Jodlösungen sind somit kontraindiziert bei Patienten mit Schilddrüsenerkrankungen, bekannter Jodallergie, bei Schwangeren und Stillenden, Neugeborenen und Säuglingen, sowie vor und nach einer Radiojodanwendung.
- **Polyhexanid** zählt auf Grund der sehr guten Gewebsverträglichkeit und guten antibakteriellen Wirkung zu den am häufigsten verwendeten Antiseptika. Polyhexanide werden als wässrige Lösung zur antiseptischen Wundbehandlung, zur Schleimhautantiseptik und zur MRSA-Sanierung (siehe Kap. 15.3.3.5) benutzt. Sie sollen nicht im Mittel- und Innenohr, im Bereich von Knorpeln und Gelenken oder intraperitoneal verwendet werden.
- **Octenidin** ist ein rasch wirkendes, gut gewebsverträgliches Antiseptikum, welches eine zuverlässige Wirkung gegenüber Bakterien, Pilzen und Protozoen aufweist. Indikationen und Kontraindikationen von Octenidin sind mit denen von Polyhexaniden weitgehend identisch.

5.4.4 Chemothermische Desinfektionsverfahren

Bei chemothermischen Verfahren handelt es sich um maschinelle, programmgesteuerte Verfahren zur Desinfektion hitzeempfindlicher (thermolabiler) Geräte oder Instrumente, wie z. B. Endoskope. Meist können Automaten zur thermischen Desinfektion (siehe Abb. 5.2, Kap. 5.4.2) durch entsprechende Programmeinstellungen auch zur chemothermischen Desinfektion verwendet werden. Die Durchführung erfolgt in mehreren Phasen, wobei das Desinfektionsgut gereinigt, zwischengespült, desinfiziert, schlussgespült und evtl. auch getrocknet wird.

Die zur chemothermischen Desinfektion verwendeten Mittel basieren auf Aldehyden, Alkylaminen oder oberflächenaktiven Verbindungen, wurden aber für diesen Zweck speziell angepasst (z. B. hinsichtlich ihrer Schaumentwicklung). Manuell zu verwendende Desinfektionsmittel sind somit in der Regel nicht für Maschinen geeignet.

5.5 Organisation von Reinigungs- und Desinfektionsmaßnahmen

Organisatorisch wird zwischen fortlaufender Reinigung und Desinfektion, Schlussdesinfektion und Raumdesinfektion unterschieden. Zur Auswahl der dafür erforderlichen Desinfektionsverfahren und -mittel gibt es Listen von Fachgesellschaften.

5.5.1 Fortlaufende Reinigung und Desinfektion

Bei der im pflegerisch-medizinischen Alltag praktizierten fortlaufenden Reinigung und Desinfektion handelt es sich um Routinemaßnahmen, die der Bildung von Keimreservoiren und Schmutzrückständen entgegenwirken sollen. Die Durchführung erfolgt als Händedesinfektion, Flächenreinigung und -desinfektion, Aufbereitung von Medizinprodukten usw.

Die Festlegung dieser Routinemaßnahmen erfolgt über einen **Reinigungs- und Desinfektionsplan** (siehe Anhang B). Reinigungs- und Desinfektionspläne werden im Auftrag der Hygienekommission (siehe Kap. 8.1) erstellt, hängen zur Kenntnisnahme in den jeweiligen Stationen und Funktionsbereichen aus und entsprechen einer Dienstanweisung. Sie beschreiben, welcher Gegenstand mit welchem Mittel, mit welchem Verfahren und in welchen Fällen (Indikation) desinfiziert bzw. gereinigt werden soll und nimmt Bezug auf die erforderlichen Konzentrationen und Einwirkzeiten.

5.5.2 Schluss- und Raumdesinfektion

Im Gegensatz zur fortlaufenden Desinfektion stellt die Schlussdesinfektion eine Maßnahme dar, die nur aufgrund besonderer Veranlassungen (meist zum Abschluss einer Isolierungsmaßnahme) ergriffen und vom Hygienefachpersonal angeordnet wird. Sie wird in der Regel arbeitsteilig vom Pflegepersonal und vom Reinigungsdienst durchgeführt, um ein Patientenzimmer und seine Einrichtungsgegenstände zur Wiederbelegung vorzubereiten, nachdem es zuvor von einem Patienten mit einer ansteckungsfähigen Infektionserkrankung belegt war. Die Durchführungsvorgaben sollten im Hygieneplan (siehe Kap. 8.3.2) in Form eines Standards hinterlegt sein.

Im Zusammenhang mit seltenen meldepflichtigen Erkrankungen (z. B. Hämorrhagisches Fieber) kann vom Gesundheitsamt eine besonders durchgreifende Schlussdesinfektion, die sog. »Raumdesinfektion« mit speziellen viruziden bzw. sporiziden Desinfektionsmitteln angeordnet werden. Raumdesinfektionen werden von geschulten Desinfektoren durchgeführt.

5.5.3 Desinfektionsmittellisten

Um dem Anwender die Auswahl geeigneter Desinfektionsmittel, Konzentrationen und Einwirkzeiten zu erleichtern haben es sich verschiedene Fachgesellschaften zur Aufgabe gemacht, Wirksamkeitstestungen vorzunehmen und darauf basierend Tabellen mit den betreffenden Rahmendaten als »Desinfektionsmittellisten« zu veröffentlichen.

- Die Auswahl der Desinfektionsmittel und Methoden zur fortlaufenden, routinemäßigen Desinfektion richtet sich im Klinikbereich nach der Desinfektionsmittelliste des Verbundes für angewandte Hygiene e.V. (**VAH-Liste**). Sie listet die für den klinischen Einsatz geeigneten Mittel, Konzentrationen, Verfahren und Einwirkzeiten zur Hände-, Haut-, Flächen-, Instrumenten- und Wäschedesinfektion auf. Hierbei ist zu beachten, dass den VAH-gelisteten Verfahren und Mitteln keine uneingeschränkte viruzide Wirkung bescheinigt wird. Die konkrete Auswahl erfolgt im Krankenhaus durch die Hygienekommission bzw. durch das Hygienefachpersonal (siehe Kap. 8.1 und 8.2). Die in den Reinigungs- und Desinfektionsplänen genannten Mittel sind in der Regel VAH gelistet.
- Zur Ergänzung der VAH-Liste wurde vom Industrieverband Hygiene und Oberflächenschutz eine Liste mit viruziden Mitteln, Konzentrationen und Einwirkzeiten herausgegeben (**IHO-Liste**), die jedoch nur bei bestimmten Sachlagen (z. B. Noro-Virus-Infektion) Anwendung findet.
- Bei bestimmten gefährlichen Infektionserkrankungen (z. B. Cholera) kommt auf Anordnung des Gesundheitsamtes die Liste der vom Robert-Koch-Institut geprüften und anerkannten Desinfektionsmittel und -verfahren (**RKI-Liste**) zum Einsatz. Da die RKI-Liste auch viruzide Verfahren und Mittel aufführt, ist die Auswahl der Mittel gegenüber der VAH-Liste begrenzter, die Konzentration meist höher und die Einwirkzeit länger.
- Speziell für den Lebensmittelbereich (Großküche etc.) gibt es eine Auflistung von betont geringtoxischen Flächendesinfektionsmitteln, die von der Deutschen Veterinärmedizinischen Gesellschaft (**DVG-Liste**) herausgege-

ben wird. Diese Mittel haben meist ein eingeschränktes Wirkungsspektrum und sind für den Pflegebereich nicht geeignet, wenn sie nicht auch zusätzlich in der VAH-Liste geführt sind.

5.6 Sterilisation

5.6.1 Fachbegriffe

Im Zusammenhang mit Sterilisationsmaßnahmen finden folgende Fachbegriffe Verwendung:

- Sterilisiergut = Material, das sterilisiert werden soll
- Sterilgut = Material, das sterilisiert worden ist
- Chargenzeit = Gesamter zeitlicher Ablauf einer Sterilisation
- Abtötungszeit = Zeit, in der die Keimabtötung erfolgt (Teil der Chargenzeit)

5.6.2 Sterilisationsverfahren

Grundsätzlich unterscheidet man physikalische und chemische Verfahren.

- Physikalisch = Filtration, Gamma-Sterilisation, Heißluftsterilisation und Autoklavieren
- Chemisch = Sterilisation mit Ethylenoxid oder Formaldehyd und Plasmasterilisation

Hinweis

Die Anwendung von Sterilisationsverfahren setzt eine spezielle Sach- bzw. Fachkunde des Anwenders voraus, die entsprechenden Kursen erworben werden muss. Daher wird in diesem, für den Schulunterricht gedachten Buch nur kurz auf dieses Thema eingegangen.

5.6.2.1 Sterilisation durch Filtration

Durch Filtration können Mikroorganismen aus Flüssigkeiten und Gasen entfernt werden. Zum Einsatz kommt diese Methode vor allem bei der Medikamentenherstellung, der Erzeugung von sterilem Wasser, der Behandlung medizinischer Gase und der Filtrierung von Raumluft (z. B. in OP-Abteilungen).

5.6.2.2 Sterilisation mit Gamma-Strahlen

Die Sterilisation mit Gamma-Strahlen findet innerhalb der industriellen Herstellung von Sterilgut Anwendung. Sterile Einmalprodukte wie z. B. Einwegspritzen und -Kanülen, Infusionssysteme etc. wurden meist strahlensterilisiert.

5.6.2.3 Sterilisation mit trockener Hitze

Sterilisation mit trockener Hitze (Heißluftsterilisation) erfolgt bei einer Temperatur von 180 °C und 30 Minuten Abtötungszeit. Dieses Verfahren ist nur begrenzt anwendbar, da das Sterilisiergut eine hohe Temperaturstabilität haben muss. Die Heißluftsterilisation entspricht zudem nicht mehr dem aktuellen Stand von Wissenschaft und Technik und wurde weitgehend durch die Dampfsterilisation verdrängt.

5.6.2.4 Sterilisation durch Autoklavieren

Bei der Dampfsterilisation (Autoklavierung, Abb. 5.3) wird das Sterilisiergut in einem geschlossenen Behältnis unter Luftabschluss (Vakuum) heißem, gespanntem (unter Druck stehendem) und gesättigtem (maximal feuchtem) Wasserdampf ausgesetzt. Sterilisiert wird mit 121 °C bei 20 Minuten oder mit 134 °C bei fünf Minuten Abtötungszeit. Die Abtötung wird durch das Kondensieren des Wasserdampfes an der Oberfläche des Sterilisiergutes erreicht. Bei sachgemäßer und kontrollierter Durchführung gilt dieses Verfahren im Krankenhaus und in der Praxis als beste Methode. Daher muss bei der Beschaffung sterilisierbarer medizinisch-pflegerischer Artikel auf die Autoklavierbarkeit geachtet werden, was bis auf wenige Ausnahmen auch gegeben ist.

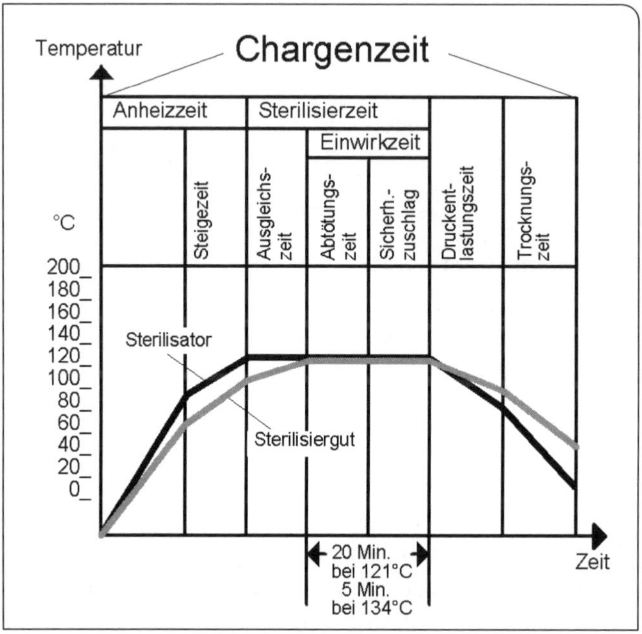

Abb. 5.3: Schematischer Ablauf des Autoklavierens.

5.6.2.5 Chemische Sterilisation

Chemische Verfahren finden zur Sterilisation thermolabiler, nicht autoklavierbarer Gegenstände Anwendung, wobei es im Krankenhaus nur sehr wenige Artikel gibt, auf die dies zutrifft (z.B. flexible Zystoskope). Die Durchführung ist im Vergleich zum Autoklavieren mit finanziellen und qualitativen Nachteilen behaftet. Gebräuchliche Sterilisationsmittel sind gasförmiges Formaldehyd und Ethylenoxid; daher wird auch von »Gassterilisation« gesprochen. Speziell beim hochtoxischen und explosiven Ethylenoxid muss beachtet werden, dass das Sterilgut am Ort der Sterilisation lange auslüften muss, ehe es zum Einsatz am Patienten kommt.

5.6.2.6 Plasmasterilisation

Bei der Plasmasterilisation werden bei einer Temperatur von 45 °C in einem Hochvakuum hochreaktive Hydroperoxy- und Hydroxyradikale erzeugt, indem Wasserstoffperoxid durch Anlegen eines hochfrequenten elektromagnetischen Feldes in den Plasmazustand (vierter Aggregatzustand) versetzt wird. Dies läuft vollautomatisch und ohne Freisetzung von Gefahrstoffen ab, sodass diese Methode immer mehr die chemische Sterilisation verdrängt.

Die Anwendbarkeit der Plasmasterilisation unterliegt jedoch Einschränkungen, da resorbierende Materialien nicht und Gegenstände mit blind endenden Innendurchmessern (Lumina) meist nicht sterilisiert werden können.

Überprüfen Sie Ihr Wissen!

1. Was kennzeichnen die Wortendungen »...zid« und »...statisch«?
2. Welche vier Wirkungsbereiche werden bei keimabtötenden Maßnahmen unterschieden und wie sind sie definiert?
3. Wann spricht man von einer »begrenzt viruziden« und wann von einer »viruziden« Wirkung?
4. Mit welchen Ansprüchen sind die Begriffe »Reinigung«, »Desinfektion« und »Sterilisation« verbunden?
5. Welche Wirkprinzipien werden durch die Begriffe »Elution« und »Elimination« vertreten?
6. Was ist der »Sinnersche Kreis« und auf welche vier Faktoren nimmt er Bezug?
7. Was bedeuten die Begriffe »Dispersion«, »Suspension« und »Emulsion«?
8. Welchen Einfluss hat die Wasserhärte auf die Reinigungseigenschaften von Wasser?
9. Welche Wasserarten werden bei Reinigungsverfahren unterschieden?
10. Welche drei Desinfektionsverfahren werden grob unterschieden?
11. Welche physikalischen Desinfektionsverfahren werden im Zusammenhang mit welchen Indikationen angewendet?
12. Welche Anforderungsfaktoren sind bei der chemischen Desinfektion zu berücksichtigen?
13. Durch welche Beeinträchtigungsfaktoren kann das Ergebnis einer chemischen Desinfektion in Frage gestellt werden?
14. Was ist der Unterschied zwischen einem Grob- und einem Feindesinfektionsmitteln?
15. Weshalb sollten Aldehyde – wenn möglich – durch andere Wirkstoffe ersetzt werden?
16. Was sind Antiseptika, wofür werden sie verwendet und worin unterscheiden sie sich von chemischen Desinfektionsmitteln?

17. Welche Substanzen finden heutzutage als Antiseptika Verwendung?
18. Welche Kontraindikationen sind bei der Anwendung von PVP-Jod zu beachten?
19. In welchen Fällen werden chemothermische Desinfektionsverfahren verwendet?
20. Was bezeichnet man als »fortlaufende Desinfektion« und in welchem krankenhausinternen Regelwerk sind die betreffenden Maßnahmen festgelegt?
21. In welchen Fällen werden Schlussdesinfektionen und in welchen Raumdesinfektionen durchgeführt?
22. Was ist der Unterschied zwischen Sterilisiergut und Sterilgut?
23. Welche Indikationen hat die Sterilfiltration?
24. In welchem Zusammenhang wird mit Gamma-Strahlen sterilisiert?
25. Nach welchen Prinzipien und unter welchen Temperaturen und Einwirkzeiten erfolgt das Autoklavieren?
26. Mit welchen Substanzen kann eine chemische Sterilisation herbeigeführt werden und welche Nachteile sind hiermit verbunden?

6 GRUNDLAGEN ZUR PARASITOLOGIE UND ZUR SCHÄDLINGSBEKÄMPFUNG

Neben Mikroorganismen stellen Parasiten und Schädlinge eine weitere täglich allgegenwärtige Gefahr dar, deren Abwendung systematische Maßnahmen zur Prophylaxe und Bekämpfung verlangt.

6.1 Grundbegriffe

6.1.1 Begriffe der Parasitologie

Parasiten sind Lebewesen, wie Urtierchen (Protozoen), Würmer (Helminthen) oder Gliederfüßler (Anthropoden), die auf Kosten eines Wirtes in oder auf diesem leben, wobei zwischen Ekto- und Endoparasiten unterschieden wird. Innerhalb der Bakteriologie bezeichnet man auch wirtsschädigende Bakterien als Parasiten.

- **Ektoparasiten** wie z. B. Läuse, Flöhe oder Wanzen, leben als Parasiten auf der Körperoberfläche und können Krankheitserreger über Bisse oder Stiche in die Haut übertragen.
- **Endoparasiten**, wie z. B. Milben, Würmer und Protozoen, dringen in den Körper ein und können auf diese Weise schädigend wirken.

Die Parasitologie beschäftigt sich mit der Erforschung von Protozoen, Helminthen und Anthropoden sowie deren Auswirkungen auf den Menschen. Hierzu gehören auch die Beobachtung und Bewertung der Infektionsverbreitung innerhalb der Bevölkerung und die Entwicklung sowie die Erforschung von Therapie- und Vorsorgestrategien.

6.1.2 Begriffe der Schädlingsbekämpfung

Im Rahmen der Schädlingsbekämpfung unterscheidet man Lästlinge und Schädlinge:

- **Lästlinge**, wie z. B. Silberfischchen, werden zwar als störend, belästigend oder Ekel verursachend empfunden, sind aber kaum in der Lage, Infektionserkrankungen zu übertragen.

- **Schädlinge** können dagegen durchaus auf Menschen, Materialien oder Vorräte schädigend einwirken. Sie werden in zwei große Gruppen unterteilt:

Hygieneschädlinge sind Keimverschlepper, wie z. B. Schaben, Pharaoameisen oder Fliegen, die aufgrund ihrer Lebensweise Infektions- und andere Krankheitserreger weiter tragen (z. B. von Fäkalien auf Lebensmittel).

Vorrats- und Materialschädlinge, wie Mehlkäfer, Kakaomotten oder Kleidermotten können eine Verderbnis oder Schädigung von Lebensmitteln oder Materialien, wie z. B. Textilien, verursachen.

Durch die Schädlingsbekämpfung
- soll das Vorkommen von Schädlingen und Lästlingen wenn möglich durch prophylaktische Maßnahmen vermieden werden,
- sollen vorhandene Schädlingen und Lästlinge frühzeitig aufgespürt werden (Monitoring) und
- sollen Schädlinge und Lästlinge wirksam und nachhaltig bekämpft werden (Entwesung, Desinfektion)

6.2 Schädlingsprophylaxe und -bekämpfung

6.2.1 Prophylaxe und Früherkennung

Im Rahmen der Qualitätssicherung ist in Gemeinschaftseinrichtungen wie in einem Krankenhaus dafür zu sorgen, dass ein Schädlingsbefall durch bauliche, logistische und kontrollierende Maßnahmen verhindert wird:
- baulich, indem Unterschlupfmöglichkeiten vermieden oder beseitigt werden,
- logistisch, indem die Gestaltung der Lebensmittelversorgung sowie der Abfall- und Schmutzwäscheentsorgung einem möglichen Schädlingsbefall entgegenwirkt,
- kontrollierend, indem in regelmäßigen Abständen eine Kontrolle möglicher Schädlingsansiedelung (Monitoring) durch einen staatlich geprüften Schädlingsbekämpfer erfolgt. U. a. werden hierzu mit Duftstoffen (Pheromonen) ausgestattete Indikatorfallen (Köder) ausgelegt (Abb. 6.1). Über

das Schädlingsmonitoring werden zum Qualitätsnachweis Durchführungspläne und Ergebnisprotokolle geführt.

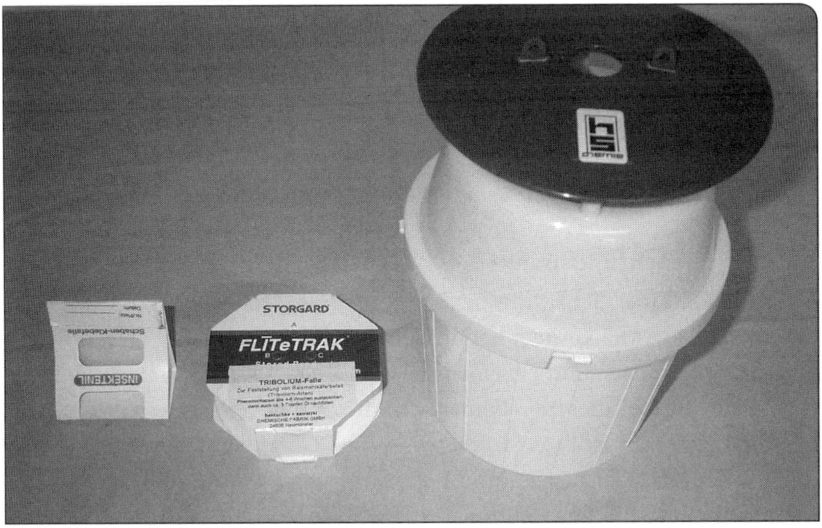

Abb. 6.1: Indikatorfallen.

6.2.2 Bekämpfung

Bei einem Schädlingsbefall, ist auf Grund der Gefahr einer Übertragung von Krankheitserregern gemäß § 17 Abs. 2 IfSG (siehe Kap. 7.2.2 und Anhang D, Pos. 3) eine Schädlingsbekämpfung durchzuführen. Sie umfasst folgende Maßnahmen:

- Ermittlung und Planung, d.h. Ermittlung der Spezies, der betreffenden Lokalitäten und des Befallausmaßes sowie Festlegung einer Bekämpfungsstrategie unter Einbezug der Baupläne.
- Einsatz schädlingsbekämpfender Produkte und Verfahren, deren Effizienz vom Bundesinstitut für gesundheitlichen Verbraucherschutz und Veterinärmedizin bzw. Umweltbundesamt erfolgreich getestet wurde.
- Tilgungskontrolle, d.h. Überprüfung der Schädlingsbekämpfung durch Indikatorfallen.
- Dokumentation der durchgeführten Maßnahmen.

6.2.2.1 Bekämpfungsmittel und -verfahren

Wenn möglich wird bei der Schädlingsbekämpfung den physikalischen bzw. mechanischen Verfahren wie z. B. Klebefallen, Hitze- bzw. Kälteeinwirkung oder Trocknung der Vorzug gegeben.

Wenn dies nicht möglich ist bzw. unzureichend erscheint, kommen chemische Wirkstoffe wie Organophosphate, Carbamate, Cumarine oder Chlorkohlenwasserstoffe zum Einsatz. Mittel dieser Art können als Kontaktgel platziert oder als Flüssigkeit versprüht oder vernebelt werden.

6.2.2.2 Beachtungspunkte

Die im Zuge einer Schädlingsbekämpfung eingesetzten Bekämpfungsmittel (u. a. Insektizide) können bei unsachgemäßer Anwendung Gesundheitsschäden verursachen und Lebensmittel mit Giften belasten. Aufgrund dieser Gefahren sind bei diesem Themenbereich zahlreiche Regelwerke (Infektionsschutzgesetz, Gefahrenstoffverordnung, Chemikaliengesetz, Lebensmittel-, Bedarfsgegenstände- und Futtermittelgesetzbuch) zu beachten. Das Monitoring und die Bekämpfung von Schädlingen und Lästlingen gehören daher ausnahmslos in die Hand eines staatlich geprüften Schädlingsbekämpfers.

6.3 Die wichtigsten Schädlinge und Parasiten

6.3.1 Keimverschlepper

- **Schaben** (Kakerlaken), ca. 10 bis 28 mm große Insekten mit einem abgeflachten Körper. Sie sind hochanpassungsfähige Allesfresser, lieben Wärme und Feuchtigkeit und verstecken sich in Ritzen und Spalten. Zur Keimverschleppung kommt es, wenn diese Insekten mit keimbelasteten Stoffen in Kontakt kommen (z. B. Fäkalien) und diese durch weitere Kontakte oder über den Kot an Lebensmittel weitergeben.
- **Pharao-Ameisen**, ca. 1,5 bis 2,5 mm große, bernsteinbraune Insekten, die sich auf der Suche nach Nahrungsmitteln vor allem in beheizten Mauerspalten und Heizungsschächten einnisten. Ähnlich wie Schaben können sie Lebensmittel mikrobiell kontaminieren. Pharaoameisen sind ausgesprochen vermehrungsfreudig und schwer zu bekämpfen.

- **Fliegen**, wie Stuben-, Fleisch- und Schmeißfliegen bevorzugen zur Eiablage Fäkalien. Zur Verschleppung von Krankheitserregern kommt es durch das Hin- und Herpendeln zwischen dem Ort der Nahrungsaufnahme (z.B. Küchen oder Wohnräume) und dem Ort der Eiablage (z.B. Toiletten, Abfalldeponien).
- **Mäuse**, wie die ca. 9 cm lange, dunkelgraue Hausmaus, die als Vorrats- und Hygieneschädling in Erscheinung tritt, weil sie Lebensmittel durch Exkremente verunreinigt. Die Hausmaus hat eine große Vermehrungsfähigkeit und lebt im Gegensatz zu Ratten (Rudel) in Familienverbänden.
- **Ratten**, wie die Wanderratte (ca. 25 cm Körperlänge) und die Hausratte (ca. 20 cm Körperlänge) zerstören und verunreinigen als Allesfresser Lebensmittel ebenso wie Verpackungs- oder Baumaterialien, wobei sie Krankheiten übertragen können. Häufig sind es bauliche Unzulänglichkeiten, die den im Rudel lebenden Ratten einen Lebensraum bieten.
- **Silberfischchen** sind lichtscheue, flügellose, ca. 12 mm lange Insekten, die in Speiseräumen, Badezimmern, Abstellräumen, Waschküchen und in der Nähe von feuchtem Mauerwerk leben. Durch Loch- und Schabefraß können sie Bücher, Stoffbezüge oder Lederwaren schädigen und Lebensmittel verunreinigen.

6.3.2 Ektoparasiten

- **Läuse:** Kopf-, Kleider- und Filzläuse sind 2 bis 4 mm große, an den Menschen angepasste Insekten, die ihre Nahrungsbedürfnisse über Blut befriedigen und dadurch (in seltenen Fällen) Infektionskrankheiten (z.B. Fleckfieber) übertragen können. Sehr viel häufiger sind jedoch bakterielle Sekundärinfektionen durch Kratzen an den Bissstellen. Läuse legen Eier (»Nissen«) ab, die sehr stark am jeweiligen Untergrund (z.B. Haaransatz) haften.
- **Flöhe:** Wie die Läuse leben auch die 1 bis 3 mm großen Flöhe vom Blut. Je nach Art des bevorzugten Wirtes unterscheidet man Menschen-, Katzen- oder Hundeflöhe. Sie halten sich am liebsten dort auf, wo Kleidung der Haut eng anliegt.
- **Wanzen:** Die einzige in Europa verbreitete Wanzenart ist die 4 bis 8 mm große Bettwanze, die ebenfalls vom Blut ihres Wirtes lebt. Wanzen stechen nur nachts und verstecken sich tagsüber hinter Tapeten, Fußleisten usw. Wanzenstiche sind mit anderen Insektenstichen vergleichbar. Die

Übertragung von Krankheiten, wie z. B. Hepatitis B, ist prinzipiell möglich, aber unwahrscheinlich.

- **Zecken:** Bei Zecken handelt es sich um sehr kleine Spinnentiere, die vom Blut verschiedener Wirtsorganismen leben, zu denen auch der Mensch gehört. Sie leben vornehmlich im Gestrüpp, in hohen Gräsern und Farnen, von wo aus sie von potentiellen Wirten abgestreift und »mitgenommen« werden. Zur Gewinnung von Blut wird die Haut des Wirtes mit einem Stechapparat durchbohrt. In die Wunde werden von der Zecke gerinnungshemmende, schmerzstillende und entzündungshemmende Substanzen gepumpt, was die Übertragung von Krankheitserregern wie Borrelien oder FSME-Viren erlaubt. Daraus resultierende gefährliche Infektionserkrankungen wie Borreliose oder Frühsommer-Meningo-Enzephalitis (FSME) haben in den letzten Jahren rapide zugenommen. Gegen FSME gibt es eine aktive Impfung.

6.3.3 Endoparasiten

- **Krätzemilben** sind winzige (0,2 bis 0,5 mm große) Spinnentiere, die sich in die oberste Schicht der Epidermis eingraben und in den so entstandenen »Milbengängen« ihre Eier ablegen. Als Folge leidet der Patient an Krätze (Skabies), d. h. stark juckende Hautentzündungen, die nach ca. vier Wochen Inkubationszeit auftreten. Krätze ist normalerweise nur bei intensivem Körperkontakt ansteckungsfähig; eine Ausnahme ist die hoch ansteckende Scabies crustosa (früher: Scabies norvegica). Krätzemilben können in Gemeinschaftseinrichtungen (z. B. Altenheime) Infektionsausbrüche verursachen.
- **Eingeweidewürmer** (Helminthen) sind Endoparasiten, die im Verdauungstrakt, vereinzelt auch in anderen Organsystemen leben. Sie werden in zahlreiche Unterarten unterteilt:
  - Taenien = lange Bandwürmer, wie der Rinderfinnenbandwurm und der Schweinebandwurm
  - Echinokokken = kurze Bandwürmer, wie der Hundebandwurm.
  - Askariden = Spulwürmer
  - Oxyuren = Madenwürmer

- Helminthen werden meist über Lebensmittel oder über die orale Aufnahme von Ausscheidungsrückständen (fäkal-oral) übertragen. Die Prophylaxe von Wurmerkrankungen ist daher vorrangig ein Thema der Lebensmittel- und Küchenhygiene (siehe Kap. 11).

Überprüfen Sie Ihr Wissen!

1. Was sind Parasiten im medizinischen Sinne und in welche beiden Untergruppen werden sie unterteilt?
2. Was sind Lästlinge und was Schädlinge?
3. Welche Maßnahmen umfasst die Schädlingsbekämpfung?
4. Welche Eigenschaften haben Läuse, Flöhe, Wanzen und Krätzmilben?
5. Was sind »Helminthen« und wie werden sie übertragen?

7 RECHTLICHE GRUNDLAGEN

7.1 Rechtssituation

7.1.1 Der rechtliche Rahmen

Die rechtlichen Rahmenbedingungen zur Krankenhaushygiene liefern externe Regelwerke, wie Gesetze, Verordnungen und Vorschriften. Zur Abklärung von Detailfragen gibt es Richtlinien, Empfehlungen, Normen und Expertenaussagen, die den aktuellen Stand von Wissenschaft und Technik widerspiegeln. Zudem besteht ein Behandlungsvertrag zwischen dem jeweiligen Krankenhaus und dem Patienten bzw. dem Kostenträger. Ein Abweichen von den in Gesetzen, Verordnungen und Vorschriften bzw. dem Behandlungsvertrag enthaltenen Vorgaben kann, je nach Sachverhalt, als Ordnungswidrigkeit, als Delikt oder als Vertragsverletzung geahndet werden.

7.1.2 Verantwortlichkeiten

In Haftungsfragen wird zwischen Trägern, Vorgesetzten und Verrichtungs- bzw. Erfüllungsgehilfen (u. a. Pflegepersonal) unterschieden:

- Der **Träger** haftet für die zugesagten Leistungen des Behandlungsvertrages. Hierzu gehört neben der Schaffung baulicher und einrichtungstechnischen Voraussetzungen auch die Pflicht, ausreichendes und geeignetes Personal (Erfüllungsgehilfen) und Hilfsmittel zu stellen sowie Vorkehrungen gegen mögliche Gefahren zu treffen. Ferner hat der Träger den Nachweis zu erbringen, dass er seine Mitarbeiterinnen ordnungsgemäß ausgewählt, angeleitet und überwacht hat.
- **Vorgesetzte** haften für die ordnungsgemäße Personalauswahl sowie für deren Anleitung und Überwachung. Vorgesetzte können Arbeiten delegieren, d. h. auf Verrichtungsgehilfen übertragen. Hierfür tragen sie eine Anordnungsverantwortung. Eine Anordnung setzt voraus, dass diejenige Person, der die Arbeit übertragen wird, auf Grund ihrer Ausbildung und Erfahrung in der Lage ist, sie sicher durchzuführen. Ggf. muss sich der Anordnende hiervon persönlich überzeugen (Aufsichtspflicht). Rechtlich hauptverantwortlich für die Organisation und Durchführung der Krankenhaushygiene ist der ärztliche Leiter eines Krankenhauses.

- **Verrichtungsgehilfen** führen Arbeiten durch, die an sie delegiert wurden und tragen dafür eine Durchführungsverantwortung. Wer sich als Verrichtungsgehilfe nicht befähigt fühlt, eine an ihn delegierte Tätigkeit durchzuführen, muss dies gegenüber dem Anordnenden deutlich machen und die Arbeit ablehnen.

7.1.3 Ordnungswidrigkeiten

Ordnungswidrigkeiten sind Abweichungen von Gesetzen, Verordnungen oder Vorschriften, die mit einem Bußgeld und ggf. weiteren Sanktionen, wie z. B. zeitweilige Schließung, belegt werden können, ohne dass dazu ein Schadensfall vorliegen muss. Ordnungswidrigkeiten treten typischerweise im Rahmen behördlicher Kontrollen und Begehungen zu Tage.

7.1.4 Delikte

Delikte sind strafbare Handlungen, die mit straf- und zivilrechtlichen Sanktionen belegt werden können, wobei wie bei Ordnungswidrigkeiten Gesetze, Verordnungen oder Vorschriften der Maßstab sind. Im Bereich der Krankenhaushygiene liegt ein Delikt meist dann vor, wenn das ärztliche Handeln nicht den wissenschaftlichen Regeln entsprach, bzw. wenn durch Missachtung anerkannter hygienischer Regeln fahrlässig gehandelt wurde. Wenn daraufhin ein Patient an einer nosokomial bedingten Schädigung erkrankt und ein ursächlicher Zusammenhang (Kausalzusammenhang) zwischen dem Handeln (Tun oder Unterlassung) und den Folgen erkennbar ist, wird im Rahmen einer straf- bzw. zivilrechtlichen Klage das Ausmaß der Rechtswidrigkeit und die Schuld des Handelnden abgeklärt. Beim Nachweis von groben oder vorsätzlichen Fahrlässigkeiten bzw. Behandlungsfehlern tritt die sog. Beweislastumkehr in Kraft, bei der nicht der Patient die Schuld des Krankenhausträgers, sondern der Träger seine Unschuld beweisen muss.

7.1.4.1 Strafrecht

Das Strafrecht stellt das öffentliche Recht dar. Strafrechtliche Abklärungen werden von der Staatsanwaltschaft veranlasst. Im Hinblick auf die Schuldfrage wird ermittelt, welche Einzelperson für welchen Aufgabenbereich zuständig war, wer hierfür die Aufsichtspflicht hatte und welcher Tatbestand in welcher Ausprägung bei diesen Personen nachweisbar ist.

7.1.4.2 Zivilrecht

Bei zivilrechtlichen Abklärungen verklagt eine Privatperson bzw. eine Institution auf finanzielle Wiedergutmachung eines erlittenen Schadens, indem sie der Gegenpartei z. B. Vertragsverletzung, mangelnde Aufklärung oder unsachgemäßes Vorgehen vorwirft.

7.1.5 Vertragsverletzungen

Zwischen dem Krankenhaus und dem Patienten besteht ein vertraglich geregeltes Rechtsverhältnis, wonach das Krankenhaus (bei Privatpatienten: der Chefarzt) für den Patienten Leistungen der Medizin, der Pflege, der Versorgung und der Unterbringung erbringt. Unabhängig von der Schuldfrage einzelner Mitarbeiter kann der Patient die Erfüllungspartei, d. h. Das Krankenhaus (bzw. den Chefarzt) verklagen, wenn eine Leistung nachweislich nicht oder nur unzureichend erbracht wurde und somit einen Qualitätsmangel darstellt.

7.2 Krankenhausexterne Regelwerke

7.2.1 Verbindlichkeiten

Krankenhausexterne Regelwerke bilden den rechtlichen Rahmen für die Krankenhaushygiene jeder Klinik, ungeachtet der individuellen Situation. Je nach Ursprung haben Sie eine unterschiedliche Verbindlichkeit:

- **Gesetze** wie das Infektionsschutzgesetz (IfSG) werden vom Bundesrat verabschiedet und haben eine strikte Verbindlichkeit, die ggf. auch mit rechtlichen Sanktionen eingefordert werden kann.
- **Verordnungen** sind Teile eines Gesetzes und enthalten Details zum Gesetzestext. Sie haben damit die gleiche Verbindlichkeit wie Gesetze.
- **Vorschriften**, wie die Vorschriften zur Arbeitssicherheit, sind rechtsautonome Normen, deren Befolgung vom Herausgeber der jeweiligen Vorschrift erwartet wird. Somit hängt es von der Machtposition des Herausgebers ab, inwiefern die Einhaltung von Vorschriften eingefordert bzw. kontrolliert und die Missachtung mit Sanktionen belegt werden kann.

- **Richtlinien, Normen oder Stellungnahmen von Experten(gruppen)** stellen Empfehlungen dar, denen man sich anschließen kann bzw. sollte. Die Rechtsprechung geht jedoch davon aus, dass den erhöhten Sorgfaltsanforderungen im Hygienebereich nur dann Genüge getan ist, wenn Bedingungen vorliegen, die dem Stand der Hygiene in jeder Hinsicht entsprechen. Der Stand der Hygiene ist wiederum Richtlinien, Normen und Stellungnahmen von Experten zu entnehmen. Wenn von fachlich anerkannten Richtlinien, wie z. B. den Empfehlungen der Kommission für Krankenhaushygiene und Infektionsprävention beim Robert-Koch Institut (KRINKO) abgewichen wird, ohne dabei einen mindestens gleichwertigen Standard zu erzielen, kann dies als Fahrlässigkeit ausgelegt werden.

Hinweis

In den nachfolgenden Abschnitten wird eine Auswahl wichtiger Regelwerke zur Krankenhaushygiene auszugsweise und verkürzt vorgestellt. Der vollständige Wortlaut kann über das Internet eingesehen werden (siehe Anhang D, Pos. 3).

7.2.2 Infektionsschutzgesetz

Das Gesetz zur Verhütung und Bekämpfung von Infektionskrankheiten beim Menschen (Infektionsschutzgesetz (IfSG) trat am 1. Januar 2001 in Kraft.

7.2.2.1 Ziele

Gemäß § 1 IfSG hat dieses Gesetz den Zweck »übertragbaren Krankheiten beim Menschen vorzubeugen, Infektionen frühzeitig zu erkennen und ihre Weiterverbreitung zu verhindern.«

Ferner soll die Mitwirkung und Zusammenarbeit von Behörden und Institutionen des Gesundheitswesens gefördert werden. Hervorgehoben wird die Anpassung an aktuelle Entwicklungen und die Eigenverantwortung von Trägern, Leitern und des Einzelnen.

7.2.2.2 Abschnitte und Inhalte

Das IfSG ist in 15 Abschnitte unterteilt, die wie folgt betitelt sind:

- Abschnitt Allgemeine Vorschriften (§§ 1–3) nennt u.a. den Zweck des Gesetzes (§ 1) und gibt Begriffsbestimmungen vor (§ 2)
- Abschnitt Koordinierung und Früherkennung (§§ 4 und 5) nennt u.a. die Aufgaben des Robert Koch-Institutes (§ 4)
- Abschnitt Meldewesen (§§ 6–10) regelt u.a. die Meldung und Übermittlung bestimmter Infektionserkrankungen und -erreger (§§ 6–12, siehe Kap. 15.2.3) sowie die Möglichkeit, zur Verbreitung bestimmter Infektionserkrankungen und zu damit in Zusammenhang stehenden Sachverhalten statistische Untersuchungen (Sentinel-Erhebungen durchzuführen (§§ 13 und 14).
- Abschnitt Verhütung übertragbarer Krankheiten (§§ 16–23) regelt die behördlichen Zuständigkeiten und die behördlich zu ergreifenden Maßnahmen (§§ 16–19), die Durchführung von Schutzimpfungen und weiteren Präventionsmaßnahmen (§§ 20–22). In § 3 sind gesetzliche Forderungen zur Krankenhaushygiene enthalten:
  - allgemeine Verpflichtung zur Durchführung von Hygienemaßnahmen unter Hinweis auf die KRINKO-Empfehlungen
  - Maßnahmen bzw. Verpflichtungen beim Auftreten von nosokomialen Infektionen und Resistenzen
  - Vorhandensein eines Hygieneplans
  - Infektionshygienische Überwachung durch das Gesundheitsamt
  - Auflistung weiterer Regelungsforderungen die über Verordnungen der Länder (siehe Kap. 7.2.3) zu regeln sind
- Abschnitt Bekämpfung übertragbarer Krankheiten (§§ 24–32) regelt u.a. die Behandlung übertragbarer Krankheiten (§ 24), die Ermittlungen und Unterrichtungspflichten bei Blut, Organ- oder Gewebespendern (§§ 25–27), Maßnahmen hinsichtlich Schutz, Beobachtung und Quarantäne (§§ 28–30).
- Abschnitt Zusätzliche Vorschriften für Schulen und sonstige Gemeinschaftseinrichtungen (§§ 33–35)
- Abschnitt Wasser (§§ 37–41) regelt u.a. die Beschaffenheit von Wasser zum menschlichen Gebrauch sowie von Schwimm- und Badebeckenwasser (§§ 37) und nimmt Bezug auf die Pflicht zur Wasseruntersuchung und die Maßnahmen der zuständigen Behörden (§ 39)

- Abschnitt Gesundheitliche Anforderungen an das Personal beim Umgang mit Lebensmitteln (§§ 42 und 43, siehe Kap. 11.1) regelt Tätigkeits- und Beschäftigungsverbote (§ 42) und Belehrungen bzw. Bescheinigungen des Gesundheitsamtes (§ 43).

Die restlichen Abschnitte regeln Tätigkeiten mit Krankheitserregern (9. Abschnitt, §§ 54–53), die behördliche Zuständigkeit (10. Abschnitt, § 54), die Angleichung an das Gemeinschaftsrecht (11. Abschnitt, § 55), die Entschädigung in besonderen Fällen (12. Abschnitt, §§ 56–68), die Kosten (13. Abschnitt, § 69), die Sondervorschriften (14. Abschnitt, §§ 70–72), die Straf- und Bußgeldvorschriften (§§ 73–76) und die Übergangsvorschriften (15. Abschnitt, § 77).

7.2.3 Hygieneverordnungen der Länder

In § 3 IfSG wurde den Bundesländern die Aufgabe zugewiesen, in Verordnungen Regelungen zur Hygiene in Krankenhäusern und anderen medizinischen Einrichtungen zu treffen. Hierbei wird auf folgende Punkte Bezug genommen (verkürzte Wiedergabe):

- hygienische Mindestanforderungen an Bau, Ausstattung und Betrieb der Einrichtungen,
- Bestellung, Aufgaben und Zusammensetzung einer Hygienekommission,
- personelle Ausstattung mit Hygienefachpersonal (siehe Kap. 8.2)
- Aufgaben und Anforderungen an Fort- und Weiterbildung des Hygienefachpersonals
- hygienebezogene Qualifikation und Schulung des Personals.
- Surveillance und Dokumentation von Infektionserregern und Resistenzen,
- Information des Personals über infektionshygienische Maßnahmen
- klinisch-mikrobiologisch und klinisch-pharmazeutische Beratung des ärztlichen Personals,
- Informationsmanagement im Rahmen von Verlegung, Überweisung oder Entlassung.

7.2.4 Medizinproduktegesetz und -betreiberverordnung

Das 1995 in Kraft getretene Medizinproduktegesetz (MPG) soll in Verbindung mit der Medizinproduktebetreiberverordnung (MPBetreibV) und weiteren Verordnungen den sicheren Betrieb medizinisch technischer Geräte gewährleisten. Hiernach ist das Herstellen und Betreiben von Medizinprodukten (z. B. chirurgische Instrumente oder medizinisch-technische Geräte) mit einer Reihe von Pflichten verbunden, wie z. B. im Rahmen der Geräte- und Instrumentenaufbereitung (siehe Kap. 13).

7.2.5 Biostoffverordnung

Die Biostoffverordnung (BioStoffV) trat 1999 mit dem Ziel in Kraft, die Sicherheit der Beschäftigten am Arbeitsplatz im Zusammenhang mit evtl. gesundheitsschädigenden Biostoffen zu gewährleisten. Biologische Arbeitsstoffe sind Mikroorganismen und andere Krankheitserreger, die beim Menschen Infektionen, sensibilisierende oder toxische Wirkungen hervorrufen können. Im Gesundheitswesen sind dies vor allem Mikroorganismen, die an menschliche Sekrete und Exkrete und im Zuge medizinisch-pflegerischen Tätigkeiten verbreitet und übertragen werden können.

Die BioStoffV verpflichtet Arbeitgeber u. a. eine Gefährdungsbeurteilung und eine Unterrichtung der Beschäftigten durchzuführen bzw. zu veranlassen (siehe Kap. 9.2.5) und den Arbeitnehmern die notwendige persönliche Schutzausrüstung (PSA), z. B. Schutzhandschuhe und -kittel (siehe Kap. 9.5.3), bereitzustellen.

7.2.6 Berufsgenossenschaftliche Regelwerke

Die Berufsgenossenschaften sind die Träger der gesetzlichen Unfallversicherung, in der jeder Arbeitnehmer automatisch versichert ist. Sie finanzieren sich ausschließlich aus Arbeitgeberbeiträgen. Je nach Berufszweig existieren unterschiedliche Berufsgenossenschaften. Die für den Gesundheitsdienst zuständige Berufsgenossenschaft ist die »Berufsgenossenschaft für Gesundheitsdienst und Wohlfahrtspflege«.

Die Berufsgenossenschaftlichen Regelwerke (siehe Anhang D, Pos. 4) wenden sich vorrangig an den Arbeitgeber mit dem Ziel, Arbeitnehmer vor Berufsunfällen und -erkrankungen zu schützen. Die bislang bekannten Unfallverhütungsvorschriften wurden in den vergangenen Jahren schrittweise durch das Berufsgenossenschaftliche Vorschriften- und Regelwerk – kurz BGVR – ersetzt. Innerhalb des BGVR unterscheidet man:

- BGV = Berufsgenossenschaftliche Vorschriften
- BGR = Berufsgenossenschaftliche Regeln
- BGI = Berufsgenossenschaftliche Informationen
- BGG = Berufsgenossenschaftliche Grundsätze
- CHV = Staatliche Vorschriften
- TR = Technische Regeln (TRGS = Technische Regeln für Gefahrstoffe/ TRBA = Technische Regeln für Biologische Arbeitsstoffe)

Für den Gesundheitsdienst sind folgende Berufsgenossenschaftliche Regelwerke bedeutungsvoll:

- BGV A1 Grundsätze der Prävention
- BGR 206 Desinfektionsarbeiten im Gesundheitsdienst
- TRBA 250 Biologische Arbeitsstoffe im Gesundheitswesen und in der Wohlfahrtspflege

7.2.7 Empfehlungen der Kommission für Krankenhaushygiene und Infektionsprävention beim Robert Koch-Institut (KRINKO)

1974 und 1975 wurden von einer Kommission des damaligen Bundesgesundheitsamtes Richtlinien für die Erkennung, Verhütung und Bekämpfung von Krankenhausinfektionen erarbeitet und als Sammelwerk veröffentlicht. Das Ziel bestand und besteht darin, den Patienten weitgehend vor nosokomialen Infektionen zu schützen und hierfür eine bundeseinheitliche Richtschnur zu schaffen.

Nach Auflösung des Bundesgesundheitsamtes (1994) wurde das Robert Koch-Institut als ein der Nachfolgeorganisationen benannt. Bezugnehmend auf § 3 IfSG gibt es dort eine Kommission für Krankenhaushygiene und Infektionsprävention mit der Abkürzung »KRINKO«. Zu den Aufgaben der

KRINKO gehört die Erstellung von Empfehlungen zur Krankenhaushygiene (KRINKO-Empfehlungen, siehe Anhang D, Pos. 1). Zu den wichtigsten Themen gehören:

- Infektionsprävention in Pflege, Diagnostik und Therapie (Händehygiene, Prävention von Harnwegsinfektionen etc.)
- Reinigung, Desinfektion und Sterilisation
- Abfallbeseitigung
- Betriebsorganisation in speziellen Bereichen (OP's, Endoskopieeinheiten etc.)
- Erfassung und Bewertung nosokomialer Infektionen (Surveillance)
- Bekämpfung und Kontrolle (Ausbruchsmanagement, MRSA. etc.)

Da auf die KRINKO-Empfehlungen in Gesetzen wie dem IfSG oder Verordnungen, wie der MPBetreibV, Bezug genommen wird, sind sie als Mindeststandard zu werten und gelten in Deutschland als Expertenkonsens.

7.2.8 Normen und andere Empfehlungen

Neben diesen übergreifenden Regelwerken gibt es auch spezielle Empfehlungen von Fachgesellschaften oder -ausschüssen wie:

- Listen über geprüfte Desinfektionsmittel und Verfahren (siehe Kap. 5.5.3), die vom Robert Koch-Institut (RKI-Liste), vom Verbund für angewandte Hygiene e. V. (VAH-Liste), vom Industrieverband Hygiene und Oberflächenschutz (IHO-Liste) und von der Deutschen Veterinärmedizinischen Gesellschaft (DVG-Liste) herausgegeben werden und vor allem dem Hygienefachpersonal eine Hilfestellung in Desinfektionsfragen geben;
- EN-, DIN- oder VDI-Normen, die von Normungsausschüssen zusammengestellt wurden und vor allem technische Einzelheiten, wie z. B. im Rahmen der Sterilisation oder der Trinkwasserversorgung, abklären;
- Stellungnahmen von Institutionen, Arbeitskreisen, Experten(gruppen) usw. zu speziellen Fragen der Krankenhaushygiene, wie z. B. Maßnahmen beim Auftreten von CJK oder Empfehlungen zur Aufbereitung von Endoskopen usw.

Überprüfen Sie Ihr Wissen!

1. Wer trägt innerhalb eines Krankenhauses die Hauptverantwortung bzgl. der Organisation und Durchführung der Krankenhaushygiene?
2. Welche Ziele verfolgt das Infektionsschutzgesetz?
3. Welches sind die Regelungspunkte der Länder-Hygieneverordnungen?
4. Welche Ziele haben das Medizinproduktegesetz und die Medizinproduktebetreiberverordnung?
5. Welches Ziel hat die Biostoffverordnung?
6. Was sind Biostoffe und welche Biostoffe sind im Gesundheitswesen vorrangig anzutreffen?
7. Welche Pflichten hat der Arbeitgeber hinsichtlich der Biostoffverordnung?
8. Was ist das BGVR und welche Arten von Regelwerken werden innerhalb des BGVR unterschieden?
9. Welches Ziel haben die Empfehlungen der Kommission für Krankenhaushygiene und Infektionsprävention (KRINKO) und welche Themen werden behandelt?

TEIL B

BASISHYGIENE

8 ORGANISATION DER KRANKENHAUSHYGIENE

Zur Umsetzung der durch Gesetze, Verordnungen und weitere externe Regelwerke vorgegebenen Forderungen ist es innerhalb eines Krankenhauses notwendig, eine Hygienekommission einzurichten und eine hygienebezogene Betreuung durch Hygienefachpersonal zu veranlassen.

Zur konkreten Durchführung der erforderlichen Hygienemaßnahmen werden die betriebsinternen Umsetzungsregeln in einem Hygieneplan festgelegt. Ob die Hygieneverhältnisse vor Ort tatsächlich den gesetzlichen Vorgaben entsprechen, wird durch Ämter, wie Gesundheitsamt, Gewerbeaufsichtsamt und Veterinäramt, kontrolliert.

8.1 Hygienekommission

Die Hygienekommission stellt die Legislative, also die beschlussfassende Institution der innerbetrieblichen Krankenhaushygiene dar. Die Hygienekommission:

- analysiert die hygienischen Verhältnisse,
- wertet Daten zu Krankenhausinfektionen aus,
- legt die erforderlichen Maßnahmen zur Erkennung, Verhütung und Bekämpfung nosokomialer Infektionen fest,
- sorgt für eine Kontrolle der Ver- und Entsorgungsbereiche und
- wirkt bei Baufragen, Fortbildung und Organisationsplänen mit.

Die Beschlüsse der Hygienekommission spiegeln sich im Hygieneplan wieder (siehe Kap. 8.3.2) und sind für alle Bediensteten des Krankenhauses als Dienstanweisung verbindlich.

Leiter der Hygienekommission ist in der Regel der Ärztliche Direktor, da er die Hauptverantwortung für die Organisation und Durchführung der Krankenhaushygiene trägt. Die weiteren Mitglieder sind weisungskompetente Leiter der Krankenhausabteilungen und sachkompetente Spezialisten für Krankenhaushygiene:

- Krankenhaushygieniker
- Pflegedienstleitung
- Hygienefachkraft
- Verwaltungsdirektor
- Technischer Leiter
- Abfallbeauftragter
- evtl. Krankenhausdesinfektor, Betriebsarzt, Apotheker, Laborleiter und weitere Personen

Die Zusammensetzung der Hygienekommission kann je nach Größe und Art des Krankenhauses variieren. Die Kommission trifft sich in der Regel alle drei bis sechs Monate und auf besondere Veranlassung.

8.2 Hygienefachpersonal

Das Hygienefachpersonal des Krankenhauses wirkt im Sinne einer Exekutive (ausführende Gewalt) und besteht aus Personen wie:
- Krankenhaushygieniker (sofern vorhanden)
- Hygienebeauftragte Ärzte und Pflegende
- Hygienefachkräfte
- evtl. Krankenhausdesinfektor

Aufgabenbeschreibungen, Qualifikationsvorgaben und Angaben zum Stellenschlüssel von Hygienefachpersonal enthalten die Hygieneverordnungen der einzelnen Bundesländer. Darüber hinaus finden sich detaillierte Ausführungen in der KRINKO-Empfehlung »Personelle und organisatorische Voraussetzungen zur Prävention nosokomialer Infektionen«.

8.2.1 Krankenhaushygieniker

Krankenhaushygieniker sind Fachärzte für Hygiene und Umweltmedizin oder für medizinische Mikrobiologie und Infektionsepidemiologie, die hauptberuflich auf dem Gebiet der Krankenhaushygiene tätig sind. Ihre wesentlichen Aufgaben sind:
- Beratung des Personals in Fragen der Krankenhaushygiene,
- Erstellung und Überwachung von Hygieneplänen,

- Schulung des Krankenhauspersonals,
- Aufklärung von Infektionszwischenfällen,
- Erarbeitung und Auswertung von Infektionsstatistiken (Surveillance),
- Erarbeitung von Vorgaben zur Antibiotikatherapie
- Veranlassung und Durchführung mikrobiologischer Untersuchungen/ Zusammenarbeit mit den aufsichtführenden Behörden.

Große Einrichtungen, wie z. B. Universitätskliniken, verfügen über eine krankenhaushygienische Abteilung, die von einem Krankenhaushygieniker geleitet wird und in der weitere Krankenhaushygieniker sowie mehrere Hygienefachkräfte arbeiten. Krankenhäuser der Regelversorgung verfügen meist nur über einen Krankenhaushygieniker oder lassen sich durch Krankenhaushygieniker eines Hygieneinstituts betreuen.

8.2.2 Hygienebeauftragte Ärzte

Hygienebeauftragte Ärzte sind Ärzte, die an einer entsprechenden Hygienefortbildung teilgenommen haben. Die Funktion des Hygienebeauftragten wird als zusätzliche Berufsaufgabe wahrgenommen. Sie sind in erster Linie ärztlicher Ansprechpartner für klinikinterne hygienerelevante Fragen und sollen ein Bindeglied zwischen dem Behandlungs- und dem Hygieneteam darstellen. Weitere Tätigkeitsfelder (die von Haus zu Haus unterschiedlich geregelt sind):

- Optimierung des Antibiotika-Einsatzes in Zusammenarbeit mit der klinisch-medizinischen Mikrobiologie
- Mithilfe bei der Klärung von Infektionszwischenfällen,
- der Informationsvermittlung im ärztlichen Kollegenkreis oder
- der Erstellung hygienisch-medizinischer Standards.

8.2.3 Hygienefachkräfte

Bei Hygienefachkräften handelt es sich um Gesundheits- und Krankenpfleger(innen) mit mindestens dreijähriger Berufserfahrung und einer umfangreichen Zusatzausbildung (siehe Anhang D, Pos. 6).

Ihr Aufgabenbereich liegt in der:

- Erfassung und Auswertung von Daten im Rahmen der Surveillance,
- Mitwirkung bei der Aufdeckung und Abklärung von Krankenhausinfektionen,
- Erstellung von Hygiene- und Desinfektionsplänen und Abklärung von Fragen zur Reinigung, Desinfektion, Sterilisation und Aufbereitungslogistik,
- Durchführung mikrobiologischer Überprüfungen (z. B. von Sterilisatoren oder raumlufttechnischen Anlagen), betriebsinternen Begehungen und Audits,
- Durchführung von Fort- und Weiterbildungsmaßnahmen für das Pflegepersonal,
- Beratung und Anleitung des Pflegepersonals bei hygienerelevanten Arbeitsabläufen,
- Beratung in Bau- und Anschaffungsfragen,
- Überwachung der Krankenhaushygiene in Zusammenarbeit mit dem Krankenhaushygieniker, den Hygienebeauftragten und der Hygienekommission.

Für Pflegekräfte und Auszubildende in pflegerischen Berufen sind die Hygienefachkräfte die wichtigsten Ansprechpartner in allen Fragen der Krankenhaushygiene.

8.2.4 Hygienebeauftragte Pflegekräfte

Analog zu den hygienebeauftragten Ärzten gibt es auch die Möglichkeit, erfahrene examinierte Pflegekräfte als Hygienebeauftragte auszubilden. Auch sie haben die Aufgabe, Ansprechpartner und Bindeglied zu sein. Details zur Ausbildung und zu den Aufgaben sind der Leitlinie »Hygienebeauftragte in der Pflege« zu entnehmen, die von der Vereinigung der Hygienefachkräfte der Bundesrepublik Deutschland e.V. (VHD) veröffentlicht wurde.

8.2.5 Krankenhausdesinfektor

Krankenhausdesinfektoren sind Pflegekräfte und weitere Angehörige von Pflege- und Heilberufen, mit einer speziellen, mehrwöchigen Zusatzausbildung. Ihre hauptsächliche Berufsaufgabe besteht in der Durchführung von Schluss- und Raumdesinfektionen (siehe Kap. 5.5.2).

8.3 Krankenhausinterne Regelwerke

8.3.1 Verbindlichkeit

Krankenhausinterne Regelungen, wie Hygieneplan, Reinigungs- und Desinfektionspläne und Abfallplan, sind die Basis für die Qualität der Krankenhaushygiene. Sie haben den Status einer Dienstanweisung, sodass deren Missachtung mit hausinternen Sanktionen (z. B. Abmahnung) belegt werden kann. Bei straf- und zivilrechtlichen Auseinandersetzungen zur Krankenhaushygiene wird oft hinterfragt, ob die hausinternen Regelwerke entsprechende Vorgaben enthielten und ob diese auch in der Praxis durchgeführt wurden. Es ist daher üblich, dass von allen betreffenden Krankenhausmitarbeitern eine dokumentierte Kenntnisnahme gefordert wird.

8.3.2 Hygieneplan

Der Hygieneplan enthält die Standards, Arbeitsanweisungen und Listen zu den krankenhausinternen Erkennungs-, Verhütungs- und Bekämpfungsmaßnahmen, um die Hygienequalität eines Krankenhauses zu fördern und zu sichern. Hygienepläne werden vom Hygienefachpersonal erarbeitet und von der Hygienekommission herausgegeben.

Themen eines Hygieneplanes:
- Regelung der Arbeits- und Personalhygiene
- Hygienemaßnahmen im Infektionsfall (Isolierungsmaßnahmen)
- Gestaltung medizinisch-pflegerischer Maßnahmen (z. B. Katheterisierung) und damit verbunden Regelungen zur Prävention nosokomialer Infektionen
- Festlegungen und Definitionen zur Durchführung der Surveillance
- Logistik und Durchführung der Aufbereitung von Medizinprodukten
- Hygienemaßnahmen im Zusammenhang mit speziellen Krankenhausbereichen (z. B. OP)

Hinweis

Beispiele und Vorlagen für Hygienepläne in unterschiedlichen Einrichtungen des Gesundheitswesens finden Sie im Internet, siehe Anhang D, Pos. 5.

8.3.3 Reinigungs- und Desinfektionspläne

Reinigungs- und Desinfektionsplänen regeln die fortlaufenden, routinemäßigen Reinigungs- und Desinfektionsmaßnahmen. Desinfektionspläne sind stets auf die Belange des jeweiligen Arbeitsbereiches zugeschnitten. Jeder Klinikbereich mit Patientenkontakt (z. B. Pflegestation) bzw. mit bestehenden Infektions- und Kontaminationsgefahren (z. B. Bettenzentrale) hat daher einen eigenen Reinigungs- und Desinfektionsplan, der gut sichtbar ausgehängt werden soll.

Hinweis

Einen Reinigungs- und Desinfektionsplan für Pflegestationen von Krankenhäusern finden Sie in Anhang C.

8.3.4 Weitere interne Regelwerke

- **Betriebsanweisungen** zur Umsetzung der Biostoffverordnung (siehe Kap. 9.2.5) enthalten die einzuhaltenden Vorgaben zum Schutz vor Biostoffen und zur Verhaltensweise im Verletzungsfall.
- **Handschuhpläne** zeigen auf, für welche Arbeitssituation welche Handschuhsorte verwendet werden soll. Sie werden von der Fachkraft für Arbeitssicherheit oder von der Hygienefachkraft erstellt.
- **Abfallentsorgungspläne** geben darüber Aufschluss, welche Abfallsorten auf welche Weise entsorgt werden sollen. Die Erarbeitung obliegt meist einem Abfallbeauftragten.
- **Wäscheentsorgungspläne** geben analog zu den Abfallentsorgungsplänen Aufschluss über die korrekte Wäschesortierung bzw. -entsorgung. Sie werden vom hauswirtschaftlichen Dienst oder (im Falle einer Fremdvergabe) von der betreffenden Wäscherei erarbeitet.

Im Gegensatz zu Reinigungs- und Desinfektionsplänen gelten Pläne dieser Art meist nicht für einen bestimmten Bereich, sondern für das ganze Haus.

8.4 Surveillance

Um Aussagen zur Effizienz von Hygienemaßnahmen und zur Komplikationsrate risikobehafteter medizinischer Eingriffe machen zu können, ist es notwendig, nosokomiale Infektionen fortlaufend zu erfassen und die gewonnenen Daten auszuwerten. Dies wird vom Infektionsschutzgesetz in § 23 gefordert und in der KRINKO-Empfehlung »Surveillance nosokomialer Infektionen sowie die Erfassung von Erregern mit speziellen Resistenzen und Multiresistenzen« detailliert erläutert.

8.4.1 Infektionserfassung

Zur Erfassung von nosokomialen Infektionen bieten sich zwei Möglichkeiten an:

- Bei einer **retrospektiven Datenerhebung** werden die Unterlagen bereits entlassener Patienten gesichtet und ausgewertet. Diese Methode hat den Vorteil, dass sie einfach durchgeführt werden kann. Der Nachteil besteht darin, dass ein Aktualitätsbezug nicht gegeben ist.
- Eine **prospektive Datenerhebung** hat den Anspruch, die aktuelle hygienische Situation beurteilen zu können, indem neu aufgetretene nosokomiale Infektionen rasch erfasst und ausgewertet werden. Dies ist mit der Teilnahme an Visiten, dem Sichten der Krankenakten vor Ort und der Auswertung aktueller mikrobiologischer Befunde in Zusammenarbeit mit den Stationen, den Funktionsbereichen und dem bakteriologischen Labor verbunden. Dieser größere Aufwand ist die Basis für die fortlaufende Optimierung hygienischer Handlungsweisen.

Effizient ist es, Daten kontinuierlich prospektiv zu erfassen und anhand dessen die Raten der neu hinzugekommenen nosokomialen Infektionen (Inzidenzrate) zu ermitteln. Auf diese Weise können Abweichungen vom »Normalen« frühzeitig bemerkt und rechtzeitig gehandelt werden. Diese Vorgehensweise wird mit dem Fachwort »Surveillance« bezeichnet.

8.4.2 Durchführung der Surveillance

Die Durchführung einer Surveillance verlangt die Einhaltung bestimmter **Voraussetzungen**:

- Der Datenerfassung müssen festgelegte, allgemein anerkannte Definitionen zugrunde liegen.
- Die Prädispositionsfaktoren des Patienten müssen ebenso wie die Risiken bestimmter Eingriffe und die verursachenden Erreger in die Datenerfassung und -auswertung einfließen.
- Zur Ermittlung der Infektionshäufigkeit müssen nicht nur die Infektionsfälle, sondern auch die vergleichbarer gesunder Patienten erfasst werden.
- Um inner- und außerklinisch vergleichen zu können, muss nach der gleichen Methode vorgegangen werden.

Zur praktischen Durchführung der Surveillance nosokomialer Infektionen wurde vom Robert Koch Institut ein »Nationales Referenzzentrum für Surveillance von nosokomialen Infektionen« (NRZ) eingerichtet (siehe Anhang D, Pos. 2). Krankenhäuser können mit dem NRZ eine Partnerschaft eingehen, die darin besteht, nosokomiale Infektionen nach einem festgelegten Protokoll zu erfassen, diese Daten dem NRZ zuzusenden und vom NRZ eine statistische Auswertung zu bekommen. Aus den zugesandten Daten berechnet das NRZ anonymisiert Referenzdaten, an denen sich die einzelnen Häuser messen können.

Die dafür verwendeten **Protokolle** sind Module eines »Krankenhaus-Infektions-Surveillance-Systems« (KISS). U. a. stehen folgende Module zur Verfügung:

- ITS-KISS zur Erfassung und Auswertung typischer, mit invasiven Zugängen (Devices) im Zusammenhang stehenden nosokomialen Infektionen auf Intensivstationen.
- OP-KISS zur Erfassung und Auswertung von postoperativen Wundinfektionen anhand ausgewählter Operationen (Indikator-Op's).
- NEO-KISS zur Erfassung und Auswertung nosokomialer Infektionen auf Frühgeborenen-Intensivstationen.
- ONKO-KISS zur Erfassung von Sepsis- und Pneumoniefällen während der Neutropeniephase (Verminderung neutrophiler Granulozyten und

damit Bewirkung einer hochgradigen Immunschwäche) onkologischer Patienten.
- HAND-KISS zur Erfassung des Händedesinfektionsmittelverbrauchs.
- MRSA-KISS zur Erfassung und Auswertung von Infektionen und Kolonisationen mit dem krankenhaustypischen Problemkeim MRSA (siehe Kap. 15.3.3).

Inhalte dieser Protokolle sind:
- die Beschreibung der anzuwendenden Methoden zur Vorgehensweise und zur Berechnung von Infektionsraten;
- die Festlegung der zu dokumentierenden Daten mit entsprechenden Codierungen und Vorlagen für Erfassungsbögen;
- die zu verwendenden Definitionen zu postoperativen Wundinfektionen, Sepsis, Pneumonie, Harnwegsinfektion und weiteren Infektionsformen, basierend auf festgelegten Definitionen.

Um den Aufwand zu begrenzen, gilt für alle Module die Beschränkung auf das Wesentliche. Im Modul ITS-KISS ist es z. B. die Beschränkung auf die mit invasiven Zugängen in Zusammenhang stehenden (device-assoziierten) nosokomialen Infektionen, d. h. Harnwegsinfektion, katheterassoziierte Sepsis und Beatmungspneumonie. Im Modul OP-KISS werden häufig durchgeführte Eingriffe als Stellvertreter (Indikator-Op's) für viele andere Operationen herausgegriffen.

Die Erfassung und die Errechnung der Inzidenzraten werden in der Regel von einer dafür geschulten Hygienefachkraft in Zusammenarbeit mit den jeweiligen Ärzten, dem vorgesetzten bzw. beratenden Krankenhaushygieniker und dem NRZ durchgeführt. Ein Vergleich der ermittelten Infektionsraten mit Durchschnittswerten ist über das Internet möglich (siehe Anhang D, Pos. 2).

8.5 Beaufsichtigung der Krankenhäuser

8.5.1 Aufgaben der Gesundheitsämter

Die Aufgaben des Gesundheitsamtes sind im Infektionsschutzgesetz (IfSG, siehe Kap. 7.2.2 und Anhang D, Pos. 3) festgelegt, werden aber im Detail nach Landesrecht geregelt. Daraus ergeben sich zwischen dem Gesundheitsamt und dem Krankenhaus zahlreiche Berührungspunkte:

- Meldepflicht bzgl. bestimmter Infektionserkrankungen und -erreger (siehe Kap. 15.2.3) gemäß § 6 bis § 10 IfSG. Gemäß § 6 Abs. 3 ist auch das gehäufte Auftreten nosokomialer Infektionen meldepflichtig, sofern ein epidemischer Zusammenhang vermutet werden kann.
- Das Gesundheitsamt hat gemäß §§ 16, 19, 25 und 26 IfSG gegenüber dem Krankenhaus besondere Zutritts-, Einsehungs- und Ermittlungsrechte.
- Das Krankenhaus muss dem Gesundheitsamt gemäß § 23 IfSG Einsicht in Surveillance-Daten und Auswertungen geben.
- Das Gesundheitsamt kann gemäß §§ 34 und 42 ansteckungsfähigen Beschäftigten des Krankenhauses Beschränkungen bei der Ausübung ihres Berufes auferlegen.
- Gemäß § 36 obliegt dem Gesundheitsamt die infektionshygienische Überwachung von Krankenhäusern und anderen Gemeinschaftseinrichtungen. Diese Aufgabe wird z. B. in Form einer jährlichen Krankenhausbegehung durch den Amtsarzt wahrgenommen.
- Das Gesundheitsamt muss gemäß § 37 IfSG Kontrollen von Wassergewinnungs- und versorgungsanlagen sowie von Schwimm- und Badebecken durchführen.

Neben diesen Aufgaben der Informationserlangung, Kontrolle und Beaufsichtigung hat das Gesundheitsamt gegenüber dem Krankenhaus auch eine Beratungsfunktion, die z. B. bei der Planung von Bau- und Umbaumaßnahmen, bei der Einrichtung von Funktionsbereichen oder bei der Abstimmung von Interventionsplänen genutzt wird.

8.5.2 Aufgaben des Gewerbeaufsichtsamtes

Das Gewerbeaufsichtsamt bzw. das Amt für Arbeitsschutz (die Zuständigkeit ist in den einzelnen Bundesländern unterschiedlich geregelt) überwacht die Einhaltung von Gesetzen, Verordnungen und Vorschriften zum Arbeitsschutz. Hierzu zählen u. a. Biostoffverordnung, Gefahrstoffverordnung, Arbeitsstättenverordnung, Betriebssicherheitsverordnung und Berufsgenossenschaftliche Regelwerke (siehe Kap. 7.2). Die Amtsbezeichnung wird ebenso wie die genauen Befugnisse und Aufgaben individuell nach Landesrecht geregelt.

Ähnlich wie das Gesundheitsamt führt auch das Gewerbeaufsichtsamt regelmäßige Begehungen durch, wobei jedoch weniger der Patientenschutz, als vielmehr der Schutz der Beschäftigten und der technische Verbraucherschutz im Vordergrund steht. Kontrolliert wird u. a.:

- ob die Gefährdungsbeurteilungen und daraus resultierende Betriebs- und Arbeitsanweisungen gemäß der Biostoff- und der Gefahrstoffverordnung durchgeführt bzw. erstellt wurden und vor Ort umgesetzt werden;
- ob die räumlichen Beschaffenheiten und Einrichtungen den Vorgaben des Arbeits- und Personalschutzes entsprechen;
- ob Persönliche Schutzausrüstungen (= PSA, siehe Kap. 9.5.3) zur Verfügung stehen und genutzt werden;
- ob die Aufbereitung von Medizinprodukten (siehe Kap. 13) nach dem aktuellen Stand von Wissenschaft und Technik erfolgt.

8.5.3 Aufgaben des Veterinäramtes

Die Lebensmittelaufsicht und -kontrolle ist nach Landesrecht geregelt. In den meisten Bundesländern ist für dieses Thema das Veterinäramt zuständig, alternativ das Ordnungsamt. Auch das Veterinäramt führt routinemäßige Begehungen durch. Begutachtet werden die hygienebezogenen baulichen und einrichtungstechnischen Sachverhalte in der Großküche, der Essensausgabe und in Speiseräumen. Darüber hinaus werden auch die im Zuge der Küchenhygiene zu führenden Eigenkontrolllisten (siehe Kap. 11.4.1) kontrolliert.

Überprüfen Sie Ihr Wissen!

1. Was ist eine Hygienekommission, aus welchen Personen setzt sie sich allgemein zusammen und was sind ihre Aufgaben?
2. Was sind Krankenhaushygieniker, Hygienebeauftragte Ärzte und Hygienefachkräfte und welche Aufgaben nehmen die einzelnen Fachpersonen wahr?
3. Was ist ein Hygieneplan, wer ist Herausgeber und welche Themen werden in ihm allgemein behandelt?
4. Was wird durch Reinigungs- und Desinfektionspläne geregelt und in welchen Klinikbereichen müssen solche Pläne aushängen?
5. Was bedeutet der Fachbegriff »Surveillance«?
6. Welche Aspekte der Krankenhaushygiene werden durch welche Ämter kontrolliert?

9 ARBEITS- UND PERSONALHYGIENE

Medizinisch-pflegerisches Personal ist häufig durch seine Arbeit gefährdet. Gefahren bestehen z. B. in Form von Infektionen, Allergien, Strahlenschäden, Rückenschäden, Verletzungen oder psychischen Gesundheitsstörungen. Der folgende Abschnitt stellt die Infektionsgefahr in den Vordergrund.

9.1 Infektionsgefahren am pflegerischen Arbeitsplatz

Weil jede Pflegekraft tagtäglich Kontakt mit kontaminierten Materialien und infektiösen Patienten haben kann, ist sie ernst zu nehmenden Infektionsgefahren ausgesetzt:

- Im Vordergrund stehen hämatogen übertragbare Erkrankungen, wie Hepatitis B und C und die Ansteckung mit HIV. Eine Übertragungsgefahr besteht vor allem bei Verletzungen mit spitzen oder scharfen, mit Blut kontaminierten Gegenständen, wie Kanülen oder Skalpellen.
- Bei den fäkal-oralen Übertragungen stellen vor allem Hepatitis A, Salmonellose und virale Gastroenteritiden ein Erkrankungsrisiko dar.
- Durch Kontakte mit Ektoparasiten (z. B. Skabies) an erkrankten Patienten können diese u. U. auf das Personal übertragen werden. Ebenfalls durch Kontakte kann das Personal zum Träger multiresistenter Infektionserreger werden.
- Darüber hinaus können aerogene Übertragungen von Influenza-, Tuberkulose- oder Diphterie-Erregern stattfinden.

Dass es dennoch relativ selten zu Infektionen des Personals kommt, ist einerseits der meist uneingeschränkten körpereigenen Abwehr der Mitarbeiter und andererseits den etablierten Maßnahmen der Arbeitssicherheit zu verdanken. Hierzu gehören:

- die innerbetriebliche Organisation der Arbeitssicherheit,
- die Durchführung von Schutzimpfungen,
- die Verwendung von Persönlicher Schutzausrüstung,
- die Händehygiene und
- die Prävention von Stichverletzungen.

Basierend auf der Sozialgesetzgebung gibt es in Deutschland zahlreiche Gesetze und Vorschriften, die sich mit dem Thema »Arbeitsschutz« beschäftigen. Wichtigste Regelwerke sind hier das Arbeitsschutzgesetz, das Arbeitssicherheitsgesetz, das Mutterschutzgesetz, die Biostoffverordnung, die Gefahrstoffverordnung und die berufsgenossenschaftlichen Regelwerke (siehe Kap. 7.2.6).

9.2 Organisation der Arbeitssicherheit

Zur besonderen Wahrnehmung des Themas Arbeitssicherheit gibt es in Krankenhäusern einen Arbeitsschutzausschuss, Fachkräfte für Arbeitssicherheit, Sicherheitsbeauftragte und den Betriebsärztlichen Dienst. Bei kleineren Kliniken wird dieser Themenbereich auch von externen Institutionen (z. B. TÜV) betreut.

9.2.1 Der Arbeitsschutzausschuss

Der Arbeitsschutzausschuss (ASA) ist eine Art innerbetriebliche Arbeitsgemeinschaft, deren Bildung und Aufgaben durch § 11 des Arbeitssicherheitsgesetzes (AsiG) geregelt wird. Hiernach müssen Betriebe mit mehr als 20 Mitarbeiterinnen einen ASA haben. Die Zusammenkünfte finden mindestens vierteljährlich und auf besondere Veranlassung statt, um praktische Belange des Arbeitsschutzes und Unfallverhütung zu besprechen und den Unternehmer dazu zu beraten.

Mitglieder des ASA sind in der Regel:
- die Fachkräfte für Arbeitssicherheit,
- die Sicherheitsbeauftragten,
- die Betriebsärzte sowie
- Mitglieder der Geschäftsführung und des Betriebsrates.

9.2.2 Fachkräfte für Arbeitssicherheit

Fachkräfte für Arbeitssicherheit sind im Krankenhaus meist Sicherheitsingenieure: Personen, die Ingenieurwissenschaften studiert und eine in mehrwöchigen Lehrgängen vermittelte Zusatzqualifikation erworben haben. Analog hierzu gibt es auch Sicherheitstechniker und -meister.

Den Fachkräften für Arbeitssicherheit obliegt gemäß der Berufsgenossenschaftlichen Vorschrift BGV A2 u. a.:

- die sicherheitstechnische Beratung,
- die Beurteilung von Arbeitsbedingungen (z. B. gemäß Biostoffverordnung, siehe Kap. 9.2.5.),
- die Durchführung regelmäßiger Begehungen,
- die Hinwirkung auf eine sicherheitsgerechte Gestaltung von Arbeitsplätzen und
- die Kontrolle der ordnungsgemäßen Durchführung von Sicherheitsmaßnahmen.

9.2.3 Sicherheitsbeauftragte

Sicherheitsbeauftragte sind Mitarbeiter verschiedener Berufsgruppen, die auf Kosten der jeweiligen Berufsgenossenschaft ein mehrtägiges Seminar besucht haben. Neben ihrer Berufstätigkeit nehmen sie die Aspekte der Arbeitssicherheit beobachtend und beratend wahr, ohne hierbei weisungsbefugt zu sein. Meist verfügt ein Krankenhaus über mehrere Sicherheitsbeauftragte, die sich auf die unterschiedlichen Bereiche, wie z. B. Pflegestationen, OP's, Funktionsbereiche, Küche, Hauswirtschaft, Haustechnik etc. verteilen.

9.2.4 Betriebsärzte

Betriebsärzte sind Ärzte mit einer arbeitsmedizinischen Fachkunde, die in Weiterbildungen zum Arzt für Arbeitsmedizin oder Betriebsmedizin erworben wurde. In größeren Häusern gibt es eine betriebsärztliche Abteilung, bestehend aus Betriebsärzten und Hilfspersonal, die als »Betriebsärztlicher Dienst« bezeichnet wird. Die Aufgaben des Betriebsarztes bzw. des Betriebsärztlichen Dienstes sind in der Berufsgenossenschaftlichen Vorschrift, BGV A2, enthalten. Hierzu gehören:

- Arbeitsmedizinische Vorsorgeuntersuchungen,
- Impfberatung und Durchführung von Impfungen im Zusammenhang mit der Arbeitssicherheit (z. B. Hepatitis B-Impfung) sowie
- Beratung der Vorgesetzten und Mitarbeiter zu Themen des Arbeits- und Gesundheitsschutzes.

9.2.5 Umsetzung der Bio- und der Gefahrstoffverordnung

Die **Biostoffverordnung** (BioStoffV) verpflichtet Arbeitgeber eine Gefährdungsbeurteilung und eine Unterrichtung der Beschäftigten durchzuführen bzw. zu veranlassen. Ferner hat der Arbeitgeber dafür zu sorgen, dass die Rahmenbedingungen für einen funktionierenden Arbeitsschutz eingehalten werden (z. B. Stellung von Persönlicher Schutzausrüstung). Das Technische Regelwerk für Biologische Arbeitsstoffe 250 (TRBA250) beschreibt im Detail, wie dies umzusetzen ist.

Die Tatsache, dass Mikroorganismen und andere Krankheitserreger während pflegerischer und medizinischer Tätigkeiten verbreitet und übertragen werden können, macht es gemäß § 5 BioStoffV notwendig, dass sich der Arbeitgeber zunächst Informationen zur Gefährdung verschafft. Daraus resultierend ist eine Gefährdungsbeurteilung bzw. eine Risikoeinstufung vorzunehmen (§§ 6–8). Bei der Durchführung medizinisch-pflegerischer Maßnahmen auf Pflegestationen und medizinischen Funktionsbereichen handelt es sich in Regel um »nicht gezielte Tätigkeiten«, womit gemeint ist, dass hier ein Kontakt mit einer Vielzahl unterschiedlicher und z. T. unbekannter Infektionserreger möglich ist. Das damit verbundene Gefährdungsrisiko wird gemäß § 3 BioStoffV der Gruppe 2 zugeordnet: »Biologische Arbeitsstoffe, die eine Krankheit verursachen und eine Gefahr für die Beschäftigten darstellen können«.

Auf Grundlage der Gefährdungsbeurteilung müssen gemäß § 12 BioStoffV Betriebsanweisungen (Abb. 9.1) erstellt werden, denen die Beschäftigten die erforderlichen Verhaltensregeln und Schutzmaßnahmen entnehmen können. Basierend auf den Ermittlungen der Gefährdungsbeurteilung und den Betriebsanweisungen sind entsprechende Unterweisungen der Beschäftigten durchzuführen.

Der Arbeitgeber hat dafür zu sorgen, dass analog hierzu entsprechende Schutzmaßnahmen ergriffen werden, wie z. B.:

- Sichere Gestaltung des Arbeitsplatzes und der Arbeitsabläufe
- Stellung von Persönlicher Schutzausrüstung
- Kennzeichnung von Bereichen mit einem erhöhten Gefährdungsrisiko (z. B. bakteriologisches Labor)

Paul Beispiel Krankenhaus	**Betriebsanweisung** Gemäß §12 BioStoffV	Revision: 1 Datum: 01.10.06
Mitarbeiter mit Kontakt zu Pat. und zu kontaminierten Mat.	**Bereiche:** Pflegestationen, Funktionsbereiche **Tätigkeiten:** medizinisch-pflegerische Maßnahmen, Entsorgung, Aufbereitung v. Medizinprodukten	Dok.Nr.: AM-03

Biologischer Arbeitsstoff

Mikroorganismen (Bakterien, Viren, Pilze, Protozoen)
z.B. Hepatitisviren, HIV, Erreger nosokomialer Infektionen, Tuberkuloseerreger

Gefahren für Mensch und Umwelt

Biogefährdung

Mikroorganismen können Infektionen über folgende Aufnahmewege verursachen:

Luftweg:	Aufnahme von keimhaltigen Aerosolen über den Nase-Mund-Rachenraum z.B. beim Husten oder Erbrechen des Patienten.
Kontakt- oder Schmierinf.:	Aufnahme von Krankheitserregern über verletzte oder ekzematöse Haut und Schleimhäute.
Verschlucken:	Orale Aufnahme von Krankheitserregern.
Hautverletzung:	Eindringen von Keimen im Zuge von Stich-, Schnitt-, Kratz- und Bissverletzungen.

Schutzmaßnahmen und Verhaltensregeln

Arbeitsstätte:	Anweisungen des Hygieneplanes einhalten. Arbeitsmedizinische Vorsorgeuntersuchungen und arbeitsmedizinisch empfohlene Schutzimpfungen wahrnehmen.
Arbeitsbereich:	Lebensmittelverzehr, Trinken und Rauchen ausschließlich in den dafür vorgesehenen Räumen.
Handschutz:	Flüssigkeitsdichte Schutzhandschuhe bei möglichem Kontakt mit Körperflüssigkeiten oder infektiösem Material tragen.
Augen-, Gesichtsschutz:	Dicht schließende Schutzbrille oder Visier, wenn mit Verspritzen oder Versprühen von Körperflüssigkeiten und anderen potenziell infektiösen Substanzen zu rechnen ist.
Atemschutz:	Chirurgischer Mundschutz oder FFP-2- bzw. FFP-3-Maske gemäß Hygieneplan bei aerogen übertragbaren Infektionen.
Körperschutz:	gemäß den Vorgaben des Hygieneplanes
Beschäftigungs-beschränkung:	Jugend- und Mutterschutzgesetz beachten.

Verhalten bei Unfällen: Erste Hilfe

Bei Verletzung oder Kontamination mit infektiösen Materialien:

Haut:	Einmaltuch mit Hautdesinfektionsmittel tränken, Haut damit abwischen. Verunreinigte Kleidung wechseln.
Wunde:	Blutung anregen, unter fließendem Wasser spülen, danach mit einem Wund-Desinfektionsmittel (z. B. PVP-Jod-Lösung) desinfizieren.
Auge:	Unter fließendem Wasser bei geöffnetem Lidspalt 15 min. spülen.
Verschlucken:	Mit Leitungswasser spülen.

Umgehend D-Arzt aufsuchen.

Entsorgung / Weitere Informationen

Spitze, scharfe oder zerbrechliche Medizinprodukte zur einmaligen Verwendung (Nadeln, Skalpelle etc.) unmittelbar nach Gebrauch in durchstichfesten und bruchsicheren Behältnissen entsorgen.
Abfälle gemäß Abfallplan, Schmutzwäsche und textile PSA gemäß Sortierungsplan entsorgen.
Kontaminierte Medizinprodukte gemäß Reinigungs- und Desinfektionsplan aufbereiten.

Telefonnummern

Notruf:	**1444**
Ambulanz:	**1200**
Betriebsärztin:	**1543**
Hygiene:	**1512**

Abb. 9.1: Beispiel einer Betriebsanweisung gemäß BioStoffV für eine Pflegestation.

Ähnliche Aussagen gelten für die **Gefahrstoffverordnung** (GefStoffV). Mit Gefahrstoffen sind gesundheitsgefährdende (z. B. giftige, sensibilisierende, krebserzeugende oder erbgutverändernde) oder gefährliche (z. B. leicht entzündliche oder ätzende) Substanzen gemeint. Im Gesundheitswesen sind dies z. B. Reinigungs- und Desinfektionsmittel. Auch der Gebrauch und Umgang dieser Stoffe erfordert Gefährdungsbeurteilungen, Schutzmaßnahmen und Unterweisungen. Ansprechpartner zum Umgang mit Gefahrstoffen ist der Gefahrstoffbeauftragte, eine fachkundige Person meist aus dem Bereich des Labors, der Apotheke oder der Technischen Abteilung.

Hinweis

Die Biostoff- und die Gefahrstoffverordnung können ebenso wie die Berufsgenossenschaftlichen Regelwerke im Internet eingesehen werden (Anhang D, Pos. 3 und 4).

9.3 Schutzimpfungen

9.3.1 Organisation

Die Biostoffverordnung (BioStoffV) verlangt in § 15 (Arbeitsmedizinische Vorsorge), dass der Arbeitgeber Beschäftigten, die biologischen Arbeitsstoffen ausgesetzt sein können, eine Impfung anzubieten hat, sofern ein wirksamer Impfstoff zur Verfügung steht. Die Beurteilung, ob und welche Gefährdung vorhanden ist, ob bereits ein Immunschutz vorliegt bzw. ob ein Impfschutz nötig ist, obliegt ebenso wie die Durchführung der Impfung dem Betriebsärztlichen Dienst. Dieser orientiert sich an Vorgaben der Berufsgenossenschaften, der Biostoffverordnung und der Ständigen Impfkommission des RKI (STIKO).

9.3.2 Impfempfehlungen

Für medizinisch-pflegerische Mitarbeiter bestehen folgende Impfempfehlungen:

- Die übliche Grundimmunisierung bezüglich Tetanus, Polio und Diphtherie sollte bestehen. Für den Ausgleich evtl. Impflücken ist der Hausarzt zuständig.
- Eine ausreichende Immunisierung gegen Hepatitis B wird für medizinisch-pflegerisches Personal als unabdingbar betrachtet. Der Neubeginn einer aktiven Hepatitis B-Impfung erfolgt nach dem Schema 0, 1, 6 Monate. Bei nachgewiesener Schutzwirkung sollten alle zehn Jahre Auffrischungsimpfungen vorgenommen werden.
- Eine Immunisierung gegen Hepatitis A (Übertragung durch infektiöse Fäkalien) wird nur im Zusammenhang mit bestimmten Risikobereichen (z. B. Endoskopie-Abteilung) für notwendig erachtet.
- Für pädiatrisches Personal kommen evtl. zusätzliche Impfungen gegen Mumps, Masern, Röteln, Varizellen, Pertussis usw. in Frage.
- Viele Krankenhäuser bieten saisonal kostenlose Grippeschutzimpfungen für alle Mitarbeiter an.

Eine Impfung gegen Tuberkulose (BCG-Impfung) wird im Gesundheitsdienst nur in speziellen Fällen vorgenommen; eine allgemeine Empfehlung gibt es hierzu nicht. Ein Grund ist das schlechte Verhältnis zwischen Impfschutz und Impfkomplikationen. Stattdessen bietet man medizinisch-pflegerischen Mitarbeitern spezieller Risikobereiche (z. B. Lungenheilstätten) eine besonders engmaschige betriebsärztliche Kontrolle an.

9.4 Äußeres Erscheinungsbild

Unabhängig vom jeweiligen Arbeitsplatz wird ein ordentliches und sauberes Erscheinungsbild vorausgesetzt. Für einzelne Krankenhausabteilungen und -einrichtungen, wie z. B. OP, Intensivstation, Funktionsbereiche oder Küche, gelten darüber hinaus spezielle Regeln. Jede im Krankenhaus tätige Person ist verpflichtet, sich vor Betreten dieser Bereiche durch das Personal vor Ort, die Hygienefachkraft und den Hygieneplan die notwendigen Informationen zu beschaffen und diese zu befolgen.

Für direkt am und mit dem Patienten arbeitende Personen gilt:

- Die Hände müssen in einem gepflegten Zustand sein. Verletzungen, trockene, rissige Hände und Ekzeme im Hand und Unterarmbereich führen zu Keimbesiedelungen, die über Handkontakte an Patienten weitergegeben werden. Wenn diesbezüglich Probleme bestehen (z. B. Psoriasis oder Neurodermitis), muss dies mit dem Betriebsärztlichen Dienst abgeklärt werden.
- Die Indikationen und Durchführungsanweisungen zur Händedesinfektion sind strikt einzuhalten, da dieser Maßnahme eine besonders hohe Effizienz in der Infektionsverhütung bescheinigt wird.
- An Händen und Unterarmen dürfen während des Dienstes keine Schmuckstücke oder Uhren getragen werden, da Handschmuck massiv keimbesiedelt ist und die Händedesinfektion behindert.
- Langes Haar ist so zu tragen, dass ein Herabhängen in den Arbeitsbereich unterbleibt. Zum einen können herabfallende Haare, z. B. bei Verbandwechseln, ein Hygieneproblem darstellen, zum anderen besteht z. B. bei der Pflege verwirrter Patienten eine Verletzungsgefahr. Gleiches gilt für große Ohrringe.
- Das Tragen von Piercings ist normalerweise erlaubt. Probleme gibt es, wenn sich die Einstichstellen entzünden und mit den Fingern berührt werden.
- Mitarbeiter, die Krankheitserreger ausscheiden oder an einer hämatogen übertragbaren Erkrankung leiden, müssen ihren Vorgesetzten informieren, der daraufhin zur Abklärung weiterer Maßnahmen Kontakt mit dem Betriebsärztlichen Dienst aufnimmt.
- Es ist eigenverantwortlich zu gewährleisten, dass sich die Dienstkleidung in einem sauberen Zustand befindet und gemäß den innerbetrieblichen Festlegungen getragen, gewechselt und der Aufbereitung übergeben wird.

9.5 Dienstkleidung und Persönliche Schutzausrüstung (PSA)

Innerhalb des Krankenhauses und anderer Einrichtungen des Gesundheitswesens werden die Kleidungsarten

- Dienstkleidung
- Bereichskleidung und
- Schutzkleidung (Persönliche Schutzausrüstung)

unterschieden.

Zur Auswahl und zu den Indikationen hat die Deutsche Gesellschaft für Krankenhaushygiene die Empfehlung »Kleidung und Schutzausrüstung für Pflege aus hygienischer Sicht« veröffentlicht.

Dienst- bzw. Bereichskleidung und textile persönliche Schutzausrüstung (z. B. Schutzkittel) werden von den meisten Krankenhäusern über eine externe Wäscherei geleast. Zur Beschaffenheit dieser Kleidungsstücke gibt es normative Regelungen und weitere Empfehlungen. Die Aufbereitung erfolgt, wie die übrige Krankenhauswäsche, mit genormten viruziden Waschverfahren (z. B. RAL 992/2) in einer dafür ausgerichteten Wäscherei. Kleidung dieser Art soll grundsätzlich nicht privat aufbereitet werden.

9.5.1 Dienstkleidung

Pflegerische und ärztliche Dienstkleidung (auch Arbeitskleidung oder Berufskleidung genannt) gibt es in Form von Kitteln, Kasacks, Hosenanzügen, Overalls oder Visitenmänteln. Sie dient in erster Linie dazu, Berufsangehörige als solche kenntlich zu machen und bietet keinen verlässlichen Schutz vor schädigenden Einflüssen wie Bio- oder Gefahrstoffen. Daher sind Arbeitgeber prinzipiell nicht zur Stellung von Dienstkleidung verpflichtet. Dennoch ist es im Krankenhaus und anderen Einrichtungen des Gesundheitswesens üblich, Dienstkleidung zu tragen, die vom Arbeitgeber gestellt und aufbereitet wird.

Anforderungen an die Dienstkleidung:
- Das Gewebe muss thermisch desinfizierbar (kochbar), luftdurchlässig und feuchtigkeitsaufsaugend, sowie unanfällig gegen statische Aufladung sein.
- Dienstkleidung soll geschlossen getragen werden. Das Tragen von Strickjacken usw. ist im pflegerischen Arbeitsbereich aufgrund der möglichen Kontaminations- und Verschmutzungsgefahr abzulehnen.
- Die Kleidungsstücke sollen in der Regel alle zwei Tage bzw. bei sichtbarer Verschmutzung sofort gewechselt werden.

9.5.2 Bereichskleidung

Bereichskleidung ist Dienstkleidung, die nur innerhalb eines bestimmten Bereiches getragen (z. B. Intensivstation, Endoskopie, OP) und täglich bzw.

bei Verschmutzung sofort gewechselt wird. Bereichskleidung wird verwendet, wenn eine farbliche Abgrenzung zu den übrigen Abteilungen des Hauses erwünscht ist. In den meisten Krankenhäusern wird die übliche Dienstkleidung namensbezogen und die Bereichskleidung anonym verwendet.

9.5.3 Persönliche Schutzausrüstung (PSA)

»Persönliche Schutzausrüstung« (PSA) ist die offizielle Bezeichnung für Schutzkleidung. PSA dient zum Schutz des Personals vor Keimpotenzialen, Gefahrstoffen oder Verletzungen. Sie muss vom Arbeitgeber gestellt und ggf. aufbereitet werden.

Ihre Nutzung ist an folgende Regeln gebunden:
- Sie wird nur situationsgebunden getragen und sofort abgelegt bzw. entsorgt, wenn die betreffende Maßnahme vorbei ist.
- PSA ist wie Dienstkleidung regelmäßig zu wechseln und bei Kontamination umgehend zu entsorgen bzw. auszutauschen.
- Die Aufbewahrung von PSA erfolgt getrennt von privater Kleidung.

Für die Durchführung von medizinisch-pflegerischen Maßnahmen und von Aufbereitungsarbeiten stehen folgende PSA-Teile zur Auswahl (Abb. 9.2):
- **Langärmlige Schutzkittel** aus desinfizierbarem Gewebe, wie sie z. B. im Rahmen einer Quellenisolierung verwendet werden (siehe Kap. 15.3)
- **Flüssigkeitsdichte Schürzen oder Kittel**, evtl. ergänzt durch flüssigkeitsdichte Fußbekleidung oder Schutzschuhe, wenn die Dienst- bzw. Bereichskleidung durchnässt werden könnte. Ein Beispiel ist die Aufbereitung von Waschschalen im Spülraum.
- **Bakterien- bzw. virendichte Atemschutzmasken**, d. h. sog. »FFP2- bzw. FFP3-Masken«, wenn Patienten mit bestimmten aerogen übertragbaren Erkrankungen (z. B. offene Lungentuberkulose) zu versorgen sind.
- **Mund- und Nasenschutzmasken** (OP-Maske), **Haarschutzhauben** und/oder **Augenschutz** (Schutzbrille oder Visier), wenn ein Verspritzen oder Versprühen potenziell infektiöser bzw. gefährlicher Stoffe stattfinden könnte (z. B. bei der manuellen Instrumentenaufbereitung).
- **Handschuhe**, wenn die Gefahr eine Handkontaktes mit infektiösen oder gefährlichen Stoffen besteht, wie z. B. bei der pflegerischen Versorgung inkontinenter Patienten.

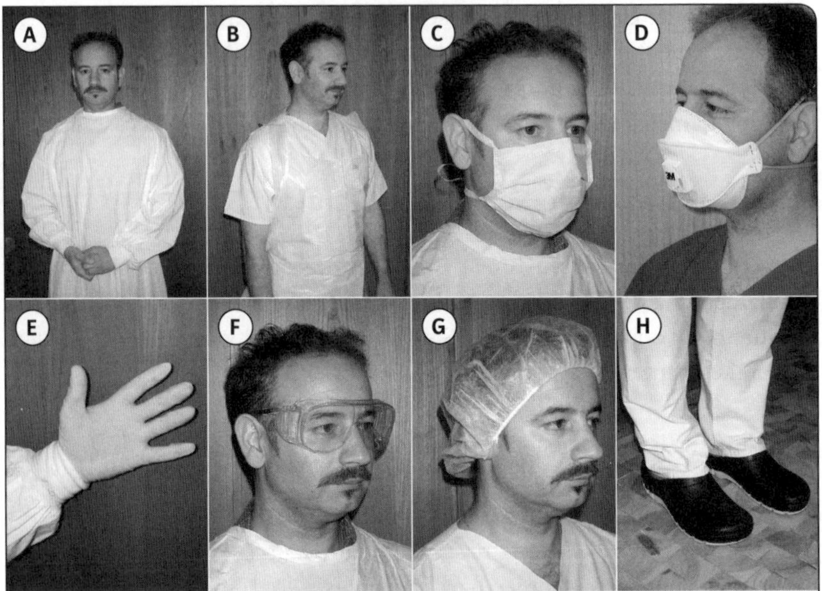

A = langärmliger textiler Schutzkittel, B = flüssigkeitsdichte Schürze, C = Mund-Nasenschutz, D = FFP-2-Maske, E = Schutzhandschuhe, F = Schutzbrille, G = Haarschutz, H = Schutzschuhe

Abb. 9.2: Persönliche Schutzausrüstung (PSA).

9.5.4 Schutzausrüstung zum Schutz des Patienten

Bei stark abwehrgeschwächten (immunsupprimierten) Patienten und bei der Durchführung hochinvasiver Maßnahmen stellen die vom Personal ausgehenden Keimpotenziale (Residentflora und keimbelastete Dienstkleidung) eine Infektionsgefahr dar. Hier gilt es, nicht nur das Personal, sondern auch den Patienten mit Hilfe einer Schutzausrüstung vor Schaden zu bewahren:

- Im Rahmen von Schutzisolierungen (siehe Kap. 15.4) werden keimarme bzw. sterile langärmlige Kittel, Mund-Nasenschutzmasken, Haarschutzhauben und Schutzhandschuhe bzw. sterile Handschuhe getragen.
- Die Durchführung invasiver Eingriffe, wie z. B. beim Einlegen eines zentralen Venenkatheters, soll unter Verwendung von sterilen langärmeligen Kitteln, Mund- Nasenschutzmasken, Haarschutzhauben und sterilen Handschuhen erfolgen.

- Bei Operationen ist die Verwendung von sterilen Mänteln aus speziellen, keimdichten Textilien, desinfizierten flüssigkeitsdichten Schuhen, Mund-Nasenschutzmasken, Haarschutzhaben, sterilen Handschuhen und evtl. Schutzbrillen oder Visieren notwendig.

9.6 Händehygiene

Die weitaus meisten nosokomialen Infektionen werden durch Kontakte über die Hände des Personals übertragen. Der Grund liegt darin, dass von den Händen sowohl Bestandteile der Residentflora, als auch zeitweilig mitgeführte Keime völlig unterschiedlicher Art über medizinisch-pflegerische Handlungen an Eintrittspforten (z. B. Einstichstellen) herangetragen werden. Von allen Maßnahmen der Krankenhaushygiene kann der Händehygiene die höchste Effizienz bescheinigt werden. Mit ihr steht und fällt die Hygienequalität eines Krankenhauses.

9.6.1 Ziele und Vorgaben der Händehygiene

Die Händehygiene verfolgt zum Schutz des Patienten und des Personals drei Ziele:

- Die Händedesinfektion soll die Zahl der an den Händen befindlichen Keime reduzieren oder beseitigen, wobei die hygienische Händedesinfektion (Abtötung der Transientflora) von der chirurgischen Händedesinfektion (Abtötung der Transient- und Residentflora) unterschieden wird.
- Über Kontaminationsvermeidung soll erreicht werden, dass mögliche Übertragungswege und Kontakte mit gesundheitsschädigenden Substanzen unterbunden werden.
- Durch die Handpflege sollen sich die Hände in einem intakten, gepflegten Zustand befinden.

Der Verzicht auf Hand- und Armschmuck (incl. Eheringe und Uhren) bei allen medizinisch-pflegerischen Maßnahmen ist obligatorisch, um die genannten Ziele erreichen zu können.

Die im Rahmen der Händehygiene umzusetzenden Maßnahmen werden in der KRINKO-Empfehlung »Händehygiene« (Anhang D, Pos. 1) genannt.

Darüber hinaus wurde im Jahre 2008 die »Aktion Saubere Hände« ins Leben gerufen (Anhang D, Pos. 13), die es Krankenhäusern und anderen medizinischen Einrichtungen ermöglicht, Kampagnen zur Verbesserung der Händehygiene durchzuführen. Im Zuge dessen wird umfangreiches Informations- und Schulungsmaterial kostenlos zur Verfügung gestellt.

9.6.2 Händereinigung

Bei einer Händereinigung, also dem Händewaschen, werden Schmutz und damit auch Mikroorganismen entfernt. Der mikrobielle Reduktionsfaktor ist jedoch weit geringer, als bei der Händedesinfektion. Hinzu kommt, dass bei häufigem Händewaschen vermehrt Hautprobleme (z. B. Abnutzungsdermatosen) auftreten, sodass diese Maßnahme nur dann vorgenommen werden soll, wenn die Hände verschmutzt sind bzw. wenn dies anzunehmen ist.

Indikationen zur Händereinigung innerhalb des Pflegedienstes:
- Vor Beginn und nach Beendigung einer Dienstschicht
- Nach dem Toilettengang und nach dem Naseputzen
- Bei sichtbarer Verschmutzung der Hände.

Wenn die Hände mit mikrobiell kontaminierten Verschmutzungen (z. B. Fäkalien) Berührung hatten, ist vor der Reinigung eine Händedesinfektion durchzuführen.

9.6.3 Hygienische Händedesinfektion

Bei der schnell durchführbaren hygienischen Händedesinfektion wird die Transientflora der Hände drastisch reduziert. Die hygienische Händedesinfektion ist indiziert, wenn die Keimbesiedelung der Hände Patienten gefährden könnte (z. B. bei der Augenpflege) oder wenn anzunehmen ist, dass eine Kontamination der Hände stattgefunden hat (z. B. nach der Haarpflege).

Die Indikationen zur Durchführung einer hygienischen Händedesinfektion lassen sich auf 5 Punkte zusammenfassen:
- Vor Patientenkontakt
- Vor aseptischen Tätigkeiten (z. B. Injektionen, Verbandwechsel, Katheterisierungen)

- Nach Kontakt mit potentiell infektiösen Materialien (auch wenn hierbei Handschuhe getragen wurden)
- Nach Patientenkontakt
- Nach Kontakt mit Oberflächen in unmittelbarer Umgebung des Patienten

Bei der Durchführung werden der Handrücken, die Fingerzwischenräume, die Fingernägel, das Handgelenk und die Daumenaußenseite häufig ungenügend berücksichtigt, was Wirkungslücken verursacht, die durch eine sachgemäße Vorgehensweise (Abb. 9.3) auszuschließen sind:

Als **Händedesinfektionsmittel** werden in der Regel alkoholische Präparate der VAH-Liste (siehe Kap. 5.5.3) mit einer kurzen, praxisgerechten Einwirkzeit von 30 Sek. verwendet. Lediglich zur viruziden Desinfektion müssen spezielle Mittel (z. B. Sterillium® virugard) bei längeren Einwirkzeiten (z. B. zwei Minuten) verwendet werden. Händedesinfektionsmitteln enthalten üblicherweise rückfettende und andere kosmetische Substanzen, um eine gute Hautverträglichkeit zu sichern. Allergische Reaktionen auf Händedesinfektionsmittel sind meist auf Begleitsubstanzen und nicht auf den Wirkstoff zurückzuführen. Für diese Fälle gibt es hypoallergene Mittel ohne Farb- und Parfümstoffe.

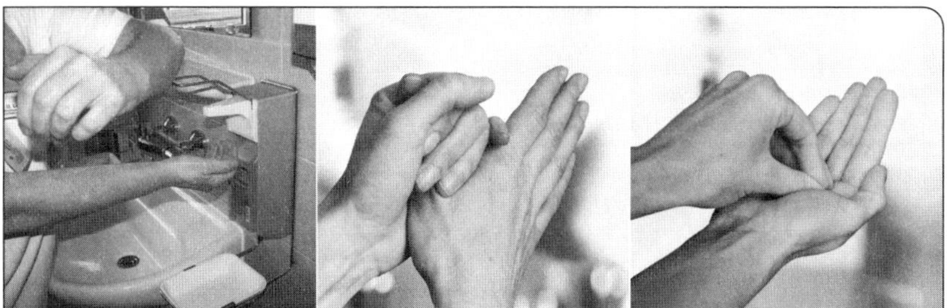

Eine ausreichende Menge Desinfektionsmittel (ca. 3–5 ml = 2 Hübe aus dem Spender) wird in die trockene hohle Hand gegeben. Wasserrückstände beeinträchtigen die Wirkung. Das Verreiben des Mittels erfolgt systematisch unter Berücksichtigung der bekannten Schwachstellen. Besonderes Augenmerk ist auf Fingerkuppen und Daumen zu legen. Während einer Einwirkzeit von 30 Sek. (bei viruzider Desinfektion länger) sollen die Hände feucht bleiben. Ggf. muss erneut Desinfektionsmittel genommen werden.

Abb. 9.3: Vorgehensweise bei der Hygienischen Händedesinfektion (mit freundlicher Genehmigung der Firma Bode Chemie Hamburg).

Im medizinisch-pflegerischen Alltag muss in jeder Arbeitssituation die Verfügbarkeit von Händedesinfektionsmitteln gesichert sein. Zur Entnahme des Desinfektionsmittels sollen vorzugsweise Desinfektionsmittelspender und – sofern notwendig – ergänzend Kittelflaschen verwendet werden. In beiden Fällen ist die korrekte Handhabung einzuüben (Abb. 9.4).

Um eine Kontamination von Spendern zu vermeiden, soll die Bedienung stets ohne direkte Handberührung, also mit dem Unterarm oder dem Ellbogen erfolgen. Die notwendige Menge beträgt 3 ml, was 2 Hüben entspricht.

Bei Benutzung einer Kittelflasche ist eine Rekontamination durch die kontaminierte Flasche zu vermeiden. Hier die Anleitung für Rechtshänder (siehe Abb. 9.4, von links nach rechts):

- Flasche mit rechter Hand aus der Tasche nehmen,
- mit dem Daumen den Verschluss hochklappen,
- Desinfektionsmittel in die linke Hand geben,
- Verschluss mit dem Daumen oder dem Zeigefinger runterklappen,
- Flasche wieder in Tasche stecken,
- Desinfektion durchführen.

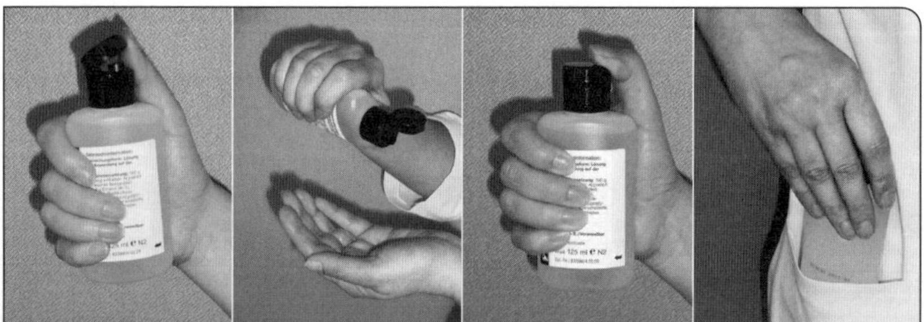

Abb. 9.4: Korrekte Benutzung von Händedesinfektionsmittelspendern und Kittelflaschen.

Wenn sowohl Desinfektion als auch Reinigung notwendig sind, wird empfohlen, grobe Verschmutzungen (wenn möglich) mit einem Einmaltuch zu entfernen, dann eine Händedesinfektion vorzunehmen und sich anschließend die Hände zu waschen. Dadurch soll verhindert werden, dass Waschbecken, Armaturen usw. unnötig kontaminiert werden. Im pflegerischen

Alltag wird sich diese Empfehlung nicht immer umsetzen lassen. Wenn jedoch die Verschmutzungen erst weggewaschen werden und anschließend die Händedesinfektion erfolgt ist nachfolgend eine Desinfektion des Waschbeckens durchzuführen. Die Gewohnheit, Waschung und Desinfektion stets in Kombination durchzuführen, ist hautschädigend und daher abzulehnen.

9.6.4 Chirurgische Händedesinfektion

Die chirurgische Händedesinfektion reduziert sowohl die Transient-, als auch die Residentflora im hohen Maße. Sie wird im Rahmen von Operationen oder vergleichbaren hochinvasiven Eingriffen von allen direkt an einer Operation teilnehmenden Personen durchgeführt. Hierbei werden ebenfalls alkoholische Mittel verwendet.

Die Durchführung ist aufwändiger als bei der hygienischen Händedesinfektion:

- Zur Vorbereitung der Desinfektion werden die Hände und Unterarme mit pH-neutraler Seife ca. zwei Minuten lang gereinigt, wobei eine Bürste nur für die Fingernägel verwendet wird. Vor der nachfolgenden Desinfektion müssen die Hände mit einem normalen Einmalhandtuch gut abgetrocknet werden.
- Anschließend wird das Desinfektionsmittel unter Berücksichtigung der genannten Schwachstellen und unter Einbezug der Unterarme drei Minuten lang einmassiert, wobei auf eine dauernde Befeuchtung geachtet werden muss.

9.6.5 Kontaminationsvermeidung

Kontaminationsvermeidung findet aus Gründen des Personal- als auch des Patientenschutzes statt:

- Zum **Personalschutz** soll vor dem Kontakt mit vermutlich infektiösem, schmutzigem oder gesundheitsschädlichem Material eine Prophylaxe getroffen werden, indem berührungsfrei mit Instrumenten (No-touch-Technik) oder mit Schutzhandschuhen gearbeitet wird. Dies gilt z. B. für Kontakte mit Ausscheidungen, Blut, Sekreten usw., Pflegemaßnahmen in Verbindung mit kolonisierten Körperregionen (z. B. Mundpflege) oder für

den Umgang mit sensibilisierenden bzw. gefährlichen Stoffen (z. B. Grobdesinfektionsmittel)
- Beim **Schutz des Patienten** geht es darum, durch No-touch-Technik eine Keimübertragung vom Personal zum Patienten zu vermeiden.

9.6.5.1 Beschaffenheit von Handschuhen

Handschuhe zum Schutz des Personals und/oder des Patienten müssen der vermutbaren mechanischen Belastung standhalten, flüssigkeits- bzw. keimdicht sein und dürfen nicht sensibilisieren. Welche Art Handschuh genommen werden sollte, ist situationsabhängig. In vielen Krankenhäusern gibt es daher einen Handschuhplan, der festlegt, welche Handschuhart in welchen Fällen indiziert ist.

Die früher gebräuchlichen gepuderten Latexhandschuhe hatten ein hohes Allergisierungspotenzial und wurden durch Interventionen der Berufsgenossenschaft und Vorschriften (TRGS 401) inzwischen durch hypoallergene Materialien ersetzt. Daher verwendet man im Zusammenhang mit medizinisch-pflegerischen Maßnahmen neben ungepuderten Latexhandschuhen vorzugsweise Einmalhandschuhe aus Materialien wie Vinyl, Nitril, Copolymer oder Polyethylen.

Der erforderliche Grad der Keimarmut der Handschuhe hängt von der jeweiligen Situation ab:
- Wenn ein Kontakt zu Eintrittspforten oder zu sterilen, invasiv verwendeten Instrumenten durch Handberührung möglich ist, sind sterile Handschuhe notwendig.
- Bei pflegerischen Maßnahmen wie Mund-, Haar- oder Augenpflege genügen keimarme Schutzhandschuhe.

9.6.5.2 Regeln zum Gebrauch von sterilen Handschuhen

- Beim Anziehen von sterilen Handschuhen muss peinlich darauf geachtet werden, dass die Außenseite nicht berührt wird (Abb. 9.5, A–D).
- Beim Entfernen von benutzten Handschuhen soll die Außenseite nicht mit der unbehandschuhten Hand berührt werden (Abb. 9.5, F–I).
- Handschuhe sollen nur situationsgebunden verwendet und nicht über die notwendige Zeit hinaus getragen werden, da sie eine starke Schweißbildung provozieren, was sich hautschädigend und allergiefördernd auswir-

ken kann. Kontaminierte Handschuhe tragen ähnlich zu Kontaktübertragungen bei wie kontaminierte Hände.
- Handschuhe sollen nur über trockene Hände gezogen werden.
- Nach dem Tragen von Handschuhen soll vor weiteren Arbeiten eine hygienische Händedesinfektion erfolgen, denn Handschuhe können Defekte bzw. Mikroläsionen haben und schweißige Hände bauen ein erhebliches Keimpotenzial auf.

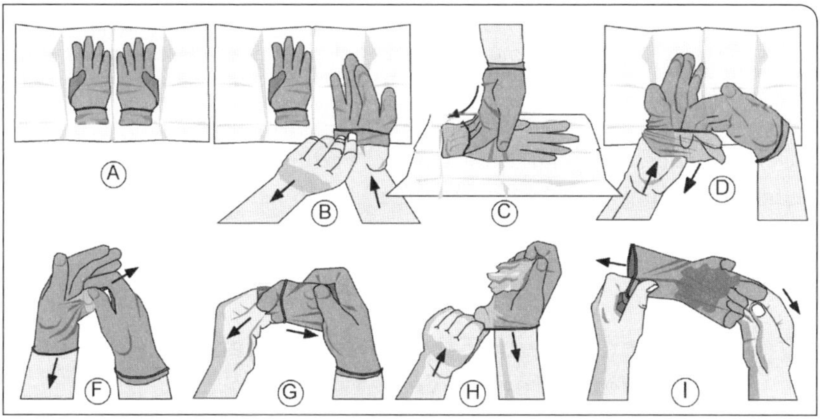

Abb. 9.5: An- und Ausziehen steriler Handschuhe.

9.6.6 Handpflege

Hautschäden an den Händen führen dazu, dass die Hände als Keimpotenzial vermehrt in Erscheinung treten. Sie können auch zu Eintrittspforten hämatogen übertragbarer Krankheiten werden. Chronische Hautschäden (z.B. in Form einer Abnutzungsdermatose oder eines allergischen Ekzems) bringen die Gefahr der Berufsunfähigkeit mit sich. Insofern sollte jede medizinisch-pflegerisch tätige Person ein hohes Interesse daran haben, ihre Hände vor Irritationen zu schützen.

Die häufigsten Gründe für Hautirritationen im beruflichen Umfeld:
- Häufiges Waschen statt Händedesinfektion
- Häufiges Arbeiten im feuchten Milieu ohne Handschuhe
- Gewohnheitsmäßiger Gebrauch von Handbürsten für die Handfläche und -rücken

- Gewohnheitsmäßiges Tragen flüssigkeitsdichter Handschuhe ohne Indikation
- Handkontakt mit sensibilisierenden Stoffen (z. B. Grobdesinfektionsmittel)

Neben der Vermeidung dieser Faktoren empfiehlt sich der Gebrauch von Handpflegemittel:
- Öl-in-Wasser-Produkte, die schnell einziehen und keinen Fettfilm hinterlassen, zur routinemäßigen Hautpflege zwischendurch;
- Wasser-in-Öl-Produkte, die einen dünnen Fettfilm hinterlassen und als Handcreme zum Schichtende oder vor Arbeiten mit Wasserkontakt indiziert sind.

Welche Handpflegeprodukte vor Ort zur Verfügung stehen, ist meist dem Reinigungs- und Desinfektionsplan zu entnehmen. Beratung leistet der Betriebsärztliche Dienst.

9.7 Prävention von Stichverletzungen und Verhalten im Verletzungsfall

Im Zusammenhang mit Injektionen, Blutentnahmen, dem Legen von Venenzugängen, Punktionen, Inzisionen usw. besteht die hohe Gefahr, sich an benutzten Kanülen, Trokaren oder Skalpellen zu verletzen. Dieses Risiko wird minimiert, wenn folgende Hygienemaßnahmen eingehalten werden:

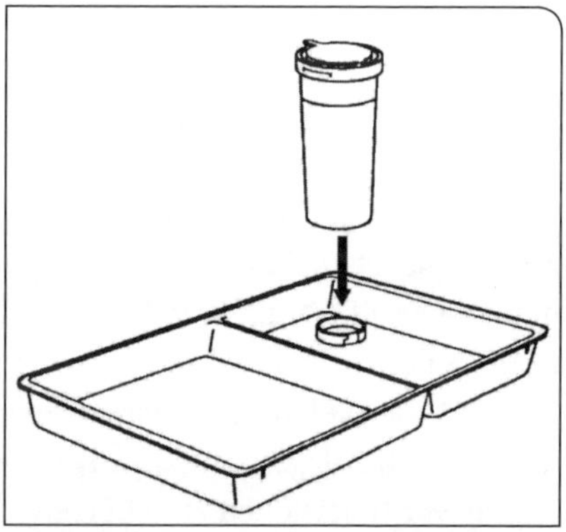

Abb. 9.6: Durchstichfestes Behältnis zur Kanülenentsorgung (mit freundlicher Genehmigung der Fa. Udo Heisig).

- Verwendung von Sicherheitskanülen
- Spitze und scharfe Instrumente sofort nach Gebrauch in ein durchstichfestes Behältnis entsorgen
- Kein Wiederaufsetzen von Schutzkappen (Recapping) nach Gebrauch
- Kein Nachstopfen von spitzen und scharfen Gegenständen (wie Kanülen) in bereits volle Entsorgungsbehältnisse

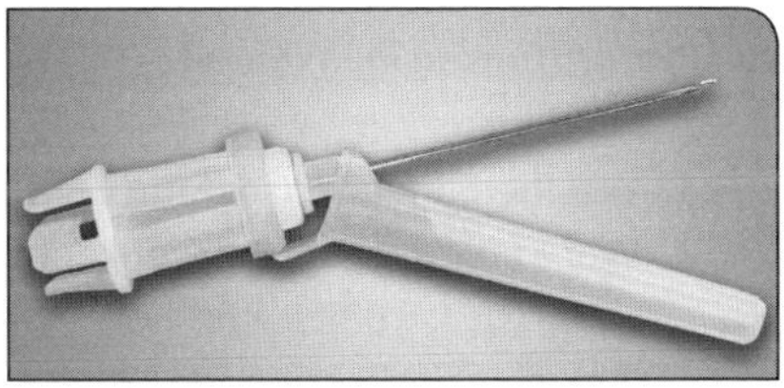

Abb. 9.7: Beispiel einer Sicherheitskanüle (mit freundlicher Genehmigung der Sarstedt AG & Co.).

Als durchstichfeste Behältnisse eignen sich verschließbare, flüssigkeits- und durchdringfeste, gekennzeichnete Einweg-Behältnisse, die auf die zu entsorgenden Gegenstände abgestimmt sind. Volle Behältnisse sind so zu verschließen, dass ein unbeabsichtigtes Öffnen nicht möglich ist. Die Entsorgung erfolgt mit den übrigen kontaminierten Abfällen (siehe Kap. 10.5). Ein Umfüllen voller (kleiner) Behältnisse in andere (größere) ermöglicht Verletzungen und ist daher untersagt.

Bei Sicherheitskanülen (z. B. Vasofix Safety® wird die Kanülenspitze nach dem Herausziehen mit einer mechanischen Vorrichtung umschlossen, sodass eine Verletzung ausgeschlossen wird. Ähnliche Sicherheitsvorrichtungen gibt es auch für Blutentnahmen (z. B. Monovette® oder für Lanzetten (z. B. SurgiLance®.

Verhalten im Verletzungsfall

Wenn es zu einer Verletzung an einem kontaminierten Gegenstand (z. B. Kanüle) gekommen ist, sind folgende Sofortmaßnahmen durchzuführen:

- Blutfluss fördern durch Druck auf das umliegende Gewebe für mind. eine Minute.
- Intensive Spülung des Wundgebietes oder des betroffenen Schleimhautareals mit Wasser oder physikalischer Kochsalzlösung.
- Desinfektion des Wundgebietes mit einem alkoholischen Hautdesinfektionsmittel.
- Jede Verletzung an einem kontaminierten Gegenstand ist ein Arbeitsunfall und sollte als solcher nach Durchführung der Sofortmaßnahmen erfasst werden. Im Krankenhaus ist hierfür meist die Notaufnahme zuständig, außerhalb ein sog. »Durchgangsarzt« (D-Arzt). Dem behandelnden Arzt obliegt es auch, die notwendigen serologischen Untersuchungen und die geeigneten Therapiemaßnahmen vorzunehmen.

Überprüfen Sie Ihr Wissen!

1. Welchen Infektionsgefahren ist pflegerisches Personal ausgesetzt?
2. Wer kümmert sich im Krankenhaus um die Wahrnehmung und Organisation der Arbeitssicherheit?
3. Was sind Fachkräfte für Arbeitssicherheit und was sind Sicherheitsbeauftragte; welche Aufgaben haben sie innerhalb eines Krankenhauses?
4. Was sind Betriebsärzte und welche Aufgaben haben sie innerhalb eines Krankenhauses?
5. Welche Impfempfehlungen bestehen für medizinisch-pflegerische Mitarbeiter?
6. Welche Regeln zum äußeren Erscheinungsbild sind von direkt am Patienten arbeitenden Personen zu beachten?
7. Welchen Zweck hat Dienstkleidung, wie soll sie beschaffen sein und welche Regeln sind beim Gebrauch zu beachten?
8. Was versteht man unter »Persönlicher Schutzausrüstung« (PSA) und welche Regeln sind beim Gebrauch zu beachten?
9. Was sind die drei Ziele der Händehygiene?
10. Welche Indikationen hat die Händereinigung im Pflegedienst?
11. Was bewirkt eine hygienische Händedesinfektion und wann ist sie indiziert?
12. Wie wird eine hygienische Händedesinfektion durchgeführt und welche Mittel werden dabei verwendet?
13. Wie ist zu verfahren, wenn sowohl eine Händereinigung als auch eine hygienische Händedesinfektion indiziert ist?
14. Worin unterscheidet sich eine chirurgische Händedesinfektion von einer hygienischen?
15. Welche Anforderungen bestehen hinsichtlich der Beschaffenheit von Schutzhandschuhen im Gesundheitsdienst und welche Materialien finden hierbei Verwendung?
16. Wie lassen sich Stichverletzungen vermeiden?
17. Welche Sofortmaßnahmen sind bei einer Verletzung an benutzten Kanülen etc. durchzuführen?
18. Welche Handpflegemittel sollen zur routinemäßigen Handpflege und welche bei Arbeiten mit Wasserkontakt verwendet werden?
19. Wie lassen sich Stichverletzungen vermeiden?
20. Welche Sofortmaßnahmen sind bei einer Verletzung an benutzten Kanülen etc. durchzuführen?

10 UMGEBUNGSHYGIENE

10.1 Baulich-funktionelle Hygienemaßnahmen

Sowohl bei Krankenhausneu- als auch bei -umbauten werden Hygieneaspekte in die Planung und Gestaltung einbezogen, um die Bildung von Keimreservoiren und deren Verschleppung zu reduzieren. Grundlagen hierzu finden sich in den KRINKO-Empfehlungen, in den Regelwerken der Berufsgenossenschaft und ggf. in den Verordnungen der Länder (siehe Anhang D, Pos. 1, 3 und 4).

10.1.1 KRINKO-Einteilung der Krankenhausbereiche

Innerhalb der KRINKO-Empfehlung »Anforderungen an die Hygiene bei der Reinigung und Desinfektion von Flächen« (siehe Anhang D, Pos. 1) werden, unabhängig von den Vorgaben der Biostoffverordnung, in Krankenhäusern fünf Bereichsgruppen unterschieden:

1. Bereiche ohne Infektionsrisiko, wie Treppenhäuser, Flure, Verwaltung, Speiseräume, technische Bereiche etc.
2. Bereiche mit möglichem Infektionsrisiko, wie allgemeine Pflegestationen, Ambulanzen, Radiologie, Physikalische Therapie, Dialysestationen etc.
3. Bereiche mit besonderem Infektionsrisiko, wie OP-Abteilungen, Eingriffsräume, Einheiten für besondere Intensivtherapie (z. B. Langzeitbeatmete, Schwerstbrandverletzte), Transplantationspatienten, Hämato-Onkologie, Frühgeborene etc.
4. Bereiche mit Patienten, die Erreger so in sich tragen, dass im Einzelfall die Gefahr einer Weiterverbreitung besteht, wie Isolierbereiche,
5. Bereiche, in denen für das Personal ein besonderes Infektionsrisiko besteht, wie mikrobiologische Laboratorien, Wäscherei, Zentrale Sterilgut Versorgungsabteilung (ZSVA) etc.

10.1.2 Reine und unreine Seiten

Innerhalb der Krankenhausbereiche 2 bis 5 werden reine und unreine Seiten sowohl baulich als auch funktionell unterschieden. Auf Pflegestationen und Funktionsbereichen ist es zur Reduktion von indirekten Kontaktübertragungen notwendig, Funktionsräume reinen oder unreinen Arbeiten zuzuordnen (Tab. 10.1).

In diesem Zusammenhang sind folgende Hygieneregeln zu beachten:
- Der Wechsel von unreinen zu reinen Arbeiten erfordert eine hygienische Händedesinfektion.
- Lebensmittel, Medikamente und Untersuchungsmaterialien müssen separat voneinander gelagert und gekühlt werden.
- Alle reinen Güter und Materialien dürfen bei ihrer Lagerung keinen Fußbodenkontakt haben.
- Sterilgut darf nicht in Räumen für unreine Arbeiten gelagert und vorbereitet werden.

Tab. 10.1: Übersicht reiner und unreiner Räume und Tätigkeiten auf einer Pflegestation.

Reinräume	Vorbereitung invasiver Maßnahmen	Lagern, Stellen und Vorbereiten von Medikamenten	Lagerung von Sterilgut und/oder Frischwäsche	Lagerung und Vorbereitung von Lebensmitteln	Aufbereitung von Instrumenten und Pflegeutensilien	Entsorgung von Fäkalien und Sekreten	Lagerung von Abfällen und/oder Schmutzwäsche
reine Pflegearbeitsräume	*	*	*				
Stationszimmer		*	*				
Diagnostik- und Therapieräume	*	*	*				
Teeküchen				*			
Vorratsräume			*				
Unreine Räume							
Unreine Arbeitsräume					*	*	*
Lagerräume für Abfälle und Schmutzwäsche							*

10.1.3 Schleusen

Um eine strikte Bereichsunterteilung zu erreichen, ist ein Schleusensystem notwendig. Schleusen sind Räume oder Raumabschnitte, die eine Art »Grauzone« zwischen reiner und unreiner Seite darstellen.
- Je nach Einsatzmöglichkeit unterscheidet man Patienten-, Personal- und Materialschleusen;
- je nach Bauweise Ein- und Mehrkammerschleusen und
- je nach Funktion Kontakt- und Luftschleusen.

Die meisten im Krankenhaus anzutreffenden Schleusen sind Personal-Mehrkammer-Kontaktschleusen.

10.1.3.1 Patienten-, Personal- und Materialschleusen

- **Patienten- und Personalschleusen** sind Verbindungsräume zwischen einer reinen und einer unreinen Seite. Sie ermöglichen es, von der unreinen Seite die reine Seite betreten zu können, ohne Keimpotenziale zu verschleppen. Sie sind so eingerichtet, dass in diesen Verbindungsräumen Vorbereitungen, wie Umkleiden, Händedesinfektion usw., durchgeführt bzw. Patienten übergeben werden können.
- Bei **Materialschleusen** handelt es sich meist um Durchreichen oder Lastenfahrstühle, die eine Grenze zwischen der reinen und der unreinen Seite darstellen.

10.1.3.2 Ein- und Mehrkammerschleusen

Diese Unterscheidung kommt im Krankenhaus nur bei Personalschleusen zum tragen (Abb. 10.1), wie sie z. B. in Operationsabteilungen, speziellen Intensivstationen oder in der ZSVA eingerichtet wurden:
- Bei einer **Einkammerschleuse** handelt es sich lediglich um einen Umkleideraum, der sich zwischen der reinen und unreinen Seite befindet. Da sich das Aus- und Ankleiden in nur einem Raum abspielt, sind ungewollte Kontakte dennoch nicht ausgeschlossen, was die Effizienz der Schleuse in Frage stellt.
- Bei einer **Zweikammerschleuse** entkleidet sich das Personal im ersten (unreinen) Raum und zieht sich in einem zweiten (reinen Raum) Bereichskleidung an. Bei Verlassen des reinen Bereiches wird die Bereichskleidung im ersten Raum ausgezogen und im gleichen Raum die Zivil- oder Berufs-

kleidung angezogen. Hier besteht die Möglichkeit Keimpotenziale der benutzten Bereichskleidung im ersten Raum zu verbreiten.

- Bei einer **Dreikammerschleuse** wird die Trennung am konsequentesten umgesetzt: Im ersten Raum wird die Zivilkleidung ausgezogen, im zweiten Raum die Bereichskleidung angezogen, im dritten Raum die Bereichskleidung ausgezogen, worauf im ersten Raum die Zivilkleidung wieder angezogen werden kann.

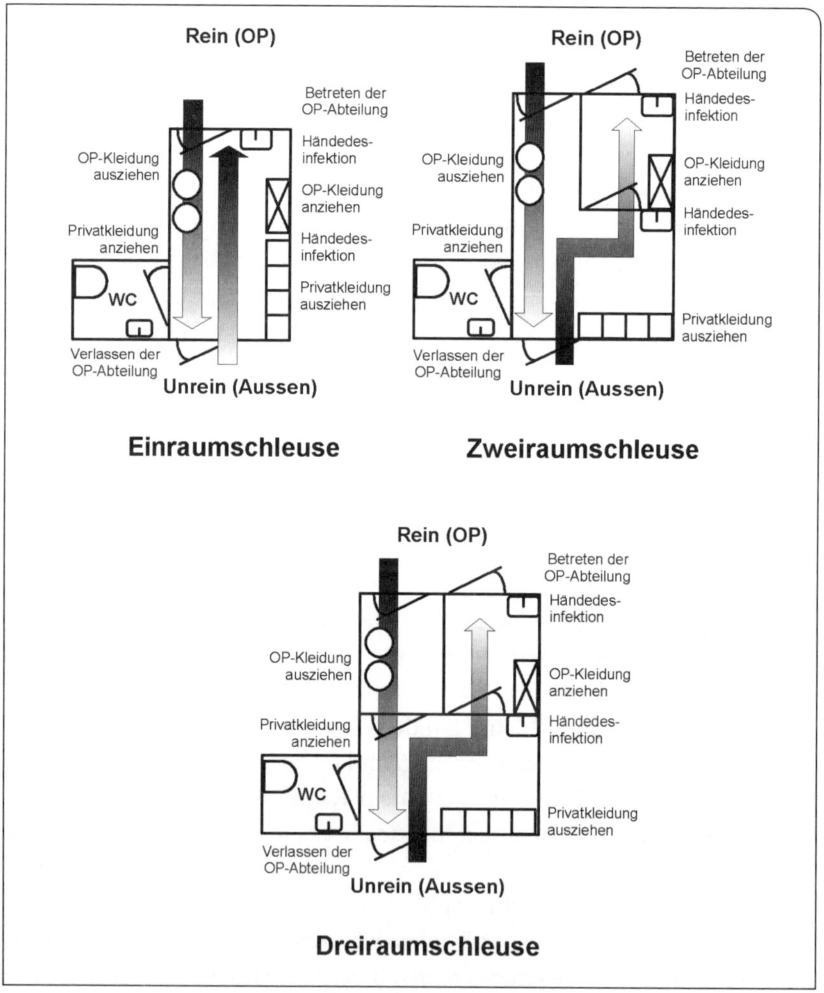

Abb. 10.1: Ein- und Mehrkammer-Personalschleusen.

10.1.3.3 Kontakt und Luftschleusen

Wenn Schleusen zur Unterbindung unerwünschter Kontakte dienen werden sie als »Kontaktschleusen« bezeichnet. Im Krankenhaus sind die weitaus meisten Schleusen dieser Gruppe zuzurechnen. Wenn dagegen die erhöhte Gefahr einer aerogenen Übertragung besteht, ist auch eine lüftungstechnische Trennung zwischen rein und unrein notwendig. Derart ausgestattete Schleusen werden »Luftschleusen« genannt. Anwendungsgebiete für Luftschleusen sind z. B. mikrobiologische Labore mit einer hohen Sicherheitsstufe oder Schutzisolierungseinheiten für Knochenmarktransplantationen.

10.1.4 Trinkwasserversorgung

10.1.4.1 Probleme mit Trinkwasser

Krankenhäuser sind an die allgemeine Trinkwasserversorgung angeschlossen. Laut Trinkwasserverordnung (TrinkWV) muss Trinkwasser frei von Krankheitserregern sein und daneben eine Reihe weiterer Bedingungen erfüllen. Diese Vorgaben werden im Krankenhaus vom Gesundheitsamt bzw. von entsprechend beauftragten Personen regelmäßig überprüft, sodass es sich bei Trinkwasser normalerweise um Wasser von hoher Qualität handelt.

Innerhalb des weit verzweigten Leitungsnetzes, in unzugänglich arbeitenden Warmwasserbereitern und an Wasserstrahlreglern kann es jedoch schnell zur Besiedelung des Trinkwassers mit bakteriellen Krankheitserregern kommen. Sie bringen vor allem für abwehrgeschwächte Patienten die Gefahr nosokomialer Infektionen des Respirations- oder Intestinaltraktes mit sich. Besonders gefürchtet ist hierbei die Gefahr der **Legionellose**, eine häufig letal verlaufende Lungenentzündung, die durch das wärmeliebende Bakterium Legionella pneumophila verursacht wird.

10.1.4.2 Hygieneregeln beim Umgang mit Trinkwasser

Zur Konstruktion von Leitungsnetzen und bei der Nutzung von Trinkwasser sind folgende Hygieneregeln einzuhalten:

- Die Konstruktion eines Leitungsnetzes soll so beschaffen sein, dass Kaltwasserleitungen vor Erwärmung geschützt werden, stagnierendes Wasser vermieden wird und ein ausreichender Wasseraustausch gewährleistet ist.

- Wasserstrahlregler und Überläufe in Waschbecken sollen auf Pflegestationen und Funktionsbereichen nicht vorhanden sein.
- Stehendes Wasser ist zu vermeiden. Daher sollen möglichst alle Wasserzapfstellen regelmäßig verwendet werden. Ggf. sind selten genutzte Wasserstellen nach Plan wöchentlich zu durchspülen.

10.1.4.3 Sanierungsmöglichkeiten

Wenn in einer Einrichtung festgestellt wird, dass Legionellen oder andere krankheitserzeugende Mikroorganismen in einem nicht vertretbaren Maße vorhanden sind, bieten sich folgende Sanierungsmöglichkeiten an:

- **Thermische Desinfektion**, indem das Leitungsnetz auf eine Temperatur von mehr als 65 °C aufgeheizt wird. Nachteile: Verletzungsgefahr durch Verbrühung und Belastung der Rohre.
- **Chemische Desinfektion**, indem dem Wasser Chlor oder Kupferionen beigemengt werden. Nachteil: Das veränderte Wasser entspricht u. U. nicht mehr den Vorgaben der TrinkWV.
- **Desinfektion mit UV-Licht**, indem das Wasser durch eine spezielle Apparatur geleitet und mit UV-Strahlen desinfiziert wird. Nachteil: geringe Wirkung.
- **Bauliche Sanierung**, indem Stichleitungen entfernt und Leitungen neu verlegt werden. Nachteil: hohe Kosten.
- **Filtrierung**, indem die Wasserhähne mit Filtern versehen werden. Nachteil: Die Filter müssen wöchentlich ausgetauscht werden, was hohe Kosten verursacht.

10.1.5 Handwaschplätze

Da die meisten Krankenhausinfektionen durch die Hände des Personals übertragen werden, sollen in allen Räumen, in denen Patienten gepflegt und medizinisch behandelt werden, Handwaschplätze vorhanden sein. Zur hygienegerechten Ausstattung eines Handwaschplatzes gehören (Abb. 10.2):

- Armaturen, die ohne Handberührung bedienbar sind
- Waschbecken ohne Überlauf
- Desinfektionsmittel-, Seifen- und ggf. Handcremespender, Spender mit Einmalhandtüchern
- Abwurf mit Deckel und Fußbedienung

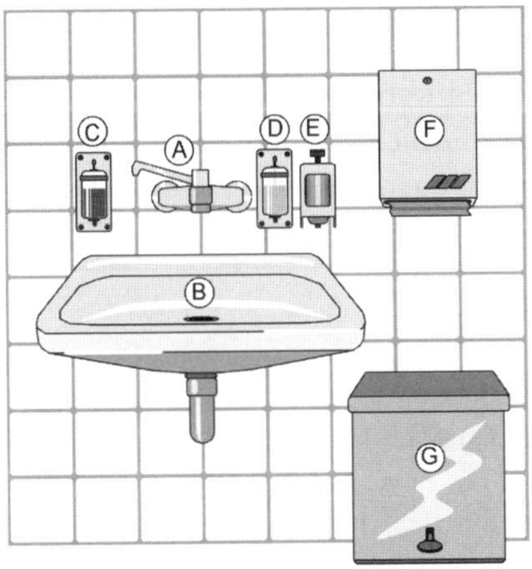

A = Ellbogen-bedienbarer Wasserhahn,
B = Waschbecken ohne Überlauf,
C = Spender für Desinfektionsmittel,
D = Spender für Flüssigseife,
E = Spender für Handcreme,
F = Spender für Einmalhandtücher,
G = Abwurf mit Deckel und Fußbedienung

Abb. 10.2: Handwaschplatz.

10.1.6 Belüftung und Klimatisierung

In Krankenhausbereichen der Gruppe 3, d.h. Bereichen mit einem besonderem Infektionsrisiko (siehe Kap. 10.1.1) werden besondere Anforderungen an die Beschaffenheit der Raumluft gestellt. Um sie zu erfüllen, erfolgt die Belüftung und Klimatisierung über raumlufttechnische Anlagen (RLT-Anlagen, Abb. 10.3). Über RLT-Anlagen kann Raumluft so verändert werden, dass sie vorgegebenen Bedingungen (Konditionen) entspricht. Im Einzelnen dienen RLT-Anlagen:

- zur Erzeugung einer definierten Raumluftfeuchte und -strömung, evtl. auch -temperatur,
- zur Aufbereitung der Außenluft zu einer hygienisch einwandfreien Zuluft,
- zum Abführen von Verunreinigungen (z.B. Stäube, Keime oder Gase).

Die Beschaffenheit von RLT-Anlagen im Krankenhaus richtet sich in Deutschland nach der DIN 1946, Teil 4. Sie unterscheidet zwei Raumklassen:

- Raumklasse I mit sehr hohen Anforderungen an die Keimarmut (OP, Sterilisationsabteilung, Verbrennungs-Intensiv, Einheiten für stark immunsupprimierte Patienten), die durch den Einsatz endständiger Schwebstoff-(»S«)Filter erzeugt wird
- Raumklasse II, bei der klimaphysiologische Aspekte im Vordergrund stehen (z.B. Intensivstationen und Funktionsbereiche)

Unabhängig von der Raumklasse werden RLT-Anlagen automatisch und meist zentral gesteuert, was jedoch nur dann funktioniert, wenn Fenster und Türen geschlossen sind. RLT-Anlagen werden vom technischen-, vom Hygienefachpersonal oder durch externe Firmen nach normativ vorgegebenen Kriterien regelmäßig überprüft und gewartet.

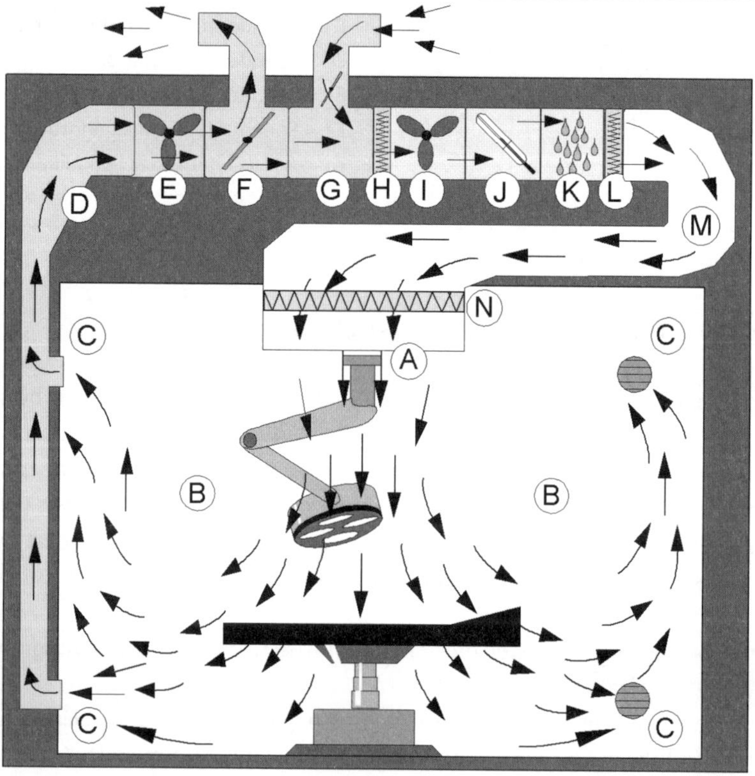

Über eine Auslassöffnung (A) wird nahezu sterile Luft in den Raum gebracht. Die Luftströmung (B) bewirkt, dass die gefilterte Luft wie ein Vorhang hinabsinkt und im Raum ein leichter Überdruck herrscht. Die »verbrauchte« Luft wird über Fortluftöffnungen (C) durch Ventilatoren (E und I) über ein Schachtsystem (D) angesaugt und nach außen geleitet (F). Durch Ansaugung kommt Außenluft ins System (G) und wird durch drei Filter (H, L und N) sowie durch Module zur Temperaturregulation (J) und zur Befeuchtung (K) konditioniert. Die Anlage arbeitet automatisch und ist hierzu mit einer Vielzahl von Messfühlern versehen.

Abb. 10.3: Schema einer raumlufttechnischen Anlage (OP-Saal).

10.2 Flächenreinigung und -desinfektion

10.2.1 Regelwerke

- Die KRINKO-Empfehlung »Anforderungen an die Hygiene bei der Reinigung und Desinfektion von Flächen« enthält Details zur Durchführung der routinemäßigen Flächenreinigung und -desinfektion im Krankenhaus enthalten sind (siehe Anhang D, Pos. 1).
- Für den Seuchenfall sind in § 18 IfSG besondere Desinfektionsmaßnahmen vorgesehen (siehe Anhang D, Pos. 3).
- Die Flächenreinigung und -desinfektion in Groß-, Stations- und Milchküchen wird über das Lebensmittelrecht, speziell über die EG-Verordnung zur Lebensmittelhygiene Nr. 852 geregelt (siehe Anhang D, Pos. 8).
- In Bereichen, in denen Arzneimittel hergestellt oder Medizinprodukte aufbereitet werden, gilt das Arzneimittel- bzw. Medizinprodukterecht (siehe Anhang D, Pos. 3).

10.2.2 Fortlaufende Flächenreinigung und -desinfektion

10.2.2.1 Indikationen

Flächendesinfektion ist indiziert, wenn Flächen kontaminiert wurden bzw. wenn sich auf Flächen oder Inventar Keimreservoire bilden können und eine Übertragung zu befürchten ist.

Eine Übertragungsgefahr ist in den Bereichsgruppen 2 bis 5 (Tab. 10.2) hauptsächlich bei Flächen mit häufigem Hand- oder Hautkontakt gegeben, z. B.:

- Bettgestelle und Zubehör, Nachttische, Ablagen, Toilettenstühle und Tragen
- Sanitärbereiche für Patienten, wie Badewanne, Armaturen, Waschbecken und -umgebung
- Medizinische Geräte, wie Monitore, Tastatur, Infusionsständer, EKG-Gerät, Kabel, Flächen bei medizinischen Geräten mit häufigem Kontakt
- Inkubatoren und Wickeltische
- Arbeitsflächen von Verbandswagen, im Stationszimmer und in reinen Pflegearbeitsräumen

Außerhalb dieser Indikationen genügt die Reinigung. Welche Maßnahmen vor Ort konkret vorzunehmen sind, wird im Krankenhaus über Reinigungs- und Desinfektionspläne geregelt (siehe Kap. 8.3.3 und Anhang B).

Tab. 10.2: Indikationen zur Flächenreinigung und -desinfektion in Bezug zu Krankenhausbereichsgruppen.

Bereichsbezeichnung	Bereichsbeispiele	zu desinfizierende Flächen	zu reinigende Flächen
1 Bereich ohne Infektionsrisiko	Treppenhäuser, Flure, Verwaltung, Speiseräume, technische Bereiche	keine	alle Flächen
2 Bereich mit möglichem Infektionsrisiko	allgemeine Pflegestationen, Ambulanzen, Radiologie, Physiotherapie, Dialysestationen, Entbindungsstationen, Intensivstationen mit Überwachungspatienten	Flächen mit häufigem Haut- oder Handkontakt	Fußböden und alle übrigen Flächen
3 Bereich mit besonderem Infektionsrisiko	OP-Abteilungen, Eingriffsräume, Einheiten für besondere Intensivtherapie, Transplantationen, Hämato-Onkologie	Flächen mit häufigem Haut- oder Handkontakt sowie Fußböden	alle übrigen Flächen
4 Bereiche mit Patienten, die Erreger so in sich tragen, dass im Einzelfall die Gefahr einer Weiterverbreitung besteht	Isolierstationen, Funktionsbereiche, in denen Isolierpatienten behandelt werden	Flächen mit häufigem Haut- oder Handkontakt sowie Fußböden	alle übrigen Flächen
5 Bereiche, in denen für das Personal ein besonderes Infektionsrisiko besteht	mikrobiologische Laboratorien, Wäscherei, zentrale Sterilgut-Versorgungsabteilung	Vorgehen nach Gefährdungsanalyse gemäß Biostoffverordnung	

10.2.2.2 Flächenreinigung

Allgemein werden Flächen mit Tensid-haltigen Mitteln (siehe Kap. 5.3.2) gereinigt, die je nach Anwendungszweck (Fußboden, Möbelflächen, Sanitär) modifiziert und mit weiteren Substanzen kombiniert werden.

Die Durchführung erfolgt meist nach folgendem Schema:

- Das Inventar wird reinigend abgewischt, wobei für die Bereiche Mobiliar, Sanitär und WC farblich getrennte Tücher und Eimer verwendet werden. Als Alternative gibt es Einmalsysteme mit vorgetränkten Vliestüchern (z. B. Bode X-Wipes).
- Fußböden werden mittels der »Halbnass-Einstufen-Methode« gereinigt: In einer Wanne befinden sich getränkte Wischmopps. Für jeden Raum wird ein neuer getränkter Mopp verwendet, der nach Gebrauch in eine Abwurfwanne kommt. Auf diese Weise werden Kontaminationen und Schmutzverteilungen vermieden. Alternativ hierzu wird auch mit vorgetränkten Möppen gearbeitet.
- Wieder verwendbare Lappen und Wischmopps müssen maschinell desinfizierend aufbereitet werden. Ebenso sind die verwendeten Eimer und Gerätschaften nach Abschluss der Reinigungsarbeiten zu desinfizieren.

10.2.2.3 Flächendesinfektion

Mittel, Methoden und Einwirkzeiten zur routinemäßigen Flächendesinfektion im Krankenhaus sind der VAH-Liste (siehe Kap. 5.5.3) zu entnehmen.

Als **Desinfektionsmethode** wird bevorzugt die Scheuer-Wisch-Desinfektion angewandt. Das Sprühen ist aufgrund des unzuverlässigen Wirkstoffauftrags, der fehlenden mechanischen Einwirkung und der Gefahr des Einatmens evtl. allergisierender und schleimhautreizender Aerosole eine Methode, die nur bei unzugänglichen Flächen angewandt werden sollte.

Als **Desinfektionsmittel** sind für große Flächen Aldehyde, oberflächenaktive Substanzen, Alkylamide oder Sauerstoffabspalter geeignet (siehe Kap. 5.4.3). Aldehyde wurden auf Grund der Allergiegefahr durch die genannten Substanzen weit gehend verdrängt. Für kleine Flächen werden auf Grund ihrer schnellen Wirkung alkoholische Mittel bevorzugt.

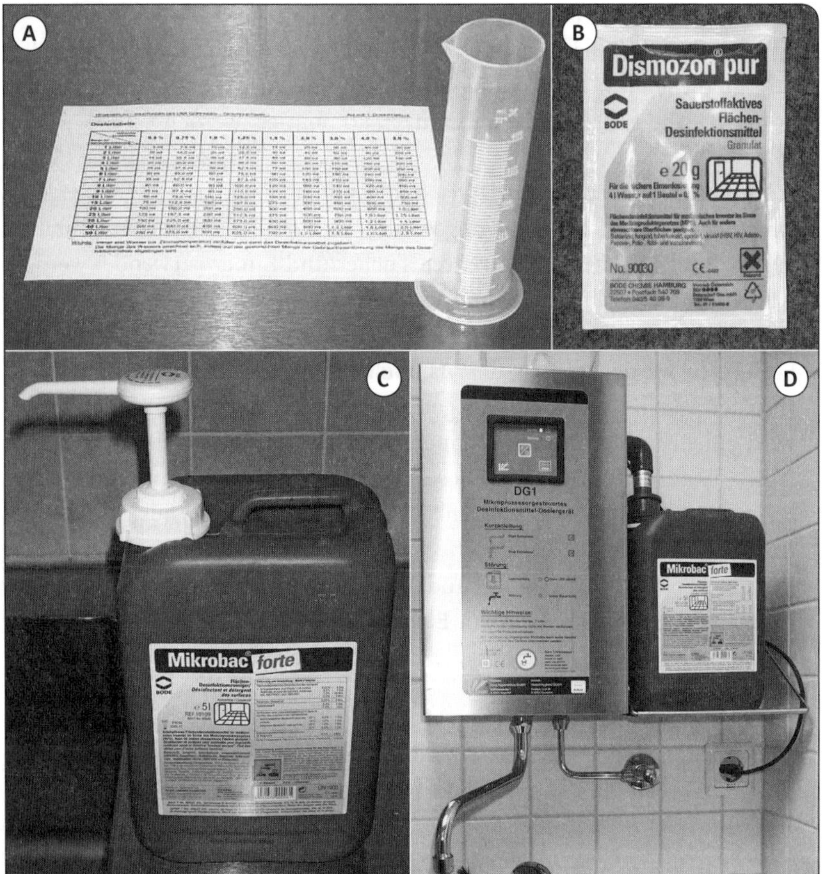

A = Dosiertabelle und Messbecher, B = Dosierbeutel, C = Dosierpumpe,
D = Desinfektionsmittelzumischgerät (DZG).

Abb. 10.4: Desinfektionsmittel-Dosiersysteme.

Die **Dosierung** ist meist auf eine Einwirkzeit von einer Stunde abgestimmt. Durch eine höhere Konzentration des Mittels kann sie meist auf 15 oder 30 Minuten abgesenkt werden. Alkoholische Flächendesinfektionsmittel haben eine Einwirkzeit von nur fünf Minuten.

Mit Ausnahme der unverdünnt anzuwendenden alkoholischen Mittel müssen Desinfektionslösungen angemischt werden, indem das Mittel als

Konzentrat geliefert wird, das mit Wasser zu einer Lösung verdünnt werden muss. Als Dosiersysteme bieten sich verschiedene Möglichkeiten an (Abb. 10.4):

- Dosiertabelle und Messbecher
  Vorteile: Bei sachgemäßer Handhabung präzise und preiswert.
  Nachteile: umständlich, Gefahr des Verschüttens, Kontakt mit Konzentraten möglich.
- Dosierbeutel
  Vorteile: einfache Handhabung, präzise.
  Nachteile: teuer, Kontakt mit Konzentraten möglich, Abfälle durch leere Beutel.
- Dosierpumpen (werden auf Kanister aufgeschraubt)
  Vorteile: einfache Handhabung, preiswert.
  Nachteile: Auch bei sachgemäßer Handhabung unpräzise, Kontakt mit Konzentraten möglich.
- Desinfektionsmittelzumischgeräte (= DZG)
  Vorteile: Sehr einfache Handhabung, bei regelmäßiger Wartung präzise, Kontakt mit Konzentraten nur beim Wechseln des Kanisters möglich.
  Nachteile: Die sichere Funktion ist an regelmäßige Wartung gebunden, hoher Preis für Anschaffung und Wartung, verleitet zum Mehrverbrauch.

10.3 Krankenhausbetten

10.3.1 Anforderungen an die Aufbereitung

Zur Aufbereitung von Krankenhausbetten gibt es eine Richtlinie des Robert Koch-Institutes (RKI) von 1979: »Anforderungen der Hygiene an die funktionelle und bauliche Gestaltung von Einrichtungen zur Bettenaufbereitung« (siehe Anhang D, Pos. 1) sowie eine Leitlinie der Deutschen Gesellschaft für Krankenhaushygiene (DGKH): »Anforderungen an die Bettenhygiene« (siehe Anhang D, Pos. 7). Es wird davon ausgegangen, dass benutzte Krankenhausbetten eine Übertragungsfläche von pathogenen bzw. fakultativ pathogenen Keimen sind und somit eine Infektionsgefahr für Patienten und Personalmitglieder darstellen. Das RKI fordert daher: »Jeder stationär aufgenommene Patient soll ein sauberes, desinfiziertes, mit frischer Wäsche bezogenes Bett erhalten.«

Dies verlangt eine entsprechende Beschaffenheit der Betten und des Bettzubehörs:

- Die Gestelle von Krankenhausbetten und die Zusatzteile (z. B. Haltegriffe oder Bettscheren) müssen chemisch oder chemothermisch desinfiziert werden können.
- Zum Kontaminationsschutz der Matratzen werden meist spezielle atmungsaktive, keimdichte und abwischbare Bezüge verwendet.
- Kopfkissen und Bettdecken müssen so beschaffen sein, dass sie mit einem desinfizierenden Waschverfahren aufbereitet werden können.

10.3.2 Durchführung der Bettenaufbereitung

Die Bettenaufbereitung kann zentral, d. h. in einer Bettenzentrale, oder dezentral, d. h. durch eine vor Ort arbeitende Aufbereitungstruppe, erfolgen.

10.3.2.1 Vorgehensweise Bettenzentrale

Bettenzentralen sind in eine reine und eine unreine Seite unterteilt. Zwischen den beiden Seiten befinden sich eine Personalschleuse, eine Materialschleuse und eine Art Waschstraße zur chemothermischen Aufbereitung des Bettgestells und der Zusatzteile.

- Ein Transportdienst holt die gebrauchten Betten von der Station ab und bringt sie in die unreine Seite der Zentrale. Für den Transport von benutzten und aufbereiteten Betten wird eine Textil- oder eine Folienabdeckung verwendet.
- Auf der unreinen Seite wird das Bett abgezogen. Die Bettwäsche, das Kopfkissen, die Bettdecke und der Matratzenschutz werden in Aufbereitungssäcke sortiert. Alternativ ist auch eine Wischdesinfektion des Matratzenschutzes möglich. Die Matratze wird über die Materialschleuse auf die reine Seite geschoben.
- Es folgt eine automatische, meist chemothermische Reinigung und Desinfektion des Bettgestells.
- Auf der reinen Seite wird das desinfizierte Gestell mit der Matratze versehen, neu bezogen, mit einem Schutzbezug abgedeckt und zur weiteren Verwendung zwischengelagert.
- Wenn die Bettenzentrale über eine entsprechende Anlage verfügt, ist auch eine thermische Desinfektion kontaminierter Matratzen, Decken und Kopfkissen vor Ort möglich.

10.3.2.2 Dezentrale Vorgehensweise

Zur dezentralen Bettenaufbereitung sollten dafür reservierte Aufbereitungsräume zur Verfügung stehen, damit die Aufbereitung weder im Patientenzimmer (Störung der Patienten, Aufwirbeln von Staub) noch auf dem Flur stattfindet (Versperrung von Fluchtwegen).

- Bei dezentraler Vorgehensweise wird ein Aufbereitungsdienst angerufen, der das Bett in den nächstgelegenen Aufbereitungsraum fährt.
- Dort wird das Bett abgezogen. Die Bettwäsche, das Kopfkissen, die Bettdecke und der Matratzenschutz werden in Aufbereitungssäcke sortiert (bzw. Wischdesinfektion des Matratzenschutzes).
- Das Gestell wird einer manuellen Scheuer-Wischdesinfektion unterzogen, frisch bezogen und wieder ins betreffende Zimmer gefahren.

10.4 Krankenhauswäsche

10.4.1 Anforderungen an die Aufbereitung

Ebenso wie bei Krankenhausbetten sind Infektionsübertragungen durch **Krankenhauswäsche** (d.h. Bettwäsche, Patientenwäsche, Dienstkleidung und textile Schutzausrüstung) nicht auszuschließen. Anforderungen zum Umgang mit und zur Aufbereitung von Krankenhauswäsche finden sich in der RKI-Richtlinie »Anforderungen der Hygiene an die Wäsche aus Einrichtungen des Gesundheitsdienstes, die Wäscherei und den Waschvorgang und Bedingungen für die Vergabe von Wäsche an gewerbliche Wäschereien« (siehe Anhang D, Pos. 1) von 1995 und in Regelwerken des Arbeitsschutzes (z.B. BGR 500 »Betreiben von Wäschereien«).

In normativen Vorgaben zur Aufbereitung von Krankenhauswäsche wie der RAL-RG 992/2 werden Anforderungen zur Keimfreiheit bzw. -armut von Krankenhauswäsche definiert, die eine Desinfektion der Wäsche notwendig machen. Aufbereitbare OP-Abdeckmaterialien und OP-Mäntel werden nach dem desinfizierenden Waschverfahren einer Dampfsterilisation unterzogen und in entsprechender Verpackung als Sterilgut geliefert.

Schmutzwäsche muss im Krankenhaus als ernst zu nehmendes Keimpotenzial gesehen und entsprechend gehandhabt werden. Aufbereitete Krankenhauswäsche ist dagegen durch desinfizierende Waschverfahren extrem keimarm und infektiologisch unbedenklich. Hier besteht allenfalls die Gefahr, dass durch Hygienefehler (z. B. falsche Lagerung oder mangelnde Händehygiene) Wiederverschmutzungen (Rekontaminationen) stattfinden.

10.4.2 Sortierung von Schmutzwäsche

Eine Sortierung von Schmutzwäsche ist aus verschiedenen Aspekten notwendig:

- **Infektionsschutz:** Wenn es sich um Schmutzwäsche von infizierten Personen handelt, wird diese aus Gründen der Infektionsverhütung und der Arbeitssicherheit separat von anderer Wäsche gehandhabt und gewaschen.
- **Vermeidung von Verfärbungen:** Bestimmte Wäschestücke (z. B. farbige Bereichskleidung) kann weiße Wäsche (z. B. Bettwäsche) verfärben.
- **Anwendung spezieller Aufbereitungsverfahren**, die notwendig sind, weil die Wäsche temperaturempfindlich ist (z. B. elastische Schienenbezüge), große Eiweißbelastungen aufweist (z. B. OP-Wäsche) oder als Medizinprodukt nach Vorgaben des Herstellers aufbereitet und überprüft werden muss (z. B. Anti-Thrombose-Strümpfe).
- Zum Sammeln und Lagern von Schmutzwäsche werden meist spezielle keimdichte Stoffsäcke, sog. »Wickelsäcke« verwendet. Bei Durchfeuchtungsgefahr finden Plastiksäcke Verwendung.

Wie sich die Sortierung im Detail gestaltet, richtet sich nach Vorgaben der Wäscherei, die in einem Wäschesortierungsplan hinterlegt sein sollten, der auf den Stationen und Funktionsbereichen laminiert aushängt (Abb. 10.5).

Paul-Beispiel Krankenhaus Mitarbeiter auf Pflegestationen und Funktionsbereichen	Wäsche-Entsorgungsplan	Revision: 001 Gültig ab: 01.06.06 Dok.Nr.: HY-003

Bezeichnung	Beispiele	Sammelsäcke*
Stationswäsche	Bettlaken, Bettbezüge, Schutzkittel, Patientenhemden, Handtücher, Waschlappen, Putzlappen, Windeln	**Weiße Wickelsäcke**
Infektiöse Stationswäsche	Stationswäsche von Patienten, deren Leib- und Bettwäsche gemäß Kap. 5.2 des Hygieneplanes als infektiös gilt. Ggf. ist eine desinfizierende Vorbehandlung notwendig	**Roter Wickelsack** Zusätzlich Plastiksack mit Aufdruck »Infektiös«
Funktionsbereichswäsche	OP-Tücher, OP-Kasacks und -Hosen.	**Brauner Wickelsack**
Säuglings- und Kinderwäsche	Hemdchen, Jäckchen, Strampler und gekennzeichnete Kinderkleidung	**Blauer Wickelsack**
Sonderwäsche	Wolldecken, Inletts, Felle	**Grüner Wickelsack**
Lohnwäsche	Wäsche außerhalb des Wäschereiprogramms, wie spezielle Schienenbezüge, Kreißbettbezüge etc./Wäsche muss entsprechend gekennzeichnet sein	**Weißer Netzsack** Volle, zugebundene Netzsäcke in weißen Wickelsack
ATS	Benutzte Anti-Trombose-Strümpfe	**Grüner Netzsack** Volle, zugebundene Netzsäcke in weißen Wickelsack
Berufskleidung weiß	Weiße Kasacks, Hosen und Ärztemäntel	**Weißer Sack mit blauem Streifen**
Berufskleidung farbig	Farbige Kasacks und Hosen	**Weißer Sack mit rotem Streifen**

* Für stark durchfeuchtete Wäsche zusätzlich Plastiksack verwenden.

Abb. 10.5: Beispiel eines Schmutzwäsche-Sortierungsplanes.

10.4.3 Regeln für den Umgang mit Frisch- und Schmutzwäsche

- Der Wäschewechsel und die Frage, ob Wäschesammler mit ins Zimmer genommen werden dürfen, richten sich nach der Abteilung, nach den Bedürfnissen des Patienten und nach dem Verschmutzungsgrad der Wäsche. Entsprechende Vorgaben sollten im Hygieneplan hinterlegt sein.
- Bei der Handhabung von Schmutzwäsche sollen Staubaufwirbelungen und Zwischenlagerungen (Stuhl, Fußboden) vermieden werden. Schmutzwäsche ist körperfern zu tragen, um den Kontakt mit der Dienstkleidung zu vermeiden. Nach Handkontakten mit Schmutzwäsche ist eine hygienische Händedesinfektion notwendig. Volle Wäschesäcke sollen stets verschlossen gelagert und transportiert werden. Schmutzwäsche muss direkt vor Ort sortiert werden, um eine Nachsortierung zu vermeiden.
- Der Transport und die Lagerung frischer Krankenhauswäsche soll in geschlossenen Schränken oder Rollcontainern stattfinden. Für das Beziehen von Betten und zur Entsorgung von Schmutzwäsche werden meist Kombinationswagen verwendet (Abb. 10.6).
- Die Handhabung von Frischwäsche soll mit desinfizierten Händen erfolgen. Frischwäsche darf nicht zusammen mit Schmutzwäsche oder Abfällen gelagert werden. In Lagerräumen für Frischwäsche sollen keine Entsorgungsarbeiten stattfinden.

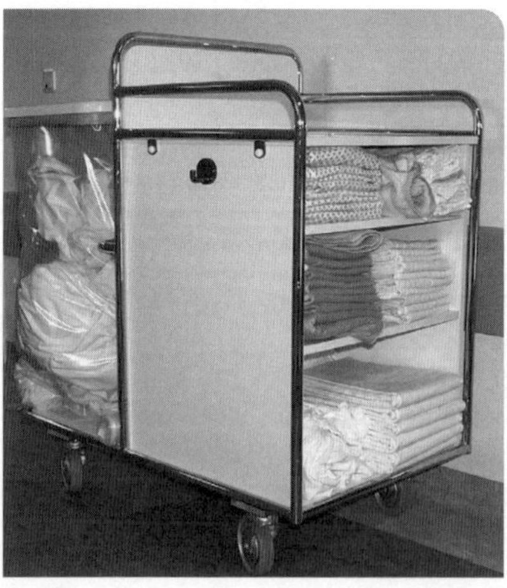

Abb. 10.6: Kombinationswagen zur Wäschever- und -entsorgung.

10.5 Krankenhausabfälle

10.5.1 Regelwerke und Organisation

Im Zusammenhang mit der Entsorgung von Krankenhausabfällen gibt es zahlreiche Bestimmungen seitens des Abfall, Infektionsschutz-, Arbeitsschutz-, Chemikalien- und Gefahrgutrechts.

Zur praktischen Umsetzung dieser vielfältigen Vorgaben gibt es eine Informationsschrift der Bund/Länder-Arbeitsgemeinschaft Abfall (LAGA): »Vollzugshilfe zur Entsorgung von Abfällen aus Einrichtungen des Gesundheitsdienstes« von 2010 (siehe Anhang D, Pos. 9), welche sich auf die Einteilungen des Europäischen Abfallverzeichnisses bezieht.

Es gilt der Grundsatz, dass die Entsorgung von Abfällen aus Einrichtungen des Gesundheitsdienstes so zu erfolgen hat, dass die Gesundheit und das Wohl des Menschen, die Umwelt (Luft, Wasser, Boden, Tiere, Pflanzen und Landschaft) und die öffentliche Sicherheit und Ordnung nicht gefährdet wird.

Neben diesen übergeordneten Regelwerken sind die jeweiligen Vorgaben der Kommunen und der Entsorgungsunternehmen umzusetzen.

Zur Regelung der Abfall-Logistik gibt es in Krankenhäusern einen Abfallbeauftragten oder einen Dienstleister, dem diese Aufgabe obliegt. Die Aufgaben des Abfallbeauftragten bestehen u. a. in der Erstellung und Aktualisierung eines krankenhausinternen Abfallentsorgungsplanes, der Organisation von Entsorgungsmaßnahmen und der Auskunftserteilung in Fragen zur Abfallentsorgung. Dem Abfallentsorgungsplan (Abb. 10.7) ist zu entnehmen, welche Abfälle unterschieden werden und wie deren Entsorgung erfolgt.

Paul-Beispiel Krankenhaus Mitarbeiter auf Pflegestationen und Funktionsbereichen	**Abfall-Entsorgungsplan**	Revision: 001 Gültig ab: 01.06.06 Dok.Nr.: HY-003

Abfallstoffe	Beispiele	Sammelbehälter
A Hausmüllähnliche Abfälle		
Papier, Pappe	Zeitungen, Zeitschriften, Kartonagen	**Papierabfallbehälter**
Datenschutzpapier		erst schreddern, danach in **Papierabfallbehälter**
Grüner-Punkt-Abfall (Duales System)	Konservendosen, Aluminium, Folien, Kunststoffe (z. B. Infusions- und Spüllösungsflaschen aus Plastik), Styropor, Verbundverpackungen (z. B. Sterilguttüten, Tablettenträger), saubere Schlauchsysteme	**Gelber Sack** keine kontaminierten oder gefährlichen Abfälle (z. B. Infusionsbestecke mit Blutrückständen, Kanülen, etc.)
Glas	Weißglas, Buntglas, Infusions- und Injektionsflaschen, Medikamentenflaschen	**Glas-Sammelkiste** Kanülen von Stammampullen bitte getrennt entsorgen.
Biomüll	Küchenabfälle, Teebeutel, Kaffeefilter	**Biomüllbehälter**
Restabfall	Handschuhe, Schürzen, Gipsverbände (sofern nicht mit Sekreten behaftet),	**Sack für Restabfall**
B Kontaminierte Abfälle		
Kontaminierter Abfall ohne Verletzungsgefahr	mit Blut, Sekreten oder Exkrementen-behaftete Abfälle (z. B. Transfusionssysteme und -beutel, Verbände, Inkontinenz-Systeme, Handschuhe)	**kleine Abfallbeutel** vor Ort, geschlossene Beutel in **Sack für Restabfall**
Kontaminierter Abfall mit Verletzungsgefahr	benutzte spitze und scharfe Gegenstände wie Kanülen, Skalpelle, Lanzetten, Nadeln	**Durchstichfeste Behälter** (Kanüleneimer), volle, verschlossene Behälter in **Glas-Sammelkiste**
C Infektiöse Abfälle		
Abfälle der Bakteriologie	Untersuchungsmaterialien, Bakterienkulturen	**Infektionsabfall-Behälter** mit Aufkleber »Infektiöser Abfall«
Abfälle bei bestimmten Infektionserkrankungen (siehe Hygieneplan)	z. B. kontaminierte Wundverbände, Inkontinenz-Systeme, Taschentücher, Saugerschläuche etc.	**Infektionsabfall-Behälter** mit Aufkleber »Infektiöser Abfall«
D Sonderabfälle		
Altmedikamente		zurück an **Apotheke**
Batterien	Trockenbatterien, Knopfzellen	zurück an **technische Abteilung**
E Organabfälle		
Organabfälle	intraoperativ entnommene Organteile, Amputate, Plazentaren	**Infektionsabfallbehälter** mit Aufkleber »Organabfall«

Abb. 10.7: Beispiel eines Abfallentsorgungsplanes.

10.5.2 Einteilung von Krankenhausabfällen

Gemäß der LAGA-Richtlinie werden Abfälle mit Hilfe eines sechsstelligen Abfallschlüssels (AS), der auf einer Abfallverzeichnis-Verordnung (AVV) beruht, eingeteilt, was eine genaue Differenzierung erlaubt.

Im Zusammenhang mit dem medizinisch-pflegerischen Arbeitsumfeld sind vor allem folgende Abfälle zu unterscheiden:

- **Unkontaminierte Abfälle**, wie z. B. Verpackungsmaterialien, Zeitungen, Essensreste, Glasabfall etc. Hier handelt es sich um nicht um Krankenhausabfälle im engeren Sinn, sondern um Hausmüll. Unkontaminierte Abfälle sind analog zu den Siedlungsabfällen (Abfälle aus Privathaushalten) zu entsorgen, zu trennen und zu recyclen.
- **Kontaminierte Abfälle** (AS 180104) sind Abfälle, die z. B. mit Blutspuren, Sekreten oder Fäkalien behaftet sind, wie z. B. benutzte Inkontinenzsysteme, Wund- oder Gipsverbände, Spritzen (ohne Kanüle), Tupfer etc. Da kontaminierte Abfälle zumindest innerhalb des Krankenhauses zu einer Infektionsquelle werden können, muss ausgeschlossen werden, dass Patienten mit diesen Abfällen in Berührung kommen, kontaminierte Flüssigkeiten (wie z. B. Drainagesekrete) auslaufen oder dass beim Sammeln oder Transportieren Abfallsäcke aufreißen. Die Entsorgung kontaminierter Abfälle erfolgt über Verbrennung in einer zugelassenen Abfallverbrennungsanlage (HMV) oder durch Deponierung.
- **»Sharps«** (AS 180101) sind Abfälle, von denen eine Verletzungsgefahr ausgeht, wie z. B. bei benutzten Kanülen, Skalpellen oder Dornen von Infusionsbestecken. »Sharps« müssen direkt am Ort des Gebrauchs in durchstichfeste Behältnisse entsorgt werden. Volle, verschlossene Behältnisse können den kontaminierten Abfällen zugegeben werden.
- **Infektiöse Abfälle** (AS 180103) sind Abfälle, die mit Erregern meldepflichtiger Infektionskrankheiten kontaminiert sind, wie z. B. benutzte Taschentücher eines Patienten mit offener Lungentuberkulose. Da diese Abfälle eine Infektionsgefahr innerhalb und außerhalb des Krankenhauses darstellen, werden sie vor Ort in speziellen, dicht verschließbaren Behältnissen gesammelt und von anderen Abfällen separat transportiert und zwischengelagert. Infektiöse Abfälle werden in einer zur Sonderabfallverbrennung zugelassenen Anlage unter Erbringung eines Entsorgungsnachweises entsorgt. Alternativ können diese Abfälle mit geliste-

ten Verfahren des Robert Koch-Institutes (RKI) desinfiziert und danach zusammen mit kontaminierten Abfällen entsorgt werden.
- **Organabfälle** (AS 180102) sind Körperteile oder Blut, z.B. in Form von Amputaten, Transfusionsbeuteln, gefüllten Redonflaschen etc. Organabfälle sind wie infektiöse Abfälle zu behandeln und zu entsorgen.
- **Sonderabfälle** (verschiedene Abfallschlüssel), wie z.B. Chemikalien aus dem Labor oder der Röntgenabteilung, Desinfektionsmittelreste, Alt-Batterien etc. Sonderabfälle werden auf unterschiedliche Weise nach den Vorgaben der Entsorgungsunternehmen gehandhabt.

10.5.3 Regeln für den Umgang mit Abfällen

- Auch der Abfallentsorgungsplan stellt ein betriebsinternes Regelwerk mit dem Status einer Dienstanweisung dar und muss daher bindend befolgt werden.
- Ein Umfüllen oder Nachsortieren von Abfällen soll grundsätzlich nicht stattfinden.
- Nach Handkontakten mit kontaminierten Abfällen ist eine hygienische Händedesinfektion notwendig.
- Sofern es seitens der kommunalen Regelungen erlaubt ist, Flüssigkeiten wie Blut, Punktate, abgesaugte Sekrete etc. in die Kanalisation zu geben, muss dies unter Berücksichtigung des notwendigen Infektions- und Arbeitsschutzes, speziell der Nutzung von PSA (siehe Kap. 9.5.3) erfolgen.
- Bei wieder verwendbaren Behältnissen, wie z.B. Glas- oder Papierentsorgungskisten, ist darauf zu achten, dass kein Glasbruch entsteht und keine Flüssigkeitsreste verbleiben.

Überprüfen Sie Ihr Wissen!

1. Welche fünf Gruppen von Krankenhausbereichen werden seitens der KRINKO unterschieden?
2. Wie wird die Trennung reiner und unreiner Räume und Tätigkeiten auf einer Pflegestation einrichtungs- und arbeitstechnisch umgesetzt?
3. Was bezeichnet man in Krankenhäusern als »Schleusen« und welche Arten von Schleusen werden unterschieden (hierbei die unterschiedlichen Aspekte beachten)?
4. Welche Probleme können innerhalb eines Krankenhauses mit der Trinkwasserversorgung bestehen und welche Hygieneregeln sind in diesem Zusammenhang zu beachten?
5. Welche Möglichkeiten gibt es zur Sanierung von Trinkwassernetzen?
6. Was gehört zur hygienegerechten Ausstattung von Handwaschplätzen in medizinisch-pflegerischen Bereichen?
7. Wozu dienen raumlufttechnische Anlagen im Krankenhaus?
8. Was sind Beispiele für Flächen mit häufigem Haut- oder Handkontakt?
9. In welchen Fällen ist eine Flächendesinfektion grundsätzlich indiziert?
10. Wie erfolgt die routinemäßige Flächenreinigung im Krankenhaus?
11. Welche Wirkstoffe werden zur Flächendesinfektion verwendet und was sind typische Einwirkzeiten?
12. Welche Möglichkeiten gibt es zur Dosierung von Desinfektionsmitteln?
13. Wie gestaltet sich die Bettenaufbereitung bei zentraler und wie bei dezentraler Vorgehensweise?
14. Nach welchen Aspekten wird Schmutzwäsche im Krankenhaus sortiert
15. Welche Regeln sind beim Umgang mit Frisch- und Schmutzwäsche zu beachten?
16. Welche Abfälle werden im medizinisch-pflegerischen Arbeitsumfeld unterschieden?
17. Welche Regeln sind beim Umgang mit den einzelnen Abfallgruppen zu beachten?

11 LEBENSMITTELHYGIENE

11.1 Regelwerke

Die Herstellung von und der Umgang mit Lebensmitteln wird durch das Lebensmittel- und Futtermittelgesetzbuch (LFGB, siehe Anhang D, Pos. 3) geregelt. Das LFGB hat u.a. die Ziele, »bei Lebensmitteln, Futtermitteln, kosmetischen Mitteln und Bedarfsgegenständen den Schutz der Verbraucherinnen und Verbraucher durch Vorbeugung gegen eine oder Abwehr einer Gefahr für die menschliche Gesundheit sicherzustellen«, vor Täuschungen zu schützen und »die Unterrichtung der Wirtschaftsbeteiligten und der Verbraucherinnen und Verbraucher beim Verkehr mit Lebensmitteln, kosmetischen Mitteln und Bedarfsgegenständen, ... sicherzustellen«.

Die mit diesem Gesetz in Zusammenhang stehende EG-Verordnung Nr. 852/2004 über Lebensmittelhygiene (siehe Anhang D, Pos. 8) benennt die Hygieneanforderungen im Umgang mit Lebensmitteln bzw. in gewerblichen Küchen im Detail.

Ergänzend zur Lebensmittelgesetzgebung fordert das Infektionsschutzgesetz (IfSG) in § 42/43, dass die mit der Herstellung und der Verteilung von Lebensmitteln betrauten Personen für diese Tätigkeiten eine Belehrung durch Gesundheitsamt benötigen.

Zur Regelung der zahlreichen Details zur Lebensmittelhygiene in sozialen Einrichtungen gibt es seitens des Deutschen Caritasverbandes e.V. und des Diakonischen Werkes der Evangelischen Kirche in Deutschland e.V. die Leitlinie »Wenn in sozialen Einrichtungen gekocht wird (siehe Literaturverzeichnis).

11.2 Schädigungsfaktoren bei Lebensmitteln

Die unsachgemäße Herstellung und Handhabung von Lebensmitteln stellt eine ernst zu nehmende Gefahr für Patienten und das Personal dar, zumal die Schädigungsfaktoren sehr unterschiedlich sein können:

- **Biologische Schädigung**, weil das Lebensmittel
  - mit Mikroorganismen (Bakterien, Pilze, Viren) kontaminiert ist,
  - Parasiten, z.B. Nematoden, Finnen, Trichinellen, enthält oder
  - durch Schädlinge, z.B. Schaben, Ameisen, Käfer, bzw. deren Ausscheidungsprodukte und anhaftenden Mikroorganismen verunreinigt wird.
- **Chemische Schädigung**, weil das Lebensmittel
  - Rückstände von Reinigungs-, Desinfektions-, Pflanzenschutz-, Schädlingsbekämpfungs-, Arzneimitteln, Futterzusatzstoffen usw., enthält oder
  - Giftstoffe, wie Fischgift, Blausäure, Kumarin, Schwermetalle usw., aufweist.
- **Physikalische Schädigung**, weil das Lebensmittel
  - Fremdkörper, wie Holz-, Glas- oder Metallsplitter, Knochenstücke usw., enthält oder
  - durch Temperatureinflüsse, Dämpfe, Gase, Rauch usw. negativ verändert wurde.

11.3 Lebensmittelvergiftungen und ihre Ursachen

Eine der häufigsten Schädigungen im Zusammenhang mit Lebensmitteln ist die Lebensmittelvergiftung, deren Verhütung das Ziel der Küchen- und Lebensmittelhygiene ist. Als Lebensmittelvergiftung bezeichnet man Magen-Darmerkrankungen, die durch die Aufnahme zersetzter, gifthaltiger oder bakteriell kontaminierter Lebensmittel verursacht werden, was zu unterschiedlichen Symptomen und schweren Krankheitszuständen führen kann. Das Vorhandensein dieser Symptome und deren Ausprägung sind individuell abhängig von der Art und Anzahl der Erreger und vom Ausgangszustand des Erkrankten. Alte und kranke Menschen haben hier häufig eine schlechte Ausgangslage. Ausgelöst werden diese Symptome meist durch die Endo- und Exotoxine der Mikroorganismen.

11.3.1 Primäre und sekundäre Keimbelastungen

Einige Lebensmittel, wie z.B. Kartoffeln und andere Feldfrüchte, Fleisch oder Fisch, sind von Natur aus mit Keimen belastet; man spricht von »primärer Kontamination«. Andere Lebensmittel, wie z.B. Milch, gegartes

Fleisch oder Marmelade, sind dagegen natürlicherweise oder auf Grund einer besonderen Behandlung (z. B. durch Pasteurisieren) keimarm. Keimarme Lebensmittel können aber im Zuge ihrer Herstellung, Lagerung, während des Transportes oder ihrer Verarbeitung nachträglich (sekundär) kontaminiert werden.

11.3.2 Entstehung von Keimpotenzialen

Dementsprechend gibt es zahlreiche Möglichkeiten für das Entstehen krankheitserzeugender Keimpotenziale in und auf Lebensmitteln und somit sehr unterschiedliche Ursachen für die Entstehung von Lebensmittelvergiftungen:

- Keimpotenziale von primär kontaminierten Lebensmitteln (z. B. Tauwasser von tiefgefrorenem Geflügel), die über Maschinen, Hände sowie über Transport- und Lagerungseinrichtungen auf keimarme Lebensmittel, z. B. Desserts, übertragen werden.
- Keimpotenziale von Umverpackungen, z. B. von Folien oder Kartons, die sich in Räumen zur Herstellung von Lebensmitteln befinden und als kontaminierte Gegenstände Möglichkeiten der Kontaktübertragung bieten.
- Bauliche Unzulänglichkeiten, wie die mangelnde Trennung reiner und unreiner Bereiche, Schimmelbildung an den Wänden, Schmutzrückstände oder Klimatisierungsmängel, die zur Lebensmittelverderbnis beitragen.
- Unzulänglichkeiten der Einrichtung und/oder der Geräte, z. B. falsch eingestellte Geschirrspülmaschinen, Kochutensilien aus Holz, schwer zu reinigende bzw. zu desinfizierende Schneide- oder Rührmaschinen, die zahlreiche Möglichkeiten zur sekundären Kontamination bieten.
- Schädlingsbefall in Lebensmittel-Lagerräumen, was z. B. Lebensmittel wie Mehl, Trockenei, Brot, Teigwaren usw., ruinieren kann.
- Übertragung von Florabestandteilen des Personals, verursacht durch mangelnde Händehygiene, Niesen, Sprechen usw.
- Küchenmitarbeiter, die Träger oder Ausscheider von Krankheitserregern sind und auf Lebensmittel übertragen können.
- Unzureichend gegarte Lebensmittel, mit der möglichen Folge, dass die Keimbelastungen von Lebensmitteln nicht genügend dezimiert werden und sich nach Erkalten weiter vermehren können.
- Überschreitung der Lagerzeit und/oder Unterbrechen von Kühl- oder Wärmeketten, wodurch Lebensmittel vorzeitig verderben.

11.4 Forderungen und Maßnahmen

11.4.1 Hygieneforderungen für Großküchen

- Betriebe, wie Fleischereien, Restaurants oder Großküchen, müssen ein Eigenkontrollkonzept, ein sog. »HACCP-Konzept« (**H**arzard **A**nalysis **C**ritical **C**ontrol **P**oint auf Deutsch: Risiko-Analyse kritischer Kontroll-Punkte) vorweisen können. Dies soll sicherstellen, dass alle lebensmittelschädigenden Faktoren wie Temperaturüber- oder -unterschreitungen, Lagerfehler, sekundäre Kontaminationen etc. frühzeitig erkannt und beseitigt werden.
- Alle unter dem HACCP-Konzept durchgeführten Hygiene- und Kontrollmaßnahmen müssen nachvollziehbar dokumentiert werden. Zum Beweis einer korrekten Zubereitung werden von allen hergestellten Speisen Rückstellproben gelagert, die im Schadensfall mikrobiologisch untersucht werden können.
- Reine Seiten (Speisenzubereitung, Speisenausgabe) und unreine Seiten (z. B. Gemüsevorbereitung, Spülküche, Abfallräume) sind strikt zu trennen.
- Personen mit bestimmten ansteckungsfähigen Erkrankungen (z. B. Salmonellose) sind vom Kontakt mit Lebensmitteln fernzuhalten. Bestimmte Krankheiten müssen über den Vorgesetzten dem Gesundheitsamt gemeldet werden.
- Es wird mit einer speziellen Bereichskleidung und Kopfhaube gearbeitet. Der direkte Kontakt mit Lebensmitteln erfolgt mit Handschuhen.
- Vor und nach der Speisenzubereitung sowie beim Wechsel in den einzelnen Küchenbereichen ist eine Händedesinfektion notwendig.
- Alle Räumlichkeiten der Küche müssen mit abnehmbaren Fliegengittern ausgerüstet und in ein Schädlingsmonitoring (siehe Kap. 6.2.1) einbezogen sein.
- Die Lagerräume müssen eine kühle und trockene Lagerung gewährleisten können.
- Bei der Zubereitung, Verarbeitung und beim Transport von Lebensmittel sind die erforderlichen Temperaturen einzuhalten.
- Im Küchenbereich gilt ein spezieller Reinigungs- und Desinfektionsplan, in dem die für diesen Bereich geeigneten Mittel aufgeführt sind und der u. a. auch auf die routinemäßige Aufbereitung der Küchenmaschinen und -einrichtungen Bezug nimmt.

11.4.2 Hygieneforderungen für Stationsküchen

Sofern die Verarbeitung oder Zubereitung von Lebensmitteln auf den Pflegestationen stattfindet, sind die damit verbundenen Arbeitsabläufe prinzipiell den gleichen Forderungen unterworfen. Dieser Sachverhalt trifft z. B. auf Lehrküchen im Rahmen von Diabetikerschulungen zu.

Meist werden aber in Stationsküchen Lebensmittel lediglich verteilt oder aufgewärmt. In diesem Rahmen sind folgende Regeln einzuhalten:

- Patienten und Personalmitgliedern mit ansteckungsfähigen Erkrankungen oder Kolonisationen ist der Zutritt zum Küchenraum nicht erlaubt.
- Der Küchenraum soll über ein komplett ausgestattetes Handwaschbecken verfügen (siehe Kap. 10.1.5).
- Schränke zur Lagerung von Lebensmitteln, Geschirr etc. sind zweckgebunden zu verwenden. In ihnen dürfen weder Arzneimittel noch Putzmittel gelagert werden.
- Kühl- und Tiefkühlschränke müssen über eine Temperaturkontrolle verfügen. Die Kühlschranktemperatur sollte zwischen 2 und 7 °C liegen, was über Kontrolllisten täglich überprüft und dokumentiert werden sollte.
- Die Lagerung von verderblichen Lebensmitteln (z. B. Aufschnitt, angebrochene Milchtüten, Salate etc.) sollte vermieden werden. Anderenfalls sind die Rahmenbedingungen mit der Zentralküche abzustimmen und entsprechende Kontrollmaßnahmen durchzuführen bzw. zu dokumentieren.
- Flächendesinfektionsmittel zur allgemeinen Klinikhygiene (gemäß VAH-Liste, siehe Kap. 5.5.3) sind meist nicht für Küchenbereiche geeignet. Stattdessen sind Mittel der DVG-Liste (siehe 5.5.3) zu verwenden.
- Speisen sollten möglichst schnell nach der Zubereitung gegessen und Reste weggeworfen werden. Ist dies nicht möglich, können die Speisen bis zum Aufwärmen geschlossen bzw. abgedeckt maximal für den Rest des Tages im Kühlschrank gelagert werden.

Fragen zur Wissensüberprüfung

1. Was sind Lebensmittelvergiftungen?
2. Was ist der Unterschied zwischen einer primären und einer sekundären Keimbelastung bei Lebensmitteln?
3. Was ist ein »HACCP-Konzept« im Rahmen der Küchenhygiene?
4. Welche Hygieneregeln sind im Zusammenhang mit Stationsküchen einzuhalten?

12 ARZNEIMITTELVERSORGUNG

12.1 Infektionsrisiken durch Arzneimittel

Arzneimittel können analog zu Lebensmitteln mikrobiell kontaminiert werden oder auf Grund einer unsachgemäßen Lagerung, Vorbereitung und Handhabung verderben. Daneben besteht die Gefahr der Verwechslung, Fehldosierung oder einer unsachgemäßen Applikation.

Mikrobielle Kontaminationen von Arzneimitteln können:
- bei oraler Applikation Gastroenteritiden,
- bei Augentropfen Augenbindehautentzündungen,
- bei Salben Wundinfektionen und
- bei parenteral anzuwendenden Arzneimitteln Komplikationen wie Spritzenabszesse oder Blutvergiftungen (Septitiden)

verursachen.

Ähnlich wie bei Lebensmitteln verlangt auch der Umgang mit Arzneimitteln eine hygienisch fundierte Vorgehensweise. Rechtliche Vorgaben finden sich im Arzneimittelrecht, insbesondere im Deutschen Arzneibuch (siehe Anhang D, Pos. 10). Erster Ansprechpartner zur Hygiene im Zusammenhang mit Arzneimitteln ist der leitende Krankenhausapotheker. In Bezug auf die hygienerelevanten Gesichtspunkte sind vor allem die Aspekte Transport, Lagerung und Vorbereitung zu regeln.

12.2 Arzneimittellagerung

Zu jedem Zeitpunkt muss die Identität eines Arzneimittels gesichert sein. Arzneimittel sollen daher nicht umgefüllt, sondern grundsätzlich in ihren Verpackungen kontaminationsgeschützt gelagert werden.

Bei jedem Arzneimittel muss das außen auf der Packung befindliche Mindesthaltbarkeitsdatum (MHD) beachtet werden. Wie bei Lebensmitteln, bezieht sich das MHD auf die ungeöffnete Verpackung unter Sicherung einer sachgerechten Lagerung. Wie lange ein geöffnetes Arzneimittel haltbar ist, steht entweder auf dem Beipackzettel oder muss mit der Apotheke abgeklärt werden.

Allgemein sollen Arzneimittel geschlossen, trocken, kühl, staub- und lichtgeschützt in Schränken und Schubladen gelagert werden.

Arzneimittel müssen grundsätzlich vor unbefugtem Zugriff geschützt werden. Dies gilt insbesondere für Betäubungsmittel, bei denen neben einer diebstahlsicheren Aufbewahrung auch eine genaue Buchführung verlangt wird.

Nicht nur aus hygienischen, sondern auch aus ökonomischen Gründen wird eine »schlanke« Lagerung nach dem »first-in-first-out-Prinzip« gefordert. Gemeint ist damit eine auf den tatsächlichen Bedarf zugeschnittene Bevorratung, die so erfolgt, dass alte Waren stets zuerst verbraucht werden.

Im Kühlschrank sollen Arzneimittel bei kontrollierten Temperaturen zwischen 2 und 8 °C, separat von Lebensmitteln, Kühlkompressen usw., gelagert werden. Hierbei ist zu beachten, dass die Kälteverteilung in einem Kühlschrank ungleichmäßig erfolgt. Relativ warm ist das Kühlschrankinnere im oberen Bereich, nahe der Tür; der kälteste Bereich befindet sich an der Rückseite, nahe der Kühlschlangen. Der ideale Lagerungsort befindet sich somit im mittleren Bereich, ca. 10 cm von der Rückwand entfernt. In den Reinigungs- und Desinfektionsplänen ist meist vorgesehen, dass Lagerungs- und Kühlschränke zur Arzneimittelaufbewahrung mindestens monatlich gereinigt werden.

Eine Kontrolle der Arzneimittellagerung soll mindestens halbjährlich durch einen Apotheker erfolgen. Darüber hinaus wird in vielen Häusern eine tägliche, dokumentierte Kontrolle der Kühlschranktemperatur durchgeführt.

12.3 Arzneimittelvorbereitung und -austeilung

Zu kühlende und/oder parenteral zu applizierende Arzneimittel sind stets so vorzubereiten, dass der zeitliche Abstand zwischen der Vorbereitung und der Applikation 60 Minuten nicht überschreitet.

Zur Verdünnung von Tropfen eignet sich abgekochtes und abgekühltes oder steril filtriertes Wasser mit einer maximalen Standzeit von 12 Stunden. Als Behältnisse sind frische, desinfizierend aufbereitete Töpfchen zu verwenden.

Um eine Kontamination von Arzneimitteln zu vermeiden, muss vor der Vorbereitung und vor dem Austeilen eine hygienische Händedesinfektion erfolgen. Spezielle Regeln sind bei der Vorbereitung von und im Umgang mit Injektions- und Infusionslösungen zu beachten (siehe Kap. 14.6.2).

Bei der Vorbereitung sind Arzneimittel auf Veränderungen wie Verfärbungen, Trübungen, Konsistenzveränderungen, Ausflockungen und Mindesthaltbarkeitsdatum zu überprüfen. Auffälligkeiten und Unstimmigkeiten sind ebenso wie die Entsorgung überlagerter Arzneimittel mit der Krankenhausapotheke abzuklären.

Überprüfen Sie Ihr Wissen!

1. Welche Risiken und Gefahren sind im Zusammenhang mit Arzneimitteln hygienisch zu berücksichtigen?
2. Welche Hygieneregeln sind bei der Lagerung von Arzneimitteln zu beachten?
3. Welche Hygieneregeln sind bei der Vorbereitung und Austeilung von Arzneimitteln zu beachten?

13 AUFBEREITUNG VON MEDIZINPRODUKTEN

13.1 Anforderungen an die Aufbereitung

Medizinprodukte sind Instrumente, Apparate, Vorrichtungen oder Stoffe, die vom Hersteller für die Erkennung, Verhütung, Überwachung, Behandlung oder Linderung von Krankheiten oder Behinderungen vorgesehen sind. Vorgaben zur Aufbereitung von Medizinprodukten finden sich in der Medizinproduktebetreiberverordnung (MPBetreibV, siehe Anhang D, Pos. 3) und in einer gemeinsamen Empfehlung der KRINKO und des Bundesinstitutes für Arzneimittel und Medizinprodukte (BfArM) »Anforderungen der Hygiene bei der Aufbereitung von Medizinprodukten« (siehe Anhang D, Pos. 1). Details werden über zahlreiche Normen geregelt.

13.1.1 Aussagen der MPBetreibV

In § 4 der MPBetreibV werden zusammengefasst folgende Aussagen gemacht:
- Die Instandhaltung von Medizinprodukten, d. h. die Wartung, Inspektion und Instandsetzung, verlangt ausgebildetes, sachkundiges Personal sowie die erforderlichen Räume, Geräte und Arbeitsmittel.
- Die Aufbereitung, d. h. Reinigung, Desinfektion und Sterilisation, von Medizinprodukten muss gemäß den Herstellerangaben geregelt und mit einer nachweisbaren Effizienz (d. h. validiert und dokumentiert) erfolgen. Die Sicherheit und Gesundheit des Patienten, des Anwenders oder weiterer Personen darf hierdurch nicht gefährdet werden.

13.1.2 Aussagen der KRINKO- und BfArM-Empfehlungen

In den »Anforderungen an die Hygiene bei der Aufbereitung von Medizinprodukten« wird gefordert:
- Die Kette der Aufbereitungsmaßnahmen muss optimiert und unter Anwendung überprüfter (validierter) Verfahren aufeinander abgestimmt sein.
- Vom aufbereiteten Medizinprodukt darf keine Gefahr ausgehen. Gefahren können durch Infektionen pyrogenbedingte, allergische oder toxische Reaktionen sowie aufgrund veränderter technisch-funktioneller Eigenschaften bestehen.

- Die Aufbereitung und die stete Erfüllung der Anforderungen erfordert ein Qualitätsmanagementsystem, die Berücksichtigung des aktuellen Standes von Wissenschaft und Technik (z. B. Normen), eine Risikoeinstufung der aufzubereitenden Medizinprodukte und eine Eignungs- und Wirksamkeitsprüfung (Validierung) der einzusetzenden Verfahren.
- Für jedes Medizinprodukt (bzw. Produktgruppe) ist schriftlich festzulegen ob, wie oft und mit welchen Verfahren es aufbereitet werden soll.

13.1.2.1 Risikoeinstufung

Die in der Empfehlung enthaltene Risikoeinstufung unterscheidet:
- Unkritische Medizinprodukte, d. h. Medizinprodukte, die lediglich mit intakter Haut in Berührung kommen (z. B. Blutdruckmanschetten, Kühlkompressen oder Anti-Thrombose-Strümpfe).
- Semikritische Medizinprodukte, die mit Schleimhaut oder krankhaft veränderter Haut in Berührung kommen (z. B. Spatel oder Spekula).
- Kritische Medizinprodukte, die zur Anwendung von Blut, Blutprodukten und anderen sterilen Arzneimitteln bestimmt sind (z. B. Spritzen) oder Medizinprodukte, bei deren Anwendung die Haut oder Schleimhaut durchdrungen wird, sodass es dabei zum Kontakt mit Blut, inneren Geweben, Organen oder Wunden kommt (z. B. Kanülen oder chirurgische Instrumente).

13.1.2.2 Risiken

Vor allem kritische Medizinprodukte haben ein hohes Risikopotenzial durch:
- Rückstände aus der vorangegangenen Anwendung (z. B. anhaftendes Blut, Gewebe, Kontrastmittel usw.)
- Rückstände aus der vorausgegangenen Aufbereitung (z. B. Reinigungs- und Desinfektionsmittelrückstände)
- Änderungen der Produkteigenschaften (z. B. Verfärbungen, Materialschäden oder Fehlfunktion)

13.2 Aufbereitung unkritischer und semikritischer Medizinprodukte

Generell erfolgt die Aufbereitung nach den Vorgaben des Herstellers, was jedoch in der Praxis zu Problemen führen kann, da die vom Hersteller getroffenen Aussagen oft lückenhaft sind oder die Verfügbarkeit der angegebenen Aufbereitungsmittel vor Ort nicht gegeben ist. Daher obliegt die Regelung von Aufbereitungsdetails stets dem Hygienefachpersonal. Angaben zur konkreten Vorgehensweise vor Ort sind bei unkritischen Produkten den Reinigungs- und Desinfektionsplänen und bei semikritischen den Hygienestandards zu entnehmen.

13.2.1 Aufbereitung unkritischer Medizinprodukte

Zur Aufbereitung unkritischer Medizinprodukte, wie Gehhilfen, Lagerungsschienen, Krankenbetten usw., genügt meist eine nach Gebrauch durchzuführende Wischdesinfektion mit einem materialkompatiblen Reinigungs- oder Desinfektionsmittel. Ausnahmen sind Artikel wie:

- Anti-Thrombosestrümpfe, elastische Binden usw., d.h. Medizinprodukte, bei denen die Wahrung der Funktionalität und der Intaktheit des Materials die Anwendung spezieller Aufbereitungsverfahren verlangt;
- Urinflaschen oder Steckbecken, die maschinell in Steckbeckenspülen aufbereitet werden sollen. In diesen Automaten werden die benutzten Gegenstände nach einer Spül- und Reinigungsphase thermisch oder chemothermisch desinfiziert;
- Energetische, unkritische Medizinprodukte, wie z.B. Pumpen zur enteralen Ernährung, Saugungen, Inhalatoren, elektrisch verstellbare Krankenhausbetten. Produkte bzw. Geräte dieser Art müssen zur Aufbereitung gemäß den Herstellerangaben evtl. demontiert und nach der Aufbereitung auf ihre Funktion überprüft werden. Die Anwendung und Aufbereitung energetischer Medizinprodukte ist eingewiesenen Personen vorbehalten, worüber ein Nachweis erbracht werden muss.

13.2.2 Aufbereitung semikritischer Medizinprodukte

Zu den semikritischen Produkten zählen viele Artikel aus der Anästhesie und Intensivmedizin, wie Endotrachealtuben, Trachealkanülen, Atemmasken etc. Da diese Medizinprodukte meist aus Gummi- oder Kunststoffverbindungen bestehen, muss im besonderen Maße darauf geachtet werden, dass sich Aufbereitungsmittel nicht materialschädigend oder funktionsbeeinträchtigend auswirken oder als Rückstand verbleiben. Zu bevorzugen ist die maschinelle thermische oder chemothermische Aufbereitung in Reinigungs- und Desinfektionsgeräten (siehe Kap. 5.4.2 und 5.4.4, Abb. 5.2).

Eine Sonderstellung bei den semikritischen Medizinprodukten nehmen flexible Endoskope ein. Diese Instrumente stellen wegen ihrer Konstruktion und Materialien sehr hohe Anforderungen an die Aufbereitung. Die Aufbereitung orientiert sich an der KRINKO-Empfehlung »Anforderungen an die Hygiene bei der Aufbereitung flexibler Endoskope und endoskopischen Zusatzinstrumentariums« (Anhang D, Pos. 1) und erfolgt bevorzugt chemothermisch in speziellen Reinigungs- und Desinfektionsgeräten für Endoskope (RDGE).

13.3 Aufbereitung kritischer Medizinprodukte

Da es sich bei aufbereitbaren kritischen Medizinprodukten meist um chirurgische Instrumente handelt, spricht man allgemein von Instrumentenaufbereitung.

13.3.1 Organisation

Die Instrumentenaufbereitung kann zentral oder dezentral erfolgen:

- Größere Krankenhäuser verfügen über eine eigenständige »Zentrale Sterilgut Versorgungsabteilung« (ZSVA), in der die Instrumente zentral für das gesamte Haus aufbereitet werden. ZSVA sind räumlich in die Bereiche Instrumentenannahme- und Reinigungszone (unrein), Pack- und Beschickungszone (rein) und Instrumentenlager- und ausgabezone (rein) unterteilt. Die Trennung dieser Bereiche erfolgt durch Schleusen.
- Bei einer dezentralen Aufbereitung wird direkt vor Ort (z. B. in der Operationsabteilung) aufbereitet. Diese Vorgehensweise gilt als veraltet, zumal sie nur noch schwer mit den aktuellen gesetzlichen Vorgaben und der RKI-Empfehlung in Einklang zu bringen ist.

13.3.2 Chargierung

Kritische Medizinprodukte werden chargiert aufbereitet. Als Charge bezeichnet man die während eines abgeschlossenen Produktionsvorganges erzeugten Gegenstände; als Chargierung deren Kennzeichnung und Verknüpfung mit den Messwerten (Parametern) der Aufbereitungsprozesse. Für eine Chargierung bündelt man Produkte, die gemeinsam aufbereitet werden sollen zu einer Charge, gibt ihnen eine gemeinsame Kennzeichnung (Chargennummer) und lässt sie gemeinsam alle Aufbereitungsprozesse durchlaufen (Chargenzeit). Gleichzeitig erfolgt die schriftliche Aufzeichnung und Dokumentation der zu durchlaufenden Aufbereitungsschritte (wie Reinigung, Desinfektion, Spülung, Trocknung, Funktionsprüfung und Sterilisation) in Verbindung mit der Chargennummer. Sollte es im Nachhinein zu einem Zweifel am Aufbereitungserfolg kommen, kann anhand der Chargennummer und der Aufzeichnungen jedes wichtige Detail rekonstruiert werden.

13.3.3 Durchführung

Nachfolgend werden die typischen Arbeitsabläufe bei zentraler Vorgehensweise gemäß den Vorgaben der RKI-Empfehlung beschrieben (Abb. 13.1):

- **Vorreinigung:** Um ein Antrocknen zu vermeiden, sind Rückstände wenn möglich unmittelbar nach der Anwendung durch Abwischen, Abspülen oder Durchspülen innerhalb einer manuellen Vorreinigung zu entfernen.
- **Sammlung und Transport des Sterilisiergutes:** Zum Transport der vorgereinigten Instrumente in die ZSVA werden desinfektionsmittelbeständige und durchstichfeste Behältnisse verwendet, die eine ungewollte Berührung nach dem Abwurf ausschließen. Zur Beförderung eignen sich geschlossene Rollwagen.
- **Zerlegung:** Gelenke, Ventile und Hähne müssen in der ZSVA vor weiteren Aufbereitungsschritten unter Anwendung der notwendigen Arbeitssicherheitsmaßnahmen (siehe Kap. 9) geöffnet werden, um den ungehinderten Zugang der Reinigungs-, Desinfektions- und Sterilisationsmittel zu gewährleisten. Aus dem gleichen Grund müssen aus mehreren Teilen zusammengesetzte, komplizierte Instrumente (z. B. Instrumente für die MIC-Eingriffe) zerlegt werden.
- **Reinigung, Desinfektion, Spülung und Trocknung:** Diese Vorgänge erfolgen vorzugsweise maschinell in einem Reinigungs- und Desinfektionsgerät (RDG, siehe Kap. 5.4.2, Abb. 5.2), das eine kontinuierliche Aufzeichnung der einwirkenden Parameter erlaubt. Um zu vermeiden, dass Rückstände an die Instrumentenoberfläche fixiert werden, sollen erst die Reinigung und danach die Desinfektion stattfinden.
- **Prüfung und Instandhaltung:** Vor weiteren Schritten muss durch Funktionsprüfungen und Instandhaltungsarbeiten sichergestellt werden, dass die desinfizierten Instrumente sauber, unversehrt und funktionsfähig sind.

- **Verpackung:** Um Sterilgut transportieren und lagern zu können, muss es sich in einer geeigneten Verpackung befinden. Bei Sterilgutverpackungen werden ein-, zwei- oder dreilagige Verpackungen unterschieden, wobei mehrfach verwendbare Boxen oder einfach verwendbare »Softverpackungen« aus Folien, Papier oder Vlies zum Einsatz kommen.
  - Einlagige Verpackungen (z. B. Tüten mit einer Papierrück- und einer Folienvorderseite) werden für schnell zu verbrauchendes Sterilgut verwendet.
  - Zweilagige Verpackungen bestehen aus einer Innen- (Sterilverpackung) und einer Außenverpackung (Schutzverpackung), was durch den besseren Schutz längere Lagerfristen ermöglicht.
  - Bei dreilagigen Verpackungen wird das zweifach verpackte Sterilgut für eine dauerhafte Lagerung in eine Umverpackung getan.
- **Kennzeichnung:** Das verpackte Sterilisiergut wird mit einem Etikett versehen, aus dem folgende Angaben hervorgehen:
  - Bezeichnung des Instrumentes,
  - Datum, Chargennummer, Bezeichnung und Freigabevermerk des Sterilisationsprozesses,
  - Sterilgutlagerfrist im Sinne eines Verfalldatums sowie
  - bei kritischen Medizinprodukten mit besonders hohen Anforderungen an die Aufbereitung evtl. weitere Angaben, wie z. B. Sicherheits- und Warnhinweise
- **Sterilisation:** Wenn möglich sollte dem Autoklavieren der Vorzug gegeben. Mit Ausnahme sehr weniger Medizinprodukte (wie z. B. Augenoptiken) sind heute nahezu alle wiederverwendbaren kritischen Medizinprodukte autoklavierbar. Der Prozess des Autoklavierens erfolgt vollautomatisch unter Aufzeichnung der Parameter.
- **Freigabe:** Der gesamte Aufbereitungsprozess endet mit der schriftlichen Freigabe des Sterilgutes zur Anwendung. Durch sie wird bescheinigt, dass:
  - die täglichen Routineüberprüfungen zur korrekten Funktion des Sterilisators durchgeführt und dokumentiert worden sind;
  - die chargenbezogenen Routineüberprüfungen und erfassten Prozessparameter den Vorgaben des Validierungsprotokolls und der Standardarbeitsanweisungen entsprechen;
  - die Verpackung unversehrt, trocken und korrekt gekennzeichnet ist.

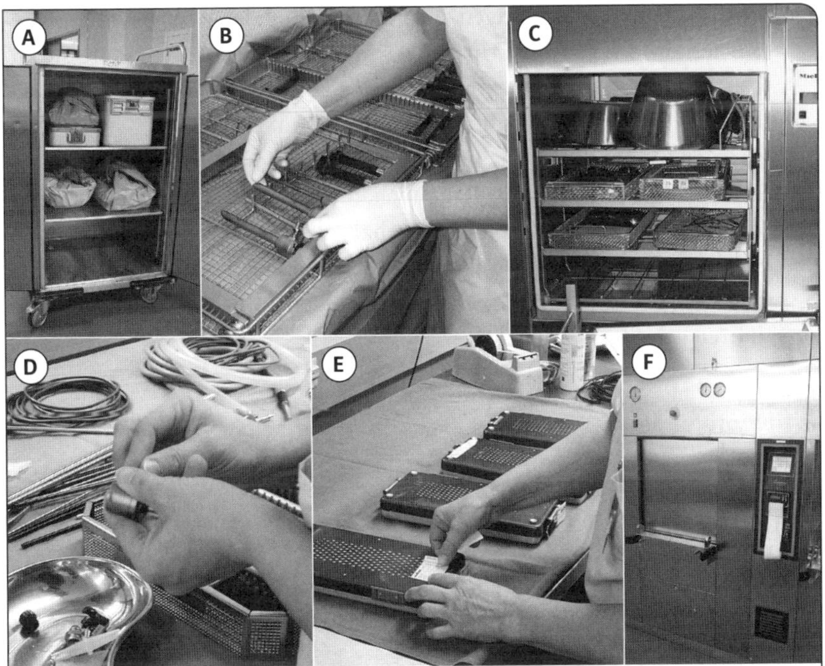

A = Sammlung und Transport grob vorgereinigter Instrumente, B = Zerlegung, C = Reinigung, Desinfektion, Spülung und Trocknung im RDG, D = Prüfung und Instandhaltung, E = Verpackung, F = Sterilisation und nachfolgende Freigabe des Sterilgutes

Abb. 13.1: Aufbereitung kritischer Medizinprodukte.

- Die im Rahmen der Aufbereitung erfassten Messwerte, Prozessparameter und Freigabebescheinigungen sind mit Bezug auf die freigebende Person und auf die Charge dokumentiert für die Dauer von fünf Jahren aufzubewahren und den zuständigen Behörden auf Verlangen vorzulegen.
- **Transport und Lagerung des Sterilgutes:** Die Sterilität des Sterilgutes kann durch Verletzung der Verpackung von innen oder außen, Durchfeuchtung der Verpackung und Staubablagerungen in Frage gestellt werden. Daher sind zum Schutz des Sterilgutes folgende Regeln beachtet werden:
  - Transport in geschützter Form, d. h. in geschlossenen Wagen.
  - Das Umladen von Sterilgut auf das Notwendige beschränken.
  - Sterilgut staubfrei, trocken und in Schubladen oder Schränken lagern.

- Für »weiche« Verpackungen aus Papier, Folie oder Vlies bevorzugt Sterilisierkörbe verwenden, in denen die verpackten Instrumente sterilisiert, transportiert und gelagert werden können.
- »Weich« verpacktes Sterilgut nicht übereinander stapeln.
- »Schlanke« Lagerung nach dem »first-in-first-out-Prinzip«.
- Zweifach verpacktes Sterilgut (d.h. Innen- und Außenverpackung) ist bei geschützter Lagerung innerhalb von sechs Monaten, bei ungeschützter Lagerung innerhalb von sechs Wochen zu verbrauchen. Sterilgut in (unbeschädigten) Umverpackungen kann geschützt bis zu drei Jahren gelagert werden.

Überprüfen Sie Ihr Wissen!

1. Was sind Medizinprodukte?
2. Welche Aussagen macht die Medizinproduktebetreiberverordnung zur Instandhaltung und Aufbereitung?
3. Welche drei Arten von Medizinprodukten werden in der gemeinsamen Empfehlung der KRINKO und der BfArM in Bezug auf die Aufbereitung unterschieden?
4. Mit welchen Risiken kann die Verwendung kritischer Medizinprodukte behaftet sein?
5. In welchen Schritten vollzieht sich die Aufbereitung kritischer Medizinprodukte (wie z.B. chirurgische Instrumente)?
6. Welche Sterilgutverpackungen werden unterschieden?
7. Welche Regeln müssen bei der Lagerung und dem Transport von Sterilgut beachtet werden?
8. Welche Lagerzeiten werden bei der Lagerung von Sterilgut unterschieden?

TEIL C

SPEZIELLE KRANKENHAUSHYGIENE

14 INFEKTIONSPRÄVENTION BEI AUSGEWÄHLTEN MEDIZINISCH-PFLEGERISCHEN MASSNAHMEN

14.1 Allgemeine Risiken und Aspekte

14.1.1 Infektionsrisiken

Die Durchführung medizinisch-pflegerischer Maßnahmen ist für Patienten und Personal mit Infektionsrisiken verbunden, die umso größer sind, je invasiver sich die jeweilige Maßnahme gestaltet. Vor allem hinsichtlich des Patienten ergeben sich viele Übertragungsmöglichkeiten:

- **endogen**, indem die medizinisch-pflegerische Maßnahme eine Verschleppung der patienteneigenen Flora mit sich bringen kann (z. B. bei Darmoperationen);
- **exogen**, indem es im Zuge der Maßnahme zu
  - direkten Kontaktübertragungen (z. B. über die kontaminierten Hände des Personals),
  - indirekten Kontaktübertragungen (z. B. durch ein kontaminiertes Medizinprodukt),
  - aerogenen Übertragungen (z. B. im Zuge einer Inhalation),
  - inkorporativen Übertragungen (z. B. infolge Implantation, Infusion, Spülung)

kommen kann.

Für das Personal stehen die Verletzungsgefahr (z. B. Kanülenstichverletzung) und das damit verbundene Risiko einer hämatogen übertragbaren Infektionserkrankung im Vordergrund.

14.1.2 Hygienische Anforderungen

Da jede medizinisch-pflegerische Maßnahme individuelle Risiken birgt, ergeben sich unterschiedliche hygienische Anforderungen hinsichtlich:

- Durchführungsort bzw. Umgebung,
- Vorbereitung des Patienten, Material und Einrichtung des Arbeitsplatzes,
- Arbeitssicherheit und persönlicher Schutzausrüstung (PSA),

- Gestaltung der Durchführung und Assistenz sowie
- Nach- und Aufbereitung.

Bei einigen invasiven Maßnahmen, wie z. B. dem Einlegen eines Zentralen Venenkatheters, wird gefordert, dass die Durchführung unter »aseptischen Bedingungen« oder »sterilen Kautelen« erfolgen soll. Mit dieser Umschreibung wird signalisiert, dass die Durchführung unter Anwendung der »No-touch-Technik«, also berührungsfrei unter Verwendung steriler Instrumenten und Handschuhe, erfolgen soll und dass neben der Basishygiene weitere Maßnahmen zur Verhütung von Infektionsübertragungen zu treffen sind:
- Aufteilung der Materialien nach einem **3-Flächen-System**:
  - **Sterile Fläche**, d. h. eine Arbeitsfläche, die z. B. durch ein steriles Einmaltuch gebildet wird und auf die die ausgepackten, steril zu verwendenden Gegenstände, wie sterile Kompressen, steril zu verwendende Instrumente oder Spüllösungen, platziert werden.
  - **Unsterile Fläche**, d. h. eine Seite der Arbeitsfläche, die für die Platzierung verpackter und/oder unsteril zu verwendenden Materialien verwendet wird, wie Verbandmaterial, Reservematerialien, Ableitungssysteme etc.
  - **Abwurf**, d. h. Bereitstellung einer Möglichkeit, um die bei der Durchführung entstehenden Abfälle ablaufgerecht zu entsorgen.
- Verwendung von PSA zum Schutz des Patienten in Form von sterilen Handschuhen, Mund-Nasenschutzmasken, Haarschutz und sterilen, keimundurchlässigen Schutzkitteln bzw. -mänteln.
- Desinfektion des betreffenden Hautareals und Abdeckung mit sterilen, keimundurchlässigen Tüchern.

14.1.3 Delegation ärztlicher Tätigkeiten

Invasive Maßnahmen wie Injektionen, Blutentnahmen oder transurethrale Katheterisierungen sind primär ärztliche Aufgaben, die unter bestimmten Voraussetzungen auf das Pflegepersonal (auch Hilfspersonal) übertragen werden können:
- Der Patient muss mit der Maßnahme einverstanden sein.
- Der anordnende, delegierende Arzt muss sich von den Fähigkeiten und Kenntnissen der übernehmenden Pflegeperson überzeugt haben,

- Bei einer Medikamentengabe muss eine schriftliche Anordnung bezüglich der Medikamentenbezeichnung, der Dosis, des Applikationszeitpunktes und des Applikationsweges bezogen auf einen bestimmten Patienten vorliegen.
- Dies vorausgesetzt besteht eine Anordnungsverantwortung für den delegierenden Arzt und eine Durchführungsverantwortung für die übernehmende Pflegekraft (siehe Kap. 7.1.2).

14.2 Körperpflegemaßnahmen

14.2.1 Infektionsrisiken

Risiken gegenüber Infektionsübertragungen, die im Rahmen von Körperpflegemaßnahmen stattfinden können, bestehen vorrangig für den Patienten:

- Im Rahmen der Körperwaschung, der Intimpflege, der Mund- und Nasenpflege oder der Haarpflege können potenzielle Infektionserreger von den Händen des Personals auf den zu pflegenden Patienten durch direkte Kontakte übertragen werden. Während der Durchführung dieser Maßnahmen gelangen wiederum Floraanteile und andere Keime an die Hand des Pflegenden, die auf andere Patienten übertragen werden können.
- Möglich sind auch indirekte Kontaktübertragungen über Pflegeutensilien, wie gemeinschaftlich benutzte Lagerungsmaterialien, Kämme oder Elektrorasierer sowie über benutzte Waschlappen, Handtücher etc. Besondere Infektionsprobleme können durch die Verwendung kontaminierter Lösungen zur Mundpflege entstehen.
- Darüber hinaus können bei Körperpflegemaßnahmen auch patienteneigene Florabestandteile oder Substanzen infizierter Körperareale verschleppt werden, was endogene Infektionen nach sich ziehen kann.
- Pflegerisch durchzuführende Körperpflegemaßnahmen sind für den Pflegenden mit Kontakten zu potenziell infektiösen Sekreten und Exkreten verbunden, die entsprechende Schutzmaßnahmen erforderlich machen. Besondere Risiken für das Personal sind gegeben, wenn der zu pflegende Patient unerkannt mit Krankheitserregern kolonisiert ist bzw. diese ausscheidet.

Die bei der Körperpflege anzuwendenden Hygienemaßnahmen entsprechen im Wesentlichen denen der Basishygiene. Hervorzuheben sind die Händehygiene (siehe Kap. 9.6), die indikationsgerechte Verwendung der PSA (siehe Kap. 9.5.3) und die sachgemäße Wäsche- und Abfallentsorgung (siehe Kap. 10.4. bzw. Kap. 10.5.).

14.2.2 Hygienegerechte Durchführung von Körperwaschungen

- Vor Beginn und nach Abschluss einer Körperwaschung ist eine hygienische Händedesinfektion durchzuführen. Als PSA werden bei der Intimpflege Schutzhandschuhe getragen.
- Seifenreste sind auf der Haut unangenehm und begünstigen die Entstehung bakterieller Hauterkrankungen. Sie sollen daher vor dem Abtrocknen gründlich mit reinem Wasser von der Haut (speziell von Hautfalten) gespült werden. Verseiftes oder sichtbar verschmutztes Waschwasser ist umgehend zu wechseln.
- Ebenso muss durch gründliches Abtrocknen das Verbleiben von Feuchtigkeitsresten vermieden werden, da Feuchtigkeit infektionsbegünstigende Hauterweichung (Mazeration) erzeugen kann. Besonders anfällig sind Körperareale, bei denen Haut auf Haut liegt, wie Finger- und Zehenzwischenräume, Leistenbereich, Analfalte und der Bereich hinter den Ohren.
- Die Waschung soll in einer sinnvollen Reihenfolge durchgeführt werden, die einer endogenen Floraübertragung entgegenwirkt: Beginnend mit dem Gesicht, danach Oberkörper und Extremitäten und nach einem Waschwasserwechsel den Genital- und Analbereich. Bei Frauen wird empfohlen, von der Symphyse zum Anus zu waschen.
- Zur pflegerischen Versorgung inkontinenter Personen werden Schutzhandschuhe und eine flüssigkeitsdichte Schürze getragen. Die Verwendung von Einmalwaschlappen ist empfehlenswert. Die kontaminierten Wäschestücke sollen umgehend ohne jede Zwischenablage in die Schmutzwäsche gegeben werden.
- Bei Utensilien wie Kämme, Bürsten, Elektrorasierer etc. sollte es sich möglichst um Privateigentum handeln. Anderenfalls ist bei patientenübergreifender Verwendung nach der Benutzung eine Desinfektion durchzuführen. Ebenso müssen patientenübergreifend genutzte Waschschalen, Nie-

renschalen oder Zahnputzbecher nach Gebrauch desinfizierend aufbereitet werden (Wischdesinfektion oder Einlegen).
- Benutzte, feuchte Handtücher und Waschlappen können im Laufe von Tagen erhebliche Keimpotenziale aufbauen. Daher sollen diese Textilien möglichst gleich nach Gebrauch in die Schmutzwäsche gegeben werden.

14.2.3 Hygienegerechte Durchführung der Mund- und Zahnpflege

Stark pflegebedürftige bzw. immunsupprimierte Patienten leiden häufig an Infektionen des Mund-Rachenraumes wie Stomatitis, Soorbefall und Aphthen, wobei die Möglichkeit besteht, dass es im Zuge der Mund- und Zahnpflege zur endogenen oder exogenen Keimverschleppung kommt. Es sind daher folgende Regeln einzuhalten:

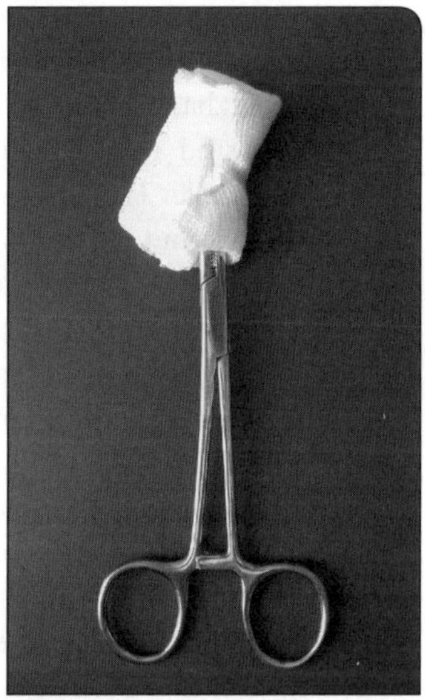

Abb. 14.1: Vorbereitete Klemme zur Mundpflege.

- Vor Beginn und beim Abschluss der Maßnahmen soll eine hygienische Händedesinfektion erfolgen. Zur Durchführung sind Schutzhandschuhe zu tragen.
- Maßnahmen der Mund- und Zahnpflege sind stets mit einer Aspirationsgefahr verbunden, dies insbesondere bei Patienten mit Bewusstseinsstörungen. Um einer Aspiration vorzubeugen soll die Mund- und Zahnpflege bei bettlägerigen Patienten in Oberkörperhochlage erfolgen.
- Die Mund- und Zahnpflege ist so vorzunehmen, dass keine Beläge oder Essensreste in der Mundhöhle verbleiben und dass die Vorgehensweise atraumatisch unter Anwendung geeigneter Pflegemittel erfolgt. Damit Instrumente wie Klemmen oder Pinzetten die Mundschleimhaut nicht verletzen, werden sie so mit Kompressen umwickelt, dass die Mundschleimhaut und das Zahnfleisch vor den Kanten des Instrumentes geschützt ist (Abb. 14.1). Die Mund- und Zahnpflege kann im Normalfall mit frischem Trinkwasser durchgeführt werden. Bei immunsupprimier-

ten Patienten wird dagegen die Verwendung von frischem steril filtriertem oder abgekochtem (und abgekühltem) Wasser oder frischen Tees empfohlen. Die Anwendung antiseptischer Substanzen soll nur indikationsbedingt erfolgen.

- Arzneimittelhaltige Lösungen (z.B. Antimykotika) sollen erst nach Abschluss der Mund- und Zahnpflege, unter vollständiger Benetzung der Mundhöhle aufgetragen werden.
- Benutzte Utensilien wie Klemmen oder Spatel gelten als semikritische Medizinprodukte und sind (sofern sie dafür vorgesehen sind) entsprechend aufzubereiten (siehe Kap. 13.2.2).

14.2.4 Hygienegerechter Umgang mit Utensilien des Patienten

14.2.4.1 Umgang mit herausnehmbaren Zahnprothesen

Zur Vermeidung von Entzündungen und Infektionen des Zahnfleisches und der Mundhöhle sollen herausnehmbare Teil- oder Totalprothesen regelmäßig gereinigt werden.

- Zur Reinigung wird die Prothese nachts in ein Reinigungsbad eingelegt und im Rahmen der morgendlichen Körperpflege sowie nach jeder Mahlzeit mit einer Zahnbürste geputzt. Zur Bürstreinigung soll zur Schonung der Prothese keine schleifmittelhaltige Zahnpasta verwendet werden. Die Prothese ist vor dem Einsetzen gründlich abzuspülen. Wie bei der Mund- und Zahnpflege wird hierzu Trinkwasser und bei immunsupprimierten Patienten steril filtriertes oder abgekochtes Wasser verwendet.
- Eine Desinfektion der Zahnprothese soll nur auf Grund einer speziellen Indikation (z.B. Stomatitis) erfolgen. Verwendet werden meist Chlorhexidinlösungen, in die die Prothese nach der Reinigung eingelegt wird.

14.2.4.2 Umgang mit Hörgeräten

Von Hörgeräten gehen nur selten Hygieneprobleme aus, da sie strikt personengebunden verwendet werden und lediglich mit Hautflora besiedelt sind. Ungeachtet dessen ist eine regelmäßige Reinigung erforderlich, die z.B. im Rahmen der morgendlichen Körperpflege durchgeführt werden kann.

Zur Reinigung eignen sich spezielle Reinigungsmittel, wie z.B. Purgat® oder Hadeo®-Reinigungstücher. Als Alternative kann auch Geschirrspüllösung verwendet werden. Es genügt, die Geräteaußenseite feucht abzuwischen, wobei jedoch keine Feuchtigkeit ins Geräteinnere vordringen darf. Z. T. lassen sich Hörgeräte demontieren, sodass bei einer starken Verschmutzung das Ohrstück vom Verstärker getrennt und in ein Reinigungsbad eingelegt werden kann.

- Bei Verstopfen der Höröffnung durch Ohrenschmalz ist eine gründliche Reinigung durch den Hörgeräteakustiker notwendig. Keinesfalls sollten Reinigungsversuche mit Kanülen vorgenommen werden, da dies die Rückstände meist weiter ins Geräteinnere vorschiebt und eine Schädigung des Gerätes zur Folge haben kann.
- Eine Desinfektion des Gerätes ist nur in seltenen Fällen (z. B. im Rahmen einer MRSA-Sanierung, siehe Kap. 15.3.3.5.) erforderlich. Ggf. wird eine Wischdesinfektion mit einem alkoholischen Hautdesinfektionsmitteln durchgeführt.

14.2.4.3 Umgang mit Kontaktlinsen

Die bei Kontaktlinsen regelmäßig durchzuführenden Pflege- und Hygienemaßnahmen gestalten sich je nach Art der Linse (weich, hart, Sonderform) unterschiedlich. Dies kann im pflegerischen Alltag eines Krankenhauses zu Problemen führen, da das genaue Prozedere den betreuenden Pflegekräften bekannt und das notwendige Zubehör (Schälchen, Chemie) vor Ort verfügbar sein muss. Evtl. wäre das zeitweise Tragen einer Brille oder von Tageslinsen zu empfehlen, da sie keine besondere Pflege und Desinfektion benötigen.

Allgemein ist zu beachten:

- Beim manuellen Umgang mit Kontaktlinsen müssen die Hände sauber, desinfiziert und vor allem trocken sein, da Reste des Händedesinfektionsmittels die Linsen schädigen könnten.
- Es sind ausschließlich die vom Hersteller vorgesehenen bzw. geprüften Produkte zu verwenden.
- Kontaktlinsen werden getrennt nach links und rechts in den dafür vorgesehenen und mit einer speziellen Desinfektionslösung gefüllten Behältnissen aufbewahrt. Die Behältnisse werden nach Einsetzen der Linsen mit einem speziellen Mittel desinfiziert und zum Trocknen offen stehen gelassen.

- Veränderungen des Auges, wie vermehrter Tränenfluss, Rötung, Sekretbildung, Gefäßeinsprossungen, trockene Augen etc. sowie vom Kontaktlinsenträger geäußerte Symptome, wie Fremdkörpergefühl, Lichtempfindlichkeit, Sehstörungen, Stechen, Brennen oder Schmerzen, sind Gründe dafür, das Tragen der Kontaktlinsen unverzüglich zu unterbrechen und einen augenärztlichen Befund einzuholen.

14.2.4.4 Umgang mit Augenprothesen

Augenprothesen, auch Kunst- oder Glasaugen genannt, sind schalenförmige Gebilde aus Glas oder Kunststoff, die unter das Ober- und Unterlid geschoben werden. Patienten mit Augenprothesen werden normalerweise durch einen Okularisten betreut, der auch für das Pflegepersonal Ansprechpartner ist.

- Die Pflege von Patienten mit Augenprothesen ist weit gehend problemlos. Die unter der Prothese befindliche Bindehaut kann im Rahmen der Körperpflege mit einem Waschlappen oder Tupfer vorsichtig gewaschen werden, soll jedoch vor dem Einsetzen der Prothese trocken sein.
- Die Reinigung der Prothese wird über einer Schale mit sauberem, lauwarmem Wasser vorgenommen. Hartnäckige Verschmutzungen werden mit speziellen Reinigungsmitteln oder Essig entfernt. Das Abtrocknen erfolgt mit Papiertüchern oder einem weichen, flusenfreien Tuch.
- Bei Beschwerden wie vermehrtem Tränenfluss, Rötung der Augenhöhle oder Sekretaustritt am Augenwinkel ist der Augenarzt zu konsultieren.

14.3 Inhalation und Sauerstoffapplikation

14.3.1 Infektionsrisiken

Inhalt oder Wasser zur Sauerstoffanfeuchtung kann durch Überlagerung, unhygienische Handhabung oder unzureichend aufbereitete Geräteteile kontaminieren und durch die Einatmung eine Atemwegsinfektion auslösen. Begünstigend kommt hinzu, dass moderne Inhalationsgeräte eine sehr kleine Tröpfchengröße erzeugen, die es dem Inhalat ermöglicht, tief in die unteren Atemwege vorzudringen. Unabhängig davon können bestimmte zu inhalierende Medikamente (z. B. Cortison) infektionsfördernde Nebenwirkungen entfalten.

14.3.2 Hygienemaßnahmen

- Der Umgang mit Inhalaten und Inhalationsgeräten soll nur mit desinfizierten Händen erfolgen.
- Zur Inhalation bzw. zur Sauerstoffbefeuchtung sollen nur sterile Flüssigkeiten, wie sterile physiologische Kochsalzlösung, steriles destilliertes Wasser oder sterile Medikamente, verwendet werden.
- Die Beschickung der Geräte muss unter Berücksichtigung der Herstellerangaben so erfolgen, dass weder das Inhalat, noch die inhalatführenden Flächen kontaminiert werden. Gleiches gilt für Sauerstoffapplikationsgeräte.
- Die Aufbereitung und Wartung von Inhalationsgeräten ist individuell und richtet sich nach den Herstellerangaben.
- **Ultraschallvernebler** werden meist personenübergreifend verwendet. Bei ihrer Beschickung sind geschlossene Systeme (z. B. Aquapak® zu bevorzugen. Hier handelt es sich um Einmalsysteme, bei denen ein fertig befüllter Inhalatbehälter, eine Verneblerkammer und die Zuleitungsschläuche eine Einheit bilden. Zwischen zwei Patienten wird die Geräteaußenseite wischdesinfiziert.
- Zur Medikamentenverneblung sind im Klinikbereich **Handgeräte** gebräuchlich, die an die zentrale Druckluft- und Sauerstoffversorgung angeschlossen werden. Die Vernebler werden personengebunden für die Dauer des Patientenaufenthaltes verwendet und danach aufbereitet oder (sofern Einmalmaterial) verworfen. Bei diesen Geräten sollen zur Unterbindung von Keimpotenzialen zwischen den Inhalationen keine Inhalatreste in der Verneblerkammer verbleiben. Die Atemmaske, der Vorratsbehälter und der Zerstäuber werden in der Regel täglich sowie bei sichtbarer Kontamination gemäß den Herstellerangaben aufbereitet.
- **Dosieraerosole** werden als Medikament obligatorisch personengebunden gehandhabt. Bei abwehrschädigenden Wirkstoffen (z. B. Cortison) soll nach der Inhalation der Mund ausgespült werden, um schädigende Wirkstoffe aus der Mundhöhle zu entfernen. Die Mundstücke sind nach jedem Gebrauch mit Trinkwasser zu reinigen.
- Auch **Sauerstoffapplikationsgeräte** sind personengebunden zu verwenden. Wie bei den Ultraschallverneblern gibt es auch zur Sauerstoffanfeuchtung vorteilhafte Sterilwasser-Einwegsysteme, die lange Standzeiten (nach Herstellerangaben) erlauben. Die zuleitenden Schläuche incl. der Sauerstoffbrille bzw. -maske werden täglich sowie bei Bedarf gewechselt.

Das gesamte Gerät muss bei einem Patientenwechsel nach den Herstellerangaben desinfizierend aufbereitet und mit einem neuen Befeuchtungssystem versehen werden.

14.4 Beatmung

14.4.1 Infektionsrisiken

14.4.1.1 Pneumonien und Gefährdungsgruppen

Bei einer Pneumonie handelt es sich um eine Entzündung des Lungengewebes, meist als Folge einer mikrobiellen Infektion. Pneumonien zählen zu den häufigsten und neben der Sepsis zu den gefürchtetsten nosokomialen Infektionen. Besonders gefährdet sind:

- Patienten mit einer Bewusstseinsbeeinträchtigung bzw. mit einer Beeinträchtigung des laryngealen Schluckreflexes und der daraus resultierenden hohen Aspirationsgefahr;
- abdominal oder thorakal operierte Patienten, bei denen es durch Einflussnahme von Narkosenachwirkungen ebenfalls zu Aspirationen kommen kann und bei denen in der postoperativen Phase eine unzureichende Atemtiefe bzw. eine Unterdrückung des Abhustens durch den bestehenden Wundschmerz vorliegt;
- Patienten mit bereits bestehenden Infektionsherden, bei denen es durch eine hämatogene Aussaat zur Ansiedelung von Infektionserregern in der Lunge kommen kann;
- Beatmungspatienten, bei denen es als Folge der Beatmungstherapie zu einer Einschränkung der natürlichen Schutzmechanismen der Atmungsfunktion und zu verschiedenen endogenen und exogenen Infektionsübertragungen kommen kann.

Beatmungspatienten nehmen in dieser Aufzählung eine Sonderposition ein, da bei ihnen das Risiko, während des Krankenhausaufenthaltes eine Atemwegsinfektion zu entwickeln, ungewöhnlich groß ist: So haben beatmete Patienten auf Intensivstationen ein 8,4 mal höheres Risiko eine Pneumonie zu entwickeln, als ihre unbeatmeten Mitpatienten, wobei das individuelle Pneumonierisiko hauptsächlich von den Prädispositionen und von der Beatmungsdauer abhängig ist.

Bei der Beatmungspneumonie wird zwischen der Früh- und der Spätpneumonie unterschieden:

- Eine **Frühpneumonie** tritt innerhalb der ersten drei Tage des stationären Aufenthaltes auf. Die meist grampositiven Erreger (z. B. Pneumokokken, Hämophilus influenzae) stammen aus der Residentflora des Nasen-Rachen-Raumes (Oropharyngealflora).
- Die **Spätpneumonie** tritt am/nach dem dritten Tag der stationären Aufnahme auf. Die i. d. R. gramnegativen Erreger, wie Pseudomonas aeruginosa oder Klebsiella pneumoniae, werden meist endogen übertragen.

14.4.1.2 Prädispositionen

Besonders gefährdet sind Beatmungspatienten, die folgende **endogene Risikofaktoren** aufweisen:

- sehr niedriges (< 1 J.) oder sehr hohes Alter (> 65 J.),
- Beeinträchtigungen des Immunsystems (z. B. Immunsuppression),
- schwerwiegende neurologische Beeinträchtigungen mit fehlenden Schutzreflexen,
- COPD (**C**hronic **O**bstructive **P**ulmonary **D**isease auf Deutsch: chronisch obstruktive Lungenerkrankung,
- Aspirationsneigung.

Hinzu kommen exogene Risikofaktoren, die aufgrund medizinischer Maßnahmen auftreten:

- Langzeitintubation und Beatmung / im Zuge dessen Mikroaspiration (siehe 14.4.2.2)
- Reintubation
- Verabreichung von Sedativa
- Operative Eingriffe

14.4.2 Pathogenese der Beatmungspneumonie

Ursachen der beatmungsbezogenen (beatmungsassoziierten) Pneumonie sind:

- Einschränkungen von natürlichen Schutzmechanismen der Atemfunktion,
- endogene Keimverschleppungen der Oropharyngealflora und
- unterschiedliche exogene Keimübertragungen.

14.4.2.1 Einschränkungen natürlicher Schutzmechanismen als Folge einer Beatmungstherapie

Die künstliche, maschinelle Beatmung stellt einen tiefen Eingriff in die Physiologie der Atmung dar, weil die Abhustfunktion aufgehoben, die Intaktheit des Epithels des Oropharynx und der unteren Atemwege gefährdet ist und weil sich die physiologische Oropharyngealflora zu Ungunsten des Beatmungspatienten verändert. Dies erklärt, warum Pneumonien bei Beatmungspatienten nur begrenzt vermeidbar sind.

14.4.2.2 Endogene Infektionsübertragungen bei Beatmungspatienten

Neben den Schädigungen der Schutzmechanismen fördern vor allem Mikroaspirationen von Bestandteilen der Oropharyngealflora die endogene Entstehung von beatmungsbedingten Atemwegsinfektionen:

- Sekrete des Oropharyngealraumes sind naturgemäß mit hohen Keimzahlen belastet. Beim beatmeten Patienten sammelt sich Oropharyngealsekret oberhalb der Tubus-Blockung (Tubus-Cuff) in der sog. »Jammerecke« (Abb. 14.2) und diffundiert in kleinen Mengen zwischen Trachealwand und Tubusmanschette in tiefere Gefilde (Mikroaspiration), wobei die Möglichkeit des Abhustens bekanntermaßen entfällt.
- Hinzu kommt ein spezielles Problem: Bei einer Beatmungstherapie besteht durch die Ausschüttung von Stresshormonen die erhöhte Gefahr der Bildung von Magengeschwüren. Zur Prophylaxe wird daher der pH-Wert des Magen medikamentös herabgesenkt. Dadurch entfällt allerdings die Barrierewirkung der Magensäure. Gramnegative Darmkeime können somit den Magen, den Ösophagus und letztlich den Oropharyngealbereich besiedeln, sodass die physiologische grampositive Oropharyngealflora verdrängt wird. Weil die unteren Atemwege physiologisch auf eine Konfrontation mit diesen gramnegativen Keimen nicht eingestellt sind, wirkt sich eine Mikroaspiration von Darmkei-

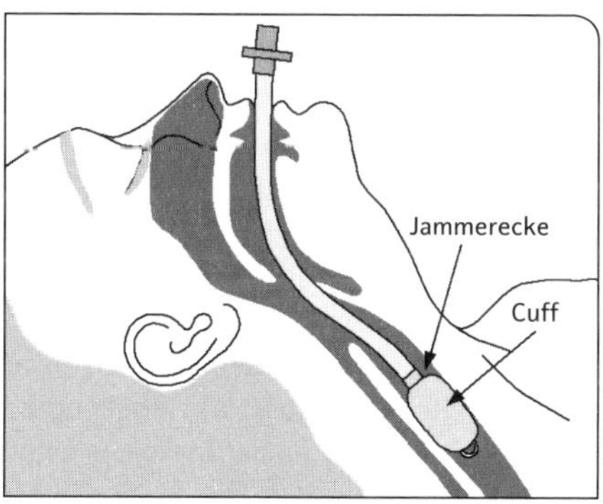

Abb. 14.2: Beatmung über einen Trachealtubus bei oraler Intubation.

men besonders infektionsfördernd aus. Dieser Effekt verstärkt sich beim Vorhandensein einer nasogastralen Sonde und bei Flachlagerung, da hierdurch Rückströmungen (Refluxe oder Regurgitationen) geringer Mageninhaltsstoffe in den Oropharyngealraum stattfinden.

- Ob sich hieraus eine Atemwegsinfektion entwickelt, hängt von der Art und Anzahl der potenziellen Infektionserreger im aspirierten Sekret, der pulmonalen und systemischen Abwehrlage des Patienten und der Beatmungsdauer ab.

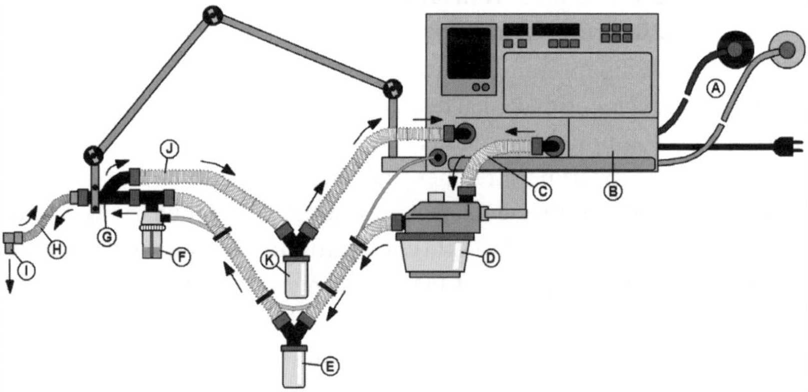

Das Beatmungsgerät (B) benötigt einen Sauerstoff- und Druckluftanschluss (A). Die Inspirationsluft verlässt die Maschine unter genauer Volumen- und Frequenzberechnung und geht in das zuleitende Schlauchsystem (C) über. Zur Wärme- und Feuchtigkeitskonditionierung gelangt die Luft in ein Luftbefeuchtungssystem (D) (Cascade). Da die angefeuchtete Luft Kondenswasser bildet (was ein Schlauchheizsystem verhindern kann), wird dies in einer »Wasserfalle« (E) aufgefangen. Zur Applikation von Inhalaten kann ein Verneblertopf (F) angeschlossen werden. Über ein Y-Stück (G) wird das zuleitende System an einen dünnen, biegsamen Schlauch, die »Gänsegurgel« (H) angeschlossen, die mit einem Adapter (I) an den Tubus des Patienten angeschlossen wird. Ein Beatmungsfilter würde sich zwischen Y-Stück (G) und Gänsegurgel (H) befinden. Die Exspirationsluft geht über die Gänsegurgel (H) und das Y-Stück (G) in das ableitende Schlauchsystem (J). Da sich auch hier Kondenswasser bilden kann, ist eine zweite Wasserfalle (K) zwischengeschaltet. Die Exspirationsluft verlässt die Maschine über ein (in der Maschine eingebautes) Filtersystem.

Abb. 14.3: Konventionelles Beatmungsgerät.

14.4.2.3 Exogene Infektionsübertragungen bei Beatmungspatienten

- **Kontamination von Kondenswasser:** Bei der Beatmung kann sich durch Kondensation Feuchtigkeit im Innern des Schlauchsystems bilden (Abb. 14.3), die bei einem konventionellen Beatmungssystem in sog. »Wasserfallen« abfließt. Diese Kondensate besiedeln sich leicht mit den Keimen des Patienten und exogenen Mikroorganismen, die im Zuge medizinisch-pflegerischer Maßnahmen in das Schlauchsystem und somit zum Beatmungspatienten gelangen können. Darüber hinaus können durch einen unhygienischen Umgang mit Beatmungskondensat Kontaktübertragungen auf weitere Patienten stattfinden.
- **Kontamination von Befeuchtungssystemen:** Damit die Schleimhäute nicht austrocknen, muss die Einatmungsluft des Beatmungspatienten eine definierte Feuchte haben. Hierzu werden meist Filter verwendet (siehe Kap. 14.4.3.2), die die Atemfeuchte der Ausatemluft zurückhalten und dem Patienten wieder zukommen lassen. Als weitere Möglichkeit kann die Einatemluft auch künstlich mit Hilfe eines aktiven Befeuchtungssystems (Cascadensystem, Abb. 14.3) angefeuchtet werden. Hierdurch ergeben sich jedoch ähnliche Probleme wie mit dem Beatmungskondensat.
- **Kontamination von Schlauchsystemen:** Schläuche und weitere Systemteile von Beatmungsmaschinen sind als semikritische Medizinprodukte (siehe Kap. 13.2.2) einzustufen. Sie müssen demnach (sofern es sich nicht um Einmalartikel handelt) vor einer Wiederverwendung gereinigt und (bevorzugt thermisch) desinfiziert werden, um zu verhindern, dass verbleibende Keime, Rückstände oder Feuchte zu einer exogenen Atemwegsinfektion nachfolgender Beatmungspatienten führen.
- **Kontamination von Inhalaten:** Während einer Beatmungstherapie können Inhalate über sog. »Vernebler« dem Patienten zugeführt werden. Auch hier besteht die Möglichkeit, dass durch kontaminierte Inhalate oder Geräteteile Infektionserreger zum Patienten gelangen.
- **Hygienefehler beim Absaugen:** Das Absaugen von Sekreten begünstigt im besonderen Maße das exogene Einbringen von Keimen. Möglichkeiten ergeben sich durch kontaminiertes Anfeuchtungswasser, kontaminierte Absaugkatheter oder durch eine unsachgemäße Handhabung des Absaugvorgangs.

14.4.2.4 Infektionserreger

Infektionserreger von Beatmungspneumonien können somit einen sehr unterschiedlichen Ursprung haben:

- mögliche Bestandteile der patienteneigenen Oropharyngealflora, wie Staphylococcus aureus, Candida albicans oder Hämophilus influenzae,
- endogene Mikroorgansimen aus der patienteneigenen Darmflora, die vor allem im späteren Verlauf in Erscheinung treten, wie Klebsiella pneumoniae, E. coli und Proteus mirabilis,
- exogen eingeschleppte, feuchtigkeitsliebende Bakterien wie Pseudomonas aruginosa, Acinetobacter.

14.4.3 Prävention der Beatmungspneumonie

Ausgehend von den geschilderten Zusammenhängen und bezugnehmend auf die KRINKO-Empfehlung »Prävention der nosokomialen beatmungsassoziierten Pneumonie« (siehe Anhang D, Pos. 1) ergeben sich zur Prävention der nosokomialen Pneumonie unterschiedliche Ansätze:

- Maßnahmen der Basishygiene
- Apparativ-technische Maßnahmen
- Patientenbezogene Maßnahmen
- Medikamentöse Maßnahmen

14.4.3.1 Maßnahmen der Basishygiene

- Eine hygienische Händedesinfektion ist durchzuführen:
  - vor Manipulationen an Medikamentenverneblern und Befeuchtungssystemen,
  - nach jedem Kontakt mit Schleimhäuten, respiratorischem Sekret oder Gegenständen, die mit respiratorischem Sekret kontaminiert sind,
  - vor und nach jedem Kontakt mit Trachealtuben, Tracheostomata oder Beatmungszubehör, also vor und nach Intubation, Extubation, endotrachealem Absaugen und Entfernen von Kondenswasser;
- Vor Kontakten mit Schleimhäuten, respiratorischen Sekreten oder kontaminierten Gegenständen sind **Schutzhandschuhe** zu tragen (was nicht von der Hygienischen Händedesinfektion entbindet), z. B. zum endotrachealem Absaugen oder zum Abbau benutzter Beatmungsschläuche;
- Der Umgang mit beatmeten Patienten ermöglicht in vielen Situationen die Kontamination von Bedienungselementen, Beatmungszubehör, Arbeits-

flächen usw. Dem ist bei der fortlaufenden Desinfektion, der Geräte- und Instrumentenaufbereitung und der Abfallentsorgung Rechnung zu tragen.

- Die medizinisch-pflegerische Betreuung von Beatmungspatienten verlangt **speziell geschultes und ausreichendes Personal**. Zu dieser Forderung gibt es eine Empfehlung der Deutschen interdisziplinären Vereinigung für Intensiv- und Notfallmedizin (Anhang D, Pos. 16).
- Ferner ist eine **geregelte Einarbeitung**, sowohl im Falle neuer MitarbeiterInnen, als auch bei neuen Medizinprodukten notwendig.
- Rückschlüsse aus der **Surveillance** (siehe Kap. 8.4) und Beobachtungen der Arbeitsabläufe durch das Hygienefachpersonal sollen zeitnah an das Behandlungsteam gemeldet werden.
- Ein sog. »mikrobiologisches Monitoring«, d. h. eine routinemäßige mikrobiologische Überprüfung des Trachealsekretes, ohne Infektions- oder Ausbruchsverdacht ist dagegen nicht sinnvoll.

14.4.3.2 Apparativ-technische Maßnahmen

- **Beatmungsschläuche** sollen stets patientengebunden verwendet werden, sodass jeder Patient (auch bei Kurzzeitbeatmung) zu Beginn der Beatmung an desinfizierte Schläuche angeschlossen wird.
- Ein sofortiger Wechsel der Schläuche erfolgt bei Beschädigung oder sichtbarer Verschmutzung. Routinemäßig sollen die Schläuche nicht häufiger, als alle 7 Tage gewechselt werden, wobei meist ein wöchentlicher Wechsel praktiziert wird.
- Um die Mikroaspiration (siehe 14.4.2.2) zu minimieren soll der **Cuffdruck** des Endotrachealtubus zwischen 20 und 30 cm H2O betragen.
- **Beatmungsfilter** dienen dazu, die Atemfeuchte für den Beatmungspatienten zu sichern und intraluminale Kontaminationen zu vermeiden. Unterschieden werden:
  - Filter, die eine »passive Befeuchtung« bewirken, d. h. die Feuchte der Ausatemluft dem Patienten wieder verfügbar zu machen. Diese Filter werden HME-Filter (**h**eat and **m**oisture exchange) genannt.
  - Filter, die sowohl eine passive Befeuchtung, als auch eine Filterung von Mikroorganismen ermöglichen (HMEF-Filter). Der Einsatz von patientengebundenen HMEF-Filtern erlaubt bei Narkosegeräten eine patientenübergreifende Verwendung der Schlauchsysteme.
  - Der Wechsel solcher Beatmungsfilter erfolgt gemäß den Herstellerangaben (meist täglich).

- Endotrachealtuben mit der Möglichkeit zur »**supraglottischen Sekretabsaugung**« erlauben ein fortlaufendes Absaugen des sich an der »Jammerecke« sammelnden Trachealsekretes (siehe 14.4.2.2.), was für dauerbeatmete (>72 Std.) Patienten vorteilhaft ist.
- Die Alternative zur passiven Befeuchtung ist die aktive Befeuchtung, bei welcher **Befeuchtungssysteme** (Cascadensysteme, Abb. 14.3) unter Verwendung steriler, aseptisch vorbereiteter Flüssigkeiten eingesetzt werden. Infektiologisch ist keine der beiden Befeuchtungsformen überlegen.
- Beim Einsatz aktiver Befeuchtungssysteme kann keimhaltiges **Kondenswasser** entstehen (siehe 14.4.2.3), welches sich in den Wasserfallen der Schläuche sammelt.
  - Beim Entleeren des Kondenswassers im Beatmungsschlauchsystem muss penibel darauf geachtet werden, dass kein Kondensat zum Patienten zurückfließt und keine Kontaminationen der Umgebung stattfinden.
  - Die Bildung von Kondenswasser lässt sich durch den Einsatz von beheizten Beatmungsschläuchen verhindern.
- Die Aufbereitung von **Beatmungszubehör** erfolgt bevorzugt in Reinigungs- und Desinfektionsgeräten (RDG), wo sie gereinigt, gespült, (thermisch) desinfiziert und getrocknet werden. Die Lagerung von aufbereitetem Beatmungszubehör muss trocken und kontaminationsvermeidend in geeigneten Schränken erfolgen.
- Beim **Absaugen des endotrachealen Sekretes** werden das offene und das geschlossene Absaugen unterschieden:
  - Beim **offenen Absaugen** wird das Beatmungssystem vom Anschluss diskonnektiert und ein unter Sog stehender steriler Katheter mit sterilen Handschuhen in den Tubus eingeführt.
  - Beim **geschlossenen Absaugen** bleibt das Beatmungssystem mit dem Tubus verbunden. Der Absaugkatheter steckt, vor äußerer Kontamination geschützt, in einer Plastikhülle und wird über einen relativ langen Zeitraum (24 Stunden und länger) ohne Austausch verwendet (Abb. 14.4). Hierdurch wird die Beatmung zum Absaugen nicht unterbrochen; der Absaugvorgang ist damit für den Patienten schonender. Zudem ist der Keimeintrag vom Patienten in die Umgebung beim Absaugen ist geringer und eine Kontamination des Absaugkatheters durch die Hände des Personals unterbleibt. Daher sollten solche Sys-

teme vor allem bei Patienten eingesetzt werden, die mit multiresistenten Infektionserregern kolonisiert oder infiziert sind.
- Trotz dieser Vorteile lässt sich eine Senkung der Infektionsraten bei Verwendung geschlossener Systeme gegenüber dem geschlossenen Absaugen nicht nachweisen. Zur Kostenreduktion werden geschlossene Systeme mit einem längeren Wechselintervall (max. wöchentlich) empfohlen.

• Zur **Mobilisierung des Atemwegsekretes** während des Absaugens sind sterile Flüssigkeiten zu verwenden. Beim geschlossenen Absaugen muss das gesamte System nach Gebrauch mit steriler Flüssigkeit gespült werden.

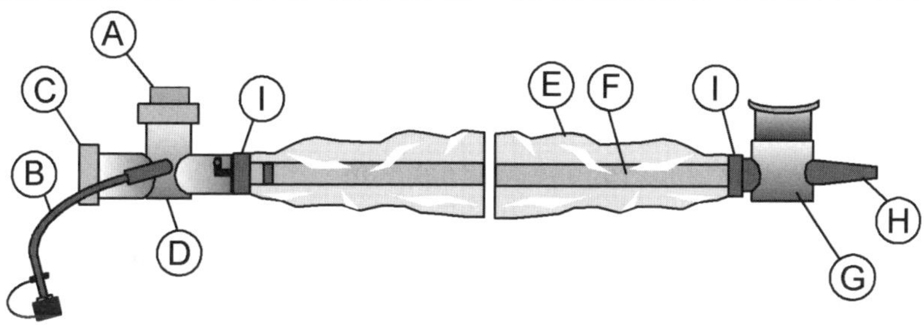

Der Absaugkatheter (F) steckt in einem länglichen Plastikbeutel (E) und ist auf der einen Seite an einen L-Bogen (D) und auf der anderen an ein Kontrollventil (G) angeschlossen. Der seitliche Schenkel des L-Bogens führt zum Beatmungsgerät (A), der andere zum Tubus des Patienten (C). Ferner befindet sich am L-Bogen (D) eine Vorrichtung zum Anspülen (B) mit einem Rückschlagventil. Beide Ansätze (A und C) sind in sich drehbar, um den Tubus nicht unnötig mechanisch zu belasten. Das Sogkontrollventil (G), das durch 180°-Drehung ver- und entriegelbar ist, hat einen Anschluss zur Saugung (H). Der Absaugkatheter lässt sich, durch den Beutel geschützt, ohne Kontaminationsgefahr von außen in den Tubus einführen. Durch Drücken des Kontrollventils (G) wird Sog zur Absaugung freigegeben. Während des Saugens wird der Katheter unter Sog langsam wieder in die Ausgangsposition herausgezogen. Hierbei reinigt eine eng anliegende Silikon-Lippe (PEEP-Siegel) (I) den Katheter von außen. Das Absaugen soll grundsätzlich intermittierend erfolgen. Durch gleichzeitiges Instillieren steriler physiologischer Kochsalzlösung unter Drücken des Sogkontrollsystems (G) wird der Katheter gespült.

Abb. 14.4: Geschlossenes System zum endotrachealen Absaugen.

- Während der Beatmung kann über einen Medikamentenvernebler eine **Inhalationsbehandlung** erfolgen, was mit dem Risiko Keimübertragung in die tiefen Atemwege verbunden ist.
  - Der Umgang mit Medikamentenverneblern erfordert daher eine vorherige Hygienische Händedesinfektion und das Tragen von Einmalhandschuhen.
  - Medikamentenvernebler sind alle 24 Std. bzw. bei einem Patientenwechsel auszutauschen und (sofern aufbereitbar) gemäß den Herstellerangaben aufzubereiten. Eine längere Verwendungsdauer (gemäß den Herstellerangaben) ist bei Verneblersystemen mit einer Trennfläche zwischen dem Medikamentenreservoir und dem Inspirationsschenkel möglich.
  - Zur Vermeidung von Aufbereitungs- und Lagerungsproblemen werden Einmalsysteme empfohlen.
  - Die zu inhalierenden Medikamente sollen aus sterilen Einmalgebinden entnommen und patientenbezogen verwendet werden.

14.4.3.3 Patientenbezogene Maßnahmen

- Im Vorfeld geplanter (elektiver) Operationen mit einer nachfolgenden Beatmungsphase können Maßnahmen zur **Minimierung bestehender Prädispositionen** sinnvoll sein:
  - Therapie bestehender chronischer Atemwegserkrankungen und anderer prädisponierender Grunderkrankungen,
  - Atemtraining bei Patienten mit eingeschränkter Lungenfunktion,
  - Optimierung des Allgemein- und Ernährungszustandes,
  - Reduktion oder Unterbrechung immunsupprimierender Medikationen.
  - Bei alten, stark prädisponierten Patienten sollte im Vorfeld eine aktive Pneumokokken-Impfung durchgeführt werden.
- Zur **Lagerung** von Beatmungspatienten wurde bis vor Kurzem eine 30 – 45°-Oberkörperhochlage empfohlen, deren infektionspräventiver Effekt jedoch nicht ausreichend belegt werden kann. Gleiches gilt für den Einsatz kinetischer Betten. Somit ist die Lagerung unter klinischen Gesichtspunkten festzulegen.
- Die Mund-Nasen-Rachenflora ist ein wichtiges Keimreservoir bei beatmungsassoziierten Infektionen (siehe 14.4.2.2). Daher hat die regelmäßigen und hygienegerechten Mund- und Zahnpflege (siehe 14.2.3) auch hier einen hohen Stellenwert. Zur regelmäßigen **Mundpflege** sollen antiseptische Substanzen mit nachgewiesener Wirksamkeit (z. B. Chlorhexidin) verwendet werden.

- Die **enterale Ernährung** via Sonde (siehe Kap. 14.9) beinhaltet zwar das Risiko, eine Leitschiene für Keime aus dem (besiedelten) Magen zu bilden, ist aber dennoch der parenteralen Ernährung vorzuziehen, da diese mit einer Sepsisgefahr verbundenen ist. Wie andere invasive Zugänge auch sind Ernährungssonden sobald als möglich zu entfernen. Empfehlungen zur Lokalisation der Sonde, zur Applikationsart (Bolus oder kontinuierlich) oder zum Zeitpunkt des Beginns einer enteralen Zufuhr können aufgrund mangelnder wissenschaftlicher Nachweise nicht gegeben werden.

14.4.3.4 Medikamentöse Maßnahmen

Da die Flora des Mundhöhle und des Gastrointestinalstraktes ein Ausgangspunkt beatmungsassoziierter Atemwegsinfektionen sein kann, wurden medikamentöse Verfahren entwickelt, die unerwünschte Florabestandteile durch den **Einsatz antibiotischer Medikamente** reduzieren sollen:

- Bei der »**s**elektiven **D**arm**d**ekontamination« (SDD) werden systemische und lokale Antibiotika bzw. Antimykotika in den Magen-Darm-Trakt appliziert und i.v. infundiert.
- Bei der »**s**elektiven **o**ralen **D**ekontamination« (SOD) werden nicht resorbierbare Antibiotika in die Mundhöhle gegeben.

Die Effizienz solcher Verfahren lässt sich in einigen Studien nachweisen. Wegen einer möglichen Resistenzbildung soll jedoch der Einsatz von SDD oder SOD zur Senkung der Pneumonierate nicht generell, sondern individualmedizinisch und unter Durchführung einer entsprechenden Resistenz-Surveillance erfolgen.

Im Zuge einer medikamentösen **Stressblutungsprophylaxe** kann die Magensäure vermindert oder alkalisiert werden, was eine Kolonisation des Mund-Rachenraumes mit Darmkeimen zur Folge haben kann (siehe 14.4.2.2).

- Bei enteral ernährten Patienten soll daher auf alkalisierende Medikamente wie z. B. Antazida verzichtet werden. Stattdessen wird meist Sucralfat verwendet, was die Bildung eines Schutzfilmes der Magenschleimhaut bewirkt und den Säuregehalt nicht beeinflusst.
- Bei einer parenteralen Ernährung ist die Gabe des oral einzunehmenden Medikamentes Sucralfat nicht möglich, sodass die Stressblutungsprophylaxe bei strenger Indikationsstellung und unter Abwägung des erhöhten Pneumonierisikos erfolgt.

Bei intensivmedizinisch beatmeten Patienten ist meist der Einsatz beruhigender Medikamente (Sedativa) oder schmerzstillender Medikamente (Analgetika) notwendig. Man spricht von »**Sedierung**« bzw. »**Analgesie**«. Durch eine entsprechend überwachte und leitliniengerechte Steuerung der Sedierungstiefe kann die Beatmungsdauer verkürzt und die Pneumonierate gesenkt werden.

14.5 Tracheostoma und Trachealkanüle

14.5.1 Begriffserläuterungen

Als **Tracheostoma** bezeichnete man die durch einen operativen Eingriff (Tracheotomie) angelegte Öffnung der Luftröhre nach außen. Zweck ist die Ermöglichung einer langfristigen künstlichen Beatmung oder der Erhalt der Atemfunktion nach einer Kehlkopfentfernung (Laryngektomie).

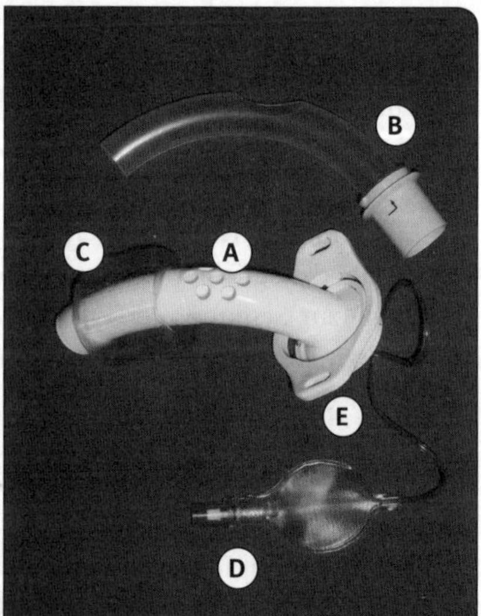

A = Außenkanüle, B = Innenkanüle, welche in die Außenkanüle gesteckt wird, C = Cuff, D = Zuleitungschlauch für Cuff mit Kontrollballon, E = Kanülenschild

Abb. 14.5: Kunststoff-Trachealkanüle mit Cuff.

Um das Zuwachsen des Tracheostomas zu verhindern, wird eine **Trachealkanüle** eingelegt. Unterschieden werden:

- Cuffkanülen, d.h. Kunststoffkanülen, die die Luftröhre mit Hilfe eines Ballons (Cuff) abdichten. Sie werden zur Überbrückung der unmittelbaren postoperativen Phase, bei dauerbeatmeten Patienten und bei Patienten mit erhöhter Aspirationsgefahr eingesetzt.
- Unterschiedlich geformte Metall- oder Kunststoffkanülen ohne Cuff für nicht beatmete Patienten mit einem dauerhaften Tracheo-

stoma. Eine Variante ist die »Sprechkanüle«, bei der eine Fensterung die Ausatemluft zum Kehlkopf umleitet und dem Patienten das Sprechen ermöglicht.

Meist bestehen Trachealkanülen aus einer Innen- und einer Außenkanüle (Abb. 14.5). Diese Konstruktion ermöglicht die Reinigung des Innenlumens, ohne die gesamte Kanüle aus dem Tracheostoma entfernen zu müssen.

Trachealkanülen sind mit einem »Kanülenschild« versehen, einer Halteplatte, die das Vordringen der Kanüle nach innen verhindert. Am Kanülenschild befinden sich Ösen für ein »Kanülenbändchen«, mit dessen Hilfe die Kanüle am Hals befestigt werden kann.

14.5.2 Infektionsrisiken

Ein frisch angelegtes Tracheostoma ist, wie andere Operationswunden auch, mit dem Risiko einer postoperativen Wundinfektion verbunden. Wenn der betreffende Patient über eine Trachealkanüle bei einem infizierten Tracheostoma beatmet wird, besteht zudem das Risiko einer Atemwegsinfektion.

Ein länger bestehendes Tracheostoma vernarbt und wird dadurch relativ unempfindlich, sodass die Gefahr einer lokalen Infektion trotz möglicher Scheuer- oder Druckstellen in den Hintergrund tritt. Stattdessen ist ein Infektionsrisiko dadurch gegeben, dass sich am Tracheostoma häufig fakultativ pathogene und multiresistente Mikroorganismen, wie z. B. MRSA ansammeln (siehe Kap. 15.3.3). Diese Keime können z. B. im Falle einer Abwehrschwäche der Ausgangspunkt für Infektionen der tiefen Atemwege sein. Zudem sind sie bei mangelnder Händehygiene über direkte und indirekte Kontakte im Zuge der pflegerischen Versorgung leicht auf andere Patienten übertragbar.

Hinsichtlich der Trachealkanülen besteht die Möglichkeit einer Lumenverlegung und der Bildung infektionsfördernder intraluminaler bakterieller Beläge (Biofilme).

14.5.3 Hygiene- und Pflegemaßnahmen

Vorgaben zur Hygiene im Zusammenhang mit einem Tracheostoma und mit Trachealkanülen finden sich in der KRNKO-Empfehlung »Infektionsprävention in Heimen« unter Punkt 6.3.2 (Anhang D, Pos. 1). Eine ausführliche Leitlinie mit dem Titel »Versorgung von tracheotomierten und laryngektomierten Patienten« wurde vom Bundesverband Medizintechnologie e.V. (BVMed) herausgegeben (Anhang D, Pos. 17).

14.5.3.1 Basishygiene

- Manipulationen am Tracheostoma oder an der Trachealkanüle werden mit Schutzhandschuhen durchgeführt.
- Vor und nach der Tracheostomapflege sowie nach Manipulationen an Trachealkanülen ist eine hygienische Händedesinfektion erforderlich.
- Genutzte Ablageflächen müssen nach Gebrauch wischdesinfiziert werden.

14.5.3.2 Pflege des Tracheostomas

Ziel der Tracheostomapflege ist es, das Tracheostoma sauber, trocken und entzündungsfrei zu halten und Hautläsionen zu vermeiden.

Ein frisch angelegtes Tracheostoma wird zunächst mit sterilen Kompressen (z.B. Metalline®-Kompressen) verbunden. Ein aseptisch durchzuführender Verbandwechsel (siehe Kap. 14.11.6.3) ist täglich bzw. bei Verschmutzung des Verbandes notwendig.

- Bei einem etablierten, von Hautläsionen oder Entzündungen freien Tracheostoma genügt zur Ablösung evtl. vorhandener Sekretreste, Inkrustierungen etc. die tägliche Reinigung mit seifenfreien Wasser im Rahmen der Grundpflege, möglichst unter Verwendung eines nicht flusenden Einmaltuches. Die Durchführenden tragen hierzu Schutzhandschuhe.
- Bei der Tracheostoma- oder Körperpflege muss (z.B. unter Verwendung eine speziellen Schutzvorrichtung) zur Aspirationsvermeidung ausgeschlossen werden, dass Flüssigkeit eindringt.
- Im Zuge der Tracheostomapflege erfolgt eine tägliche dokumentierte Kontrolle auf Entzündungszeichen und Läsionen.
- Die Verwendung antiseptischer Lösungen sollte nur auf besondere Veranlassung erfolgen.

14.5.3.3 Umgang und Aufbereitung mit bzw. von Trachealkanülen

Die Trachealkanüle wird regelmäßig gewechselt und ggf. aufbereitet, um Verlegungen und mikrobielle Beläge des Innenlumens zu vermeiden.

- Bei einem frisch angelegten Tracheostoma mit eingelegter Cuff-Kanüle wird diese erst nach zwei Tagen bzw. auf Grund von Störungen (z. B. undichter Cuff) gewechselt. Danach genügen meist wöchentliche Intervalle. Vor dem Wechsel muss das Bronchialsystem des Patienten gründlich abgesaugt werden, damit das Tracheostoma beim Einführen der neuen Kanüle nicht durch Sekretansammlungen verlegt werden kann.
- Bei einem langzeitig bestehenden Tracheostoma wird die Innenkanüle nach Bedarf entnommen, gereinigt und wieder eingesetzt. Wie häufig bzw. bei welchen Indikationen die Außenkanüle aus dem Tracheostoma entfernt bzw. die gesamte Trachealkanüle ausgetauscht oder ersetzt werden muss, ist vom Arzt anzuordnen.
- Trachealkanülen sind semikritische Medizinprodukte, deren Aufbereitung eine Reinigung und Desinfektion nach Angaben des Herstellers erforderlich macht. Sofern möglich sind thermische, maschinelle Desinfektionsverfahren (siehe Kap. 13.2.2) zu bevorzugen. Bei chemischen Verfahren müssen Desinfektionsmittelreste durch eine ausgiebige Spülung mit Sterilwasser beseitigt werden. Cuffkanülen können auf Grund einer möglichen Funktionsbeeinträchtigung nicht aufbereitet werden. Aufbereitete Kanülen sind trocken und kontaminationsgeschützt aufzubewahren.
- Das Haltebändchen verschmutzt leicht. Es sollte täglich sowie bei Bedarf gewechselt werden. Dementsprechend müssen genügend Austauschbändchen vorhanden sein. Die Aufbereitung kann normalerweise in Reinigungs- und Desinfektionsgeräten (RDG) oder zusammen mit der Krankenhauswäsche erfolgen.

14.6 Punktion, Injektion und Blutentnahme

14.6.1 Infektionsrisiken

Injektionen, Punktionen und Blutentnahmen sind invasive Maßnahmen, die seitens des Patienten mit der Gefahr einer lokalen (z. B. Spritzenabszess) oder systemischen Infektion (z. B. Sepsis) verbunden sein können. **Ursachen** sind:

- die Verschleppung von Hautflorabestandteilen,
- das Einbringen kontaminierter Lösungen oder
- die Verwendung kontaminierter Instrumente.

Hinzu kommt eine Reihe von **Beeinflussungsfaktoren**:
- Rahmenbedingungen bzgl. der Arbeitssituation (z. B. Notfallbedingungen) oder der Umgebung (z. B. Pflegestation)
- Eigenschaften der betreffenden Medikamente (z. B. Unterdrückung der Infektabwehr durch Cortison)
- Erfahrung und Können des Ausführenden
- Liegedauer von invasiven Zugängen (z. B. Periduralkatheter)

Das konkrete Infektionsrisiko und die Folgen von Infektionsübertragungen im Zuge von Punktionen, Injektionen und Blutentnahmen variieren je nach Art des Eingriffs erheblich, was die Anwendung unterschiedlicher Hygienemaßnahmen und Vorgehensweisen erklärt. Bei Punktionen unterscheidet man daher 4 **Risikogruppen** (siehe Tab. 14.1):
- Risikogruppe 1: Einfacher Punktionsablauf, geringes Infektionsrisiko.
- Risikogruppe 2: Einfacher Punktionsablauf, geringe Infektionsgefahr aber schwerwiegende Folgen im Infektionsfall.
- Risikogruppe 3: Komplexer Punktionsablauf oder Punktion von Organen oder Hohlräumen.
- Risikogruppe 4: Komplexer Punktionsablauf, Assistenzperson erforderlich und/oder Einbringung von Kathetern in Körperhöhlen oder tiefe Gewebsräume.

Für das Personal besteht bei Injektionen die Gefahr einer Kanülenstichverletzung und dadurch das Risiko einer hämatogen übertragbaren Infektionserkrankung. Ferner kann es zu einem Kontakt mit schädigenden Substanzen wie Zytostatika kommen.

Tab. 14.1: Hygiene-Anforderungen bei der Durchführung von Punktionen, Injektionen und Blutentnahmen

	Risikogruppe	keimarme Tupfer zur Hautdesinfektion	sterile Tupfer zur Hautdesinfektion	steriles Abdeck- oder Lochtuch	keimarme Handschuhe	sterile Handschuhe	Mund-Nasenschutz	OP-Haube + steriler Kittel
i.c.-Injektion	1	X						
s.c.-Injektion	1	X						
i.m.-Injektion	1	X						
i.m.-Injektion bei Risikopat., Injektion von Corticoiden oder gewebstoxischen Substanzen	2		X		X			
Lanzettenblutentnahme	1	X			X			
i.v.-Blutentnahme	1	X			X			
i.v.-Injektion	1	X			X			
Shunt-Punktion zur Dialyse	2		X		X			
Punktion einer Portkammer	2		X			X		
diagn. Lumbalpunktion	2		X	X		X		
diagn. Blasenpunktion	2		X			X		
diagn. Pleurapunktion	2		X			X	X	
diagn. Aszitespunktion	2		X			X	X	
Beckenkammpunktion	3		X	X		X		
Amniozentese	3		X	X		X		
Organpunktion (Niere, Schild- drüse etc.)	3		X	X		X		
Anlage einer suprapubischen Ableitung	3		X	X		X	X	
Spinalanästhesie	3		X	X		X	X	
diagn. Gelenkpunktion	3		X	X		X	X	
Periduralanästhesie/Spinalanäs- thesie mit Katheteranlage	4		X	X		X	X	X
Anlage einer PEG	4		X	X		X	X	X

14.6.2 Hygienemaßnahmen

Erläuterungen und Vorgaben zur Hygiene im Zusammenhang mit Punktionen und Injektionen enthält die KRINKO-Empfehlung » Anforderungen an die Hygiene bei Punktionen und Injektionen« (siehe Anhang D, Pos. 1)

- Die Arbeitsfläche soll trocken und sauber sein und ist zuvor ggf. desinfizierend zu reinigen.
- Die Vorbereitung soll kurzfristig (maximal 1 Stunde vor der Durchführung) mit desinfizierten Händen ohne Kontamination der Instrumente oder der Injektionslösung erfolgen.
- Die Vorbereitung soll umfassend sein, sodass während der Durchführung keine weiteren Vorbereitungsmaßnahmen notwendig sind und im Anschluss daran eine fachgerechte Entsorgung des Instrumentars erfolgen kann.
- Aufgrund arbeitsschutzrechtlicher Vorgaben (TRBA 250) sind Sicherheitskanülen (siehe Kap. 9.7 und Abb. 9.7) zu verwenden.
- Bei Injektionen
  - sind Einzeldosis-Ampullen (Brechampullen) gegenüber Mehrdosisbehältnissen (Stammampullen) zu bevorzugen,
  - ist eine Kontrolle auf Beschädigung der Behälter (ist das Behältnis nass, klebt es, ist der Verschluss intakt?) und des Inhalts auf Trübung, Ausflockung, Kristallisation und Verfallsdatum durchzuführen,
  - wird zur Herstellung und zum Aufziehen von Injektionslösungen soll eine gesonderte Kanüle (»Aufziehkanüle«) verwendet.
- Bei Verwendung von **Mehrdosisbehältnissen** kommen weitere Beachtungspunkte hinzu:
  - Der Anbruch ist mit Datum und Uhrzeit auf dem Behältnis zu vermerken.
  - Medikamente ohne Konservierungsstoff dürfen nach Erstanstich des Mehrdosisbehältnisses maximal 12 Stunden unter sachgerechten Bedingungen (siehe Kap. 12.2) aufbewahrt werden. Die Haltbarkeitsangaben für Lösungen mit Konservierungsstoff (z. B. Insulin) schwanken zwischen 72 Stunden (z. B. Lokalanästhetika) und vier Wochen (Insuline). Details sind dem Beipackzettel zu entnehmen oder in der Apotheke zu erfragen.
  - Zur Entnahme aus Mehrdosisbehältnissen muss der Stopfen desinfiziert werden (mit in Desinfektionsmittel getränktem Tupfer abreiben,

mindestens 15 Sekunden Einwirkzeit). Offene Kanülen sollen nicht in Mehrdosisbehältnissen verbleiben. Um nicht bei jeder Entnahme eine neue Kanüle verwenden zu müssen bieten sich spezielle Entnahmespikes an.

- Bei **Punktionen** der Risikogruppen 3 und 4 sind besondere Aspekte zu berücksichtigen (siehe Tab. 14.1):
  - Die Aufteilung der Materialien erfolgt nach dem 3-Flächen-Prinzip (siehe Kap. 14.1.2).
  - Es wird meist zu zweit gearbeitet (Rollenverteilung: Durchführung / Assistenz).
  - Es kommt Persönliche Schutzausrüstung in Form von keimarmen oder sterilen Handschuhen, Mund-Nasenschutz-Masken, OP-Hauben oder langärmligen Schutzkitteln zum Einsatz.
  - Zum Schutz vor versehentlichen Kontaminationen mit der Hautflora wird ein steriles Abdeck- oder Lochtuch verwendet.
- Bei jeder Punktion, Injektion oder Blutentnahme erfolgt vor dem Einstich eine **Hautdesinfektion.** Hierzu wird das betreffende Hautareal mit einem alkoholischen Hautdesinfektionsmittel wischdesinfiziert. Je nach Eingriff werden hierzu keimarme oder sterile Tupfer verwendet (siehe Tab. 14.1). Die Einwirkzeit beträgt
  - bei i.c.-, sc.-, i.m. oder i.v.-Injektionen bzw. bei Blutentnahmen 15 bis 30 Sek.
  - bei Punktionen von Gelenken oder Körperhöhlen 60 Sek.
  - bei talgdrüsenreichen Hautarealen (vordere und hintere Schweißrinne) 60 Sek. und mehr.
  - Während dieser Zeit ist die Haut mit dem Mittel feucht zu halten.
  - Maßgeblich sind die jeweiligen Herstellerangaben.
- Nach der Durchführung sind Brechampullen, Injektionsnadeln, Lanzetten oder andere verletzungsträchtige Gegenstände sofort in ein stichfestes Behältnis zu entsorgen (kein Recapping).

14.7 Infusion

14.7.1 Infektionsrisiken

Während bei Punktionen, Injektionen oder Blutentnahmen lokale Infektionen (z. B. Spritzenabszesse) zu befürchten sind, kommt bei der venös applizierten Infusionstherapie das Risiko einer systemischen Infektion der Blutbahnen (BSI = Bloodstream-Infections) hinzu, wobei vier Stadien unterschieden werden:

- Bakteriämie, d. h. im Blut sind Infektionserreger nachweisbar, Symptome aber nicht vorhanden.
- Sepsis, d. h., Symptome, wie Fieber, Blutdruckabfall und Oligurie, sind vorhanden.
- Sepsis-Syndrom, d. h., es bestehen Symptome einer Sepsis einhergehend mit stark verminderter Organdurchblutung.
- Septischer Schock, d. h., es bestehen Symptome einer Sepsis einhergehend mit Kreislaufzusammenbruch.

Die Sepsis, das Sepsis-Syndrom und der septische Schock sind lebensgefährliche Krankheitsbilder, deren Entstehung durch Prädispositionen des Patienten und durch von außen im Krankenhaus eingebrachte Faktoren (exogene Risikofaktoren) beeinflusst werden:

- Prädisponiert sind Patienten mit einem sehr geringem (< 1 Jahr) oder hohem (> 60 Jahre) Lebensalter, Patienten während oder nach einer immunsuppressiven Therapie (z. B. Bestrahlung, Zytostase) und Patienten mit Hauterkrankungen oder -schädigungen (z. B. Traumata, Verbrennungen, Psoriasis).
- Wichtigster exogener Risikofaktor ist der Venenzugang und hier vor allem zentrale intravasale Katheter (ZVK). Aber auch andere invasive Maßnahmen wie Intubation und Beatmung, transurethrale Blasenkatheter oder Operationen beeinflussen das BSI-Risiko zu Ungunsten des Patienten.
- Das höchste Risiko, eine BSI als Folge einer Infusionstherapie zu entwickeln, haben prädisponierte Patienten auf Intensivstationen, wobei das Risiko mit der Dauer des Aufenthaltes zunimmt.

Somit zählen Infektionen der Blutbahn als Folge bzw. Komplikation einer Infusionstherapie sowohl zu den häufigsten, als auch zu den gefährlichsten nosokomialen Infektionen.

14.7.2 Pathogenese von Infektionen der Blutbahn im Rahmen einer Infusionstherapie

Wie bei anderen künstlichen Zugängen gibt es auch bei Venenzugängen die Möglichkeit, dass Erreger innerhalb des Venenzuganges (intraluminal) oder entlang der Außenseite des Venenzuganges (extraluminal) kolonisieren und in den Blutkreislauf gelangen. Hierfür bietet eine Infusionstherapie zahlreiche Gelegenheiten und Schwachpunkte (Abb. 14.6):

- Die nähere Umgebung der Einstichstelle ist durch Keime der Hautflora besiedelt, die von dort aus entlang des Katheters (extraluminal) in das Körperinnere vordringen können. Dies kann eine hämatogene Verbreitung dieser Keime oder eine Venenentzündung (Thrombophlebitis) zur Folge haben.
- Der Einstichstellenverband kann durch Speicherung von Feuchtigkeit das bakterielle Wachstum an der Einstichstelle fördern. Beim Verbandwechsel besteht die Möglichkeit, dass weitere Keime durch die Hände des Personals an die Einstichstelle gelangen.
- Das Material des Venenzuganges, die am Innenlumen anhaftenden Blutrückstände und die an der Außenseite des Zugangs anhaftenden Leukozyten begünstigen die Ansiedelung bakterieller Krankheitserreger (lokaler Immundefekt). Zudem sind bestimmte Erreger (z.B. Staphylococcus epidermidis) in der Lage, Schleimsubstanzen (Biofilm) abzusondern, unter denen sie vor dem Zugriff der körpereigenen Abwehr und vor der Wirkung von Medikamenten geschützt sind.
- Der Anschlusskonus des Katheters (Hub) und weitere Verbindungsstellen (z.B. 3-Wege-Hähne) können durch Floraanteile des Patienten und vor allem durch Keime des Personals kolonisiert sein. Bei jeder Diskonnektion sind daher intraluminale Keimeinschleppungen möglich.
- Auch geringe Keimmengen führen in Infusionslösungen (z.B. Eiweiß-, Fett- oder Mischinfusionen) zu einer raschen Vermehrung und können zusammen mit der Lösung intraluminal in den Körper zu gelangen.
- Davon unabhängig gelangen durch Infusionslösungen große Mengen an Mikropartikeln in den Körper, die bei der Infusionsvorbereitung oder beim Zuspritzen von Medikamenten (Abrieb durch Kolbenvorschub) entstanden sind. Diese Partikel binden Antikörper und beeinflussen damit das Immunsystem negativ.

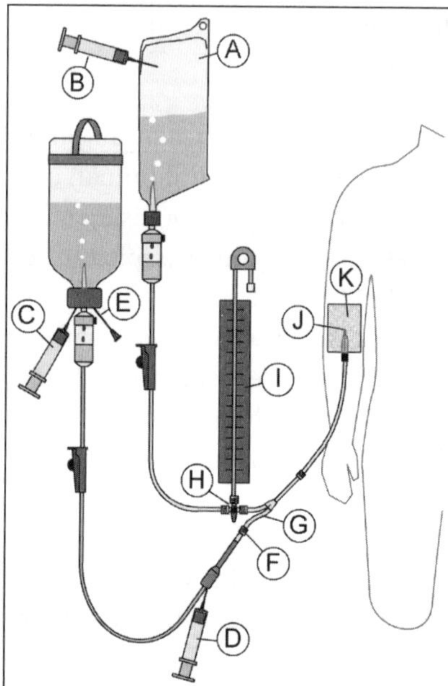

Links:

A: Defekte Infusionsbehältnisse bzw. kontaminierte Infusionslösungen

B, C, D: Zuspritzungen in den Infusionsbeutel, in den Stopfen oder in das Latexstück

E: Unsachgemäße Belüftung von Infusionsbehältnissen

F, G, H: Diskonnektionsstellen wie Anschlüsse, Zwischenstücke, Dreiwegehähne

I: ZVD-Messsysteme

J, K, L: Besiedelungen an Hub, Verband und Einstichstelle

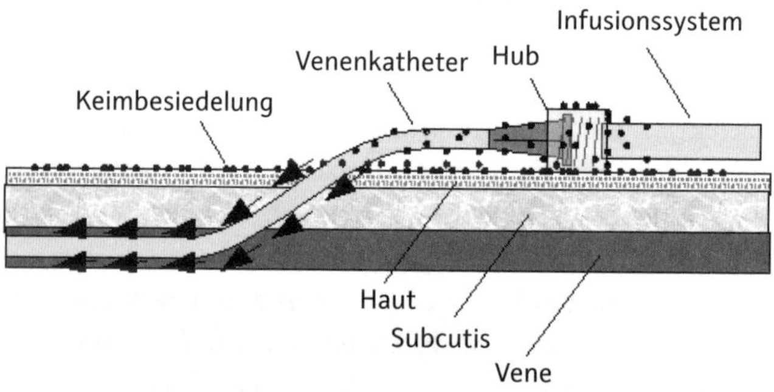

Extraluminale Übertragung bei liegendem Venenkatheter

Abb. 14.6: Infektionsübertragungswege bei der Infusionstherapie.

Gemäß der geschilderten Pathogenese ist die Umgebungshaut der Einstichstelle das maßgebliche Reservoir für BSI-Erreger wie Staphylococcus aureus und – vor allem in der Neonatologie – auch Staphylococcus epidermidis. Ferner sind es die häufig exogen eingeschleppten, feuchtigkeitsliebenden gramnegativen Bakterien wie Pseudomonas aeruginosa, Serratia marcescens oder Acinetobacter baumanii die verursachend in Erscheinung treten.

14.7.3 Prävention von nosokomialen Infektionen der Blutbahn

Zur Prävention von nosokomialen Infektionen der Blutbahn gibt es folgende Ansätze:

- Information und Schulung
- Konsequente Einhaltung von Maßnahmen der Basishygiene
- Wahl eines geeigneten intravasalen Zugangs
- Durchführungspunkte, wie Legen von intravasalen Zugängen, Infusionsvorbereitung, Infusionstherapie und Verbandwechsel
- Kontrollpunkte, wie Kontrolle der Einstichstelle, des Wechselns oder Entfernens von Zugängen oder Kontrolle von Infusionssystemen.

Die hierzu notwendigen Maßnahmen werden in der KRINKO-Empfehlung »Prävention von Gefäßkatheter-assozierten Infektionen« beschrieben (siehe Anhang D, Pos. 1).

14.7.3.1 Information und Schulung

- Laufender Unterricht und Training bezüglich der Indikationsstellung, des Legens und der Pflege intravaskulärer Zugänge auf der Basis des Hygieneplans bzw. von Pflegestandards.
- Bildung spezieller Teams, die für das Legen und die Pflege von Venenzugängen geschult wurden.

14.7.3.2 Maßnahmen der Basishygiene

Im Vordergrund steht die indikationsgerechte Durchführung der Händehygiene (siehe Kap. 9.6). Eine hygienische Händedesinfektion ist durchzuführen:

- vor der Vorbereitung von Infusionen,
- vor Manipulationen an oder Wechsel von Infusionssystemen,
- vor dem Zuspritzen von Medikamenten,
- vor dem Verbinden der Einstichstelle,
- nach jedem Kontakt mit Blut oder Wundsekreten bzw. kontaminierten Gegenständen,
- vor und nach dem Legen intravasaler Zugänge.

- Bei Arbeiten mit möglichen Kontakten mit Blut oder Wundsekreten sind Schutzhandschuhe bzw. sterile Handschuhe zu tragen. Nachfolgend ist eine Hygienische Händedesinfektion durchzuführen.

Ferner sind Maßnahmen der fortlaufenden Desinfektion (siehe Kap. 5.5.1) und der geregelten Abfallentsorgung (siehe Kap. 10.5.3) einzuhalten.

14.7.3.3 Wahl des intravasalen Zuganges

Venöse Zugänge werden zur Durchführung einer Infusionstherapie, zur Langzeitgabe intravenös zu applizierender Medikamente und zur intravasalen Messung des zentral-venösen Druckes (ZVD) gelegt.

Die Wahl des Zugangs richtet sich nach der Indikation, der voraussichtlichen Liegedauer, nach den zu infundierenden Lösungen und nach weiteren Gesichtspunkten, wie z. B. intravasale Messungen, Mobilität des Patienten, mögliche Komplikationen usw. Am gebräuchlichsten sind:

- **Verweilkanülen** (Viggo® oder Braunüle®, kurze, peripher einzulegende Zugänge, die für eine kurzfristige (maximal dreitägige) Infusionstherapie geeignet sind. Verweilkanülen sind ungeeignet für intravasale Messungen oder zur Infundierung hochkonzentrierter oder zytostatischer Lösungen.
- **Zentrale Venenkatheter** (z. B. Cavafix®, ein- oder mehrlumige Schläuche, die meist von einer zentralen Einstichstelle (z. B. v. carotis oder v. anonyma) durch eine Kanüle in die v. cava bis kurz vor dem rechten Herzvorhof geschoben werden. Dies ermöglicht die Durchführung längerfristiger Infusionstherapien (bis 30 Tage), die Applikation hochkonzentrierter Lösungen und ZVD-Messungen. Mehrlumige Katheter sollten nur dort eingesetzt werden, wo ein Patient alternativ mehrere venöse Zugänge benötigen würde.
- **Portkatheter**, implantierte Katheter, die mit einer unter der Haut gelegenen Zuspritzkammer ausgestattet sind. Die Zuspritzkammer ist mit einer Membran versehen, die im Bedarfsfall mit einer speziellen Nadel (Huber-Nadel oder Portnadel) punktiert wird, die danach mit einer Klebefläche an der Haut fixiert wird. Portkatheter werden für langzeitige Infusionstherapien und zur Applikation von Zytostatika bevorzugt.

14.7.3.4 Legen von und Umgang mit intravasalen Zugängen

- Das **Einlegen einer Verweilkanüle** erfolgt nach vorheriger alkoholischer Hautdesinfektion (15 Sekunden Einwirkzeit), mit keimarmen Schutzhandschuhen bevorzugt in periphere Venen der oberen Extremität im Bereich der Ellenbogenbeuge oder des Handrückens.
- Zum **Einlegen zentraler Venenkatheter** (ZVK) gibt es verschiedene Handhabungssysteme, von denen sich bei zentralen Einstichstellen die Seldinger-Methode durchgesetzt hat, bei der der Katheter über einen Führungsdraht vorgeschoben wird. Das Einlegen erfolgt mit sterilen Handschuhen, sterilem Kittel, Mund-Nasen-Schutz, Haarschutz und unter Verwendung einer sterilen Hautabdeckung.
- Das **Einlegen eines Ports** ist ein gefäßchirurgischer Eingriff, der im OP oder in einem entsprechenden Eingriffsraum vorgenommen wird. Das Legen der Portnadel erfolgt aseptisch mit sterilen Handschuhen nach vorheriger Hautdesinfektion. Vor dem Anbringen der Klebefläche muss das Desinfektionsmittel abgetrocknet sein.
- Bei ZVK's und Ports wird nach dem Legen zur Lagekontrolle eine Röntgenaufnahme durchgeführt.
- Datum und Uhrzeit der Anlage eines intravasalen Zuganges sind in der Dokumentation zu vermerken.
- Intravasale Zugänge sollen umgehend entfernt werden, wenn die Einstichstelle Entzündungszeichen aufweist bzw. die Symptome einer katheterbedingten Sepsis bestehen. Feste Wechselintervalle sind dagegen unsinnig. Zur Abklärung der Ursache sollte die Katheterspitze mikrobiologisch untersucht werden.
- Wenn ein Lumen eines Mehrlumenkatheters für Transfusionen und Blutentnahmen genutzt wird, ist dieses zu markieren und ausschließlich für diese Zwecke zu nutzen. Gleiches gilt für die Applikation von Lösungen zur parenteralen Ernährung.

14.7.3.5 Verbinden und Kontrolle der Einstichstelle

- **Materialien** zum Verbinden der Einstichstelle folgenden Anforderungen genügen:
  - Sie sollen steril und hypoallergisch sein.
  - Die Fixierung soll die dauerhafte Beibehaltung einer korrekten Lokalisation des Zugangs gewährleisten können.

- Die aseptische Applikation und ein erneutes Verbinden sollen ebenso wie eine Palpation der Einstichstelle durch den Verband problemlos möglich sein.

In der Regel werden speziell für diesen Zweck konstruierte vliesähnliche oder transparente Materialien (z. B. IV3000® oder Curapor® verwendet.

- Beim **Verbinden der Einstichstelle** sind Kontaminationen der Wundauflage und der Einstichstelle auszuschließen. Bei Verwendung spezieller Verbandmaterialien ist eine kontaminationsfreie Applikation mit desinfizierten Händen möglich; bei konventionellen Materialien sind sterile Instrumenten und/oder sterile Handschuhe zu verwenden.
- Zur **Kontrolle der Einstichstelle** ist täglich eine Palpation der Einstichstelle durch den intakten Verband vorzunehmen. Bei Schmerzen oder Entzündungszeichen muss der Verband und ggf. auch der Venenzugang entfernt werden.
- Ein **Wechsel des Einstichstellen-Verbandes** ist notwendig, wenn sich der Verband ablöst, wenn er verschmutzt, kontaminiert oder durchfeuchtet ist oder wenn dies auf Grund einer allergischen Reaktion erforderlich ist.

14.7.3.6 Infusionsvorbereitung

Die Vorbereitung einer Infusionsbehältnisses birgt zahlreiche Risiken der Keimeinschleppung, welche die Beachtung folgender Hygieneregeln notwendig machen:

- Unmittelbare Vorbereitung, d. h. maximal eine Stunde vor der Applikation.
- Hygienische Händedesinfektion vor der Infusionsvorbereitung.
- Herrichten der Arbeitsfläche, die trocken, frei von Schmutz und desinfiziert sein soll.
- Desinfektion des Gummistopfens (Hautdesinfektionsmittel) der Infusion vor dem Einstechen des Infusionsbestecks.
- Die Anzahl der Konnektionsstellen sollte so gering wie möglich gehalten werden, d. h. kein Dreiwegehahn und keine Mehrhahnenbank ohne Indikation.

14.7.3.7 Durchführung der Infusionstherapie

Hygieneprobleme bei der Durchführung einer Infusionstherapie entstehen vornehmlich durch Diskonnektionen, Zuspritzungen, Blutentnahmen, Gabe von Lipidlösungen oder von Lösungen zur parenteralen Ernährung.

- **Diskonnektionen** sind durch eine überlegte Infusionsvorbereitung auf das nötige Maß zu beschränken. Vor jeder Diskonnektion soll eine hygienische Händedesinfektion erfolgen.
- Das **Zuspritzen von Medikamenten** während der Infusionsgabe erfolgt über freie Konnektionsstellen oder über das distale Gummistück des Infusionsbestecks. In beiden Fällen muss die Zuspritzstelle alkoholisch desinfiziert werden.
- **Blutentnahmen** hinterlassen Blutrückstände im Katheter oder im Infusionssystem und begünstigen damit intraluminale bakterielle Besiedelungen. Es wird empfohlen, entweder
  - für die Blutentnahme separat zu punktieren oder
  - einen separaten Zugang für Transfusionen und Blutentnahmen zu legen oder
  - ein Lumen eines Mehrlumenkatheters für Transfusionen und Blutentnahmen zu reservieren.
- **Lipidlösungen** und andere **Lösungen zur parenteralen Ernährung** sind im besonderen Maße besiedelungsfähig, was die Einhaltung folgender Hygieneregeln notwendig macht:
  - Die Infusionsdauer von Lösungen zur parenteralen Ernährung soll 24 Stunden nicht überschreiten; bei reinen Lipidlösungen verkürzt sich diese Zeit auf 12 Stunden.
  - Einlumige Katheter zur parenteralen Ernährung sollen ausschließlich nur für diesen Zweck benutzt werden. Wenn ein mehrlumiger Katheter für die parenterale Ernährung genutzt wird, wird ein Zugang bestimmt, der nur dem Zweck der parenteralen Ernährung vorbehalten bleibt.
- Ein **Wechsel der Infusionssysteme** und der weiteren zuführenden Schläuche incl. der Dreiwegehähne oder Hahnenbanken erfolgt
  - normalerweise alle 72 Stunden und bei klinischer Indikation,
  - innerhalb von 24 Stunden, wenn diese zur Verabreichung von Blut, Blutprodukten oder Lipidlösungen verwendet wurden;
  - in engeren Intervallen, wenn der Medikamentenhersteller dies vorsieht.

14.8 Transfusion

14.8.1 Risiken

Bei einer Transfusion wird Blut oder werden Blutbestandteile über Blutkonserven auf den Menschen übertragen. Da vom Empfänger sehr selten alle Blutbestandteile (sog. »Vollblut«) benötigt werden, appliziert man meist zellhaltige Blutbestandteile (Blutderivate) in Form von Erythrozyten-, Thrombozyten oder Granulozytenkonzentraten oder nicht zellhaltige Blutbestandteile wie Frischplasma oder Plasmaderivate (z. B. Immunglobuline oder Gerinnungspräparate).

Blut ist ein Organ! Dies ist eine Ursache dafür, warum Transfusionen mit besonderen Infektions- und Unverträglichkeitsrisiken verbunden sind:

- **Systemische Infektion der Blutbahnen** durch mikrobiell verunreinigtes Blut bzw. Blutbestandteile. Verursachend können einerseits hämatogen übertragbare Infektionserreger, wie Hepatitis B-, Hepatitis C- und HIV-Viren oder Yersinien sein, die bereits im Spenderblut vorhanden waren und weitere, meist bakterielle Infektionserreger, die im Zuge der Verarbeitung und Vorbereitung in das Transfusionsbehältnis gelangten.
- **Hämolytische Transfusionsreaktion** aufgrund einer Blutgruppen- bzw. Rhesus-Faktor-Unverträglichkeit
- Weitere **immunologische Unverträglichkeitsreaktionen** durch die Bildung von Antikörpern, die u. a. durch die im Zuge einer Transfusion applizierten Leukozyten provoziert werden kann.
- **Applikation von hämolysiertem Blut**, was z. B. bei einer unsachgemäßen Lagerung oder Wärmebehandlung von Blutkonserven der Fall sein kann.

Diese Risiken machen deutlich, dass eine Transfusions- nicht mit einer Infusionstherapie verglichen werden kann und dass zur Gewährleistung einer komplikationsarmen Transfusionsgabe eine weit reichende Kette qualitätssichernder Maßnahmen notwendig ist.

14.8.2 Organisation

Zur Regelung des Transfusionswesens gibt es das Transfusionsgesetz (TFG, siehe Anhang D, Pos. 3). Es regelt innerhalb der Spendeeinrichtungen und den Einrichtungen der Krankenversorgung (wie Krankenhäuser) u.a. die Auswahl der Spender, die Gewinnung und Verarbeitung von Blut und Blutbestandteilen, die Anwendung von Blutprodukten sowie die Rückverfolgbarkeit und die Meldepflicht im Komplikationsfall.

Das TFG verpflichtet Krankenhäuser:
- ein System der Qualitätssicherung für die Anwendung von Blutprodukten zu schaffen,
- Ärzte als Transfusionsbeauftragte zu benennen und
- eine Transfusionskommission einzurichten.
- Ferner wird zur Wahrnehmung der Gesamtverantwortung ein Arzt als Transfusionsverantwortlicher benannt.

Details zur Umsetzung des TFG enthalten die »Richtlinien zur Gewinnung von Blut und Blutbestandteilen und zur Anwendung von Blutprodukten (Hämotherapie)« der Bundesärztekammer (2000) (siehe Anhang D, Pos. 11).

14.8.3 Hygienegerechte Durchführung

Hinweis

Die nachfolgenden Ausführungen beschränken sich auf die Einrichtungen der Krankenversorgung.

14.8.3.1 Kompatibilitätssicherung

Zur Sicherung der Kompatibilität wird vom Blut des Empfängers eine Blutgruppenbestimmung, eine Bestimmung der Rhesusfaktormerkmale, ein Antikörpersuchtest und eine serologische Verträglichkeitsprobe (SVP, früher »Kreuzprobe« genannt) durchgeführt. Bei der SVP wird eine Probe des Spenderblutes mit einer Probe des Empfängerblutes zur Ermittlung evtl. bestehender Unverträglichkeiten in mehreren Arbeitsschritten vermischt. Ein Test zum Ausschluss einer AB0-Unverträglichkeit (Bedside-Test oder Serafol-Test) erfolgt zur zusätzlichen Absicherung unmittelbar vor der Transfusionsgabe durch den behandelnden Arzt am Bett des Patienten.

14.8.3.2 Lagerung

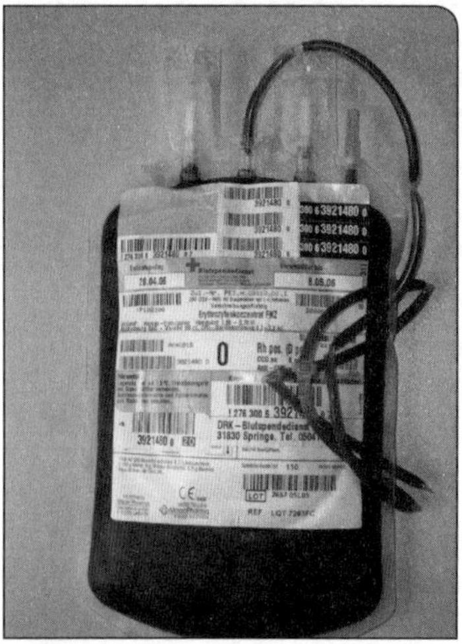

Abb. 14.7: Erythrozytenkonzentrat im Transfusionsbeutel.

Blutpräparate werden in zweckentsprechenden Spezialbehältnissen gelagert, die je nach Art des Präparates unterschiedlich sind. Für Vollblut und Erythrozytenkonzentrate verwendet man Transfusionsbeutel (Abb. 14.7), die zusammen mit dem blutgefüllten Rest des Entnahmeschlauches und einer Begleitkarte in einer Plastikbox transportiert und gelagert werden.

Die Lagerung von Blutpräparaten erfolgt zentral (z. B. im Blutdepot oder in der Krankenhausapotheke) und, sofern eine Kühlung erforderlich ist, in speziellen, erschütterungsfreien, alarmgesicherten Kühlschränken.

- Für Erythrozytenkonzentrate ist eine Lagertemperatur von ca. 4 °C,
- für Thrombo- und Granulozytenkonzentrate von ca. 22 °C und
- für gefrorenes Frischplasma von – 30 bis – 40 °C vorgesehen.

14.8.3.3 Vorbereitung

Blutkonserven sollen im Normalfall bei Zimmertemperatur (ca. 20 °C) appliziert werden. Nur in speziellen Fällen (z. B. Massentransfusionen) ist eine aktive Erwärmung auf 37 °C (max. 42 °C) mit Hilfe von speziellen Erwärmungsgeräten, unter Beachtung der Vorgaben des Medizinprodukterechts (siehe Kap. 7.2.4), erforderlich. Die Anwendung von Wasserbädern und ähnlichen Behelfsmitteln ist nicht statthaft.

Im Normalfall ist es bewährte Praxis:

- die Blutkonserve ca. eine Stunde vor der Applikation aus dem Blutdepot abzuholen,
- sie ca. 45 Minuten bei Raumtemperatur zu lagern,
- die (der Raumtemperatur angeglichene) Konserve mit einem Transfusionssystem (sind mit einem Filter ausgestattet) vorzubereiten,

- dabei das Verfallsdatum, die Unversehrtheit des Blutbehältnisses und die Gültigkeit der Verträglichkeitsprobe zu kontrollieren,
- unmittelbar vor der Applikation einen Bedside-Test durchzuführen,
- die Konserve anzuschließen und zu applizieren.

Die Vorbereitung der Blutkonserve, die Durchführung des Bedside-Tests und das Anschließen des Transfusionssystems erfolgt mit desinfizierten Händen und Schutzhandschuhen.

14.8.3.4 Durchführung und Nachsorge

- Transfusionen sollen bevorzugt über Verweilkanülen und nur im Ausnahmefall über zentrale Venenkatheter appliziert werden. Bei Nutzung von Venenkathetern soll der Katheter bzw. (wenn mehrlumig) das betreffende Lumen nur noch für Transfusionen genutzt werden.
- Besonders zu Beginn, aber auch während der Transfusionsgabe, bedarf der Patient einer zielgerichteten, dokumentierten Beobachtung.
- Die Transfusionsdauer sollte bei zimmerwarmen (ca. 20 °C) Blutkonserven sechs Stunden, bei körperwarmen (37 °C) zwei Stunden nicht überschreiten.
- Ein Transfusionssystem kann über die Dauer von maximal sechs Stunden verwendet werden; dies auch, wenn mehrere Konserven in Folge verabreicht werden. Hierbei ist die Konserve vor direkter Sonneneinstrahlung zu schützen.
- Nach der Applikation sind die leeren Beutel mit dem Restblut zusammen mit dem im Beutel steckenden Transfusionssystem für 24 Std. bei ca. 4 °C gekühlt aufzubewahren.
- Nach 24 Stunden können die Beutel incl. der Systeme als kontaminierter Abfall (siehe Kap. 10.5.2) entsorgt werden. Volle Transfusionsbeutel mit abgelaufener Lagerdauer sind wie infektiöser Abfall zu entsorgen.

14.9 Enterale Ernährung

14.9.1 Infektionsrisiken

Bei der enteralen Ernährung wird dem Patienten die Nahrung mittels einer transnasalen Sonde oder einer PEG-Sonde (PEG = perkutane, endo-

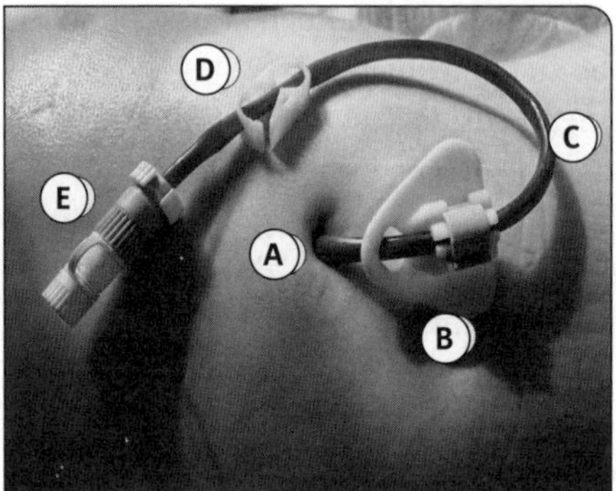

A = Insertionsstelle, B = Halteplatte, C = Zuleitungsschlauch, D = Schlauchklemme, E= Anschluss für Überleitungssystem

Abb. 14.8: PEG-Sonde.

skopisch kontrollierte Gastrostomie, Abb. 14.8) zugeführt. Dies ist indiziert, wenn die normale Nahrungsaufnahme nicht möglich und eine parenterale Ernährung (d. h. mittels einer Infusion) nicht notwendig ist.

Die enterale Ernährung kann mit Risiken, wie Fehllagen, Aspirationen, Verdauungsstörungen etc., verbunden sein. **Infektionsrisiken** bestehen hinsichtlich:

- Infektionen des Gastrointestinaltraktes durch Applikation kontaminierter Sondennahrung oder Medikamente,
- Infektionen der Mundhöhle durch unzureichende Kautätigkeit,
- Infektion der PEG-Eintrittsstelle evtl. mit einer nachfolgenden Peritonitis.

Präventiv müssen daher zahlreiche **Hygienemaßnahmen** beachtet werden. Dies betrifft Aspekte wie:

- Basishygiene
- Lagerung und Applikation von Sondennahrung sowie
- Umgang mit transnasalen Sonden und PEG-Sonden.

14.9.2 Hygienegerechte Durchführung

14.9.2.1 Basishygiene

- Vor jedem Umgang mit Sondenkost und vor jeder Manipulation am Überleitungssystem ist eine hygienische Händedesinfektion durchzuführen.
- Die Vorbereitung der Sondennahrung und der Applikationsbehältnisse verlangt saubere wischdesinfizierte Arbeitsflächen.
- Zur Spülung soll sterilfiltriertes oder abgekochtes und abgekühltes Wasser mit einer maximalen Standzeit von 6 Stunden oder sterilfiltriertes Wasser verwendet werden.

14.9.2.2 Lagerung und Applikation von Sondennahrung

- Verschlossene Behältnisse mit Sondennahrung sollen bei Raumtemperatur und vor direkter Sonneneinstrahlung geschützt, gemäß den Herstellerangaben, gelagert werden.
- Geöffnete Behältnisse können für maximal einen Tag im Kühlschrank bei 2 °C bis 8 °C und für maximal 6 Stunden bei Raumtemperatur aufbewahrt werden. Angebrochene Behältnisse sind in jedem Fall mit Anbruchsdatum und -uhrzeit zu beschriften.
- Verklumpungen und Ausfällungen (Flockenbildung) deuten auf eine Verkeimung hin, was eine Applikation verbietet.
- Der Zeitraum zwischen Zubereitung und Applikation der Sondennahrung soll wie bei Injektionen und Infusionen eine Stunde nicht überschreiten.
- Zur Applikation soll Sondennahrung Zimmertemperatur haben, sodass ein schonendes Anwärmen im Wasserbad oder in der Mikrowelle (möglichst niedrige Wattzahl einstellen) nur nach Kühlschranklagerung erforderlich ist.
- Die Zubereitung pulverförmiger Nahrung soll portionsgerecht, gemäß den Herstellerangaben in (innerhalb des Geschirrspülers) desinfizierten Gefäßen erfolgen.
- Das Befüllen von Applikationsbehältnissen und Anschließen von Überleitungssystemen ist nach erfolgter hygienischer Händedesinfektion kontaminationsfrei vorzunehmen. Applikationsbeutel und angebrochene Flaschen müssen mit Datum und Uhrzeit beschriftet werden.
- Überleitungssysteme und Applikationsbeutel sind normalerweise zur Einmalverwendung bestimmt und dürfen maximal 24 Stunden lang verwendet werden.
- Vor jeder Applikation muss die korrekte Sondenlage gesichert sein (Markierung beachten).
- Ernährungspumpen dürfen nur von eingewiesenen Personen entsprechend der Gebrauchsanweisung des Herstellers bedient werden.

14.9.2.3 Umgang mit transnasalen Sonden und PEG-Sonden

- Während der enteralen Ernährung via transnasaler Sonde ist mehrmals täglich eine sorgfältige Mundpflege und ggf. eine Befeuchtung der Mundhöhle sowie eine tägliche Kontrolle auf Schleimhautveränderungen und Beläge notwendig.

- Das Vorhandensein einer transnasalen Sonde birgt die Gefahr von Druckulzera und weiteren Haut- und Schleimhautschäden, was eine tägliche Beobachtung und eine entsprechende Nasenpflege indiziert.
- Zum Erhalt der Sondendurchgängigkeit wird die Sonde bei Oberkörperhochlagerung mit ca. 30 bis 50 ml Wasser gespült. Dies erfolgt vor und nach jeder Nahrungs- oder Medikamentenzufuhr, nach (transluminaler) Aspiration von Mageninhalt sowie mindestens einmal täglich.
- Ein Sondenwechsel ist indiziert, wenn die Durchgängigkeit der Sonde nicht mehr gegeben oder die Sonde defekt ist oder wenn auf Grund von Druckulzera ein Wechsel auf das andere Nasenloch erfolgen soll.
- Ein Verbandwechsel an der PEG-Austrittsstelle ist für die ersten Tage nach Anlage und bei Wundheilungsstörungen täglich notwendig; danach erfolgt er zweimal wöchentlich. Die Durchführung erfolgt unter gleichen Rahmenbedingungen wie andere Verbandwechsel auch (siehe Kap. 14.11.6.2). Über die Einstichstelle und die Halteplatte wird ein steriles Wundpflaster aufgeklebt.
- Wie andere invasive Zugänge auch wird eine PEG-Sonde nur dann gewechselt, wenn hierzu eine konkrete Veranlassung besteht (z. B. Materialdefekt).

14.10 Harndrainage

14.10.1 Infektionsrisiken

14.10.1.1 Harndrainagen

Zur künstlichen Ableitung des Urins (Harndrainage) stehen zwei invasive Möglichkeiten zur Auswahl:

- Die **transurethrale Katheterisierung** in Form der Einmal-, Kurzzeit- oder Langzeit-Katheterisierung, bei der ein Kunststoff- oder Latexschlauch über die Harnröhre (Urethra) in die Harnblase geschoben wird. Bei einer Kurzzeitkatheterisierung beträgt die Liegezeit weniger oder gleich fünf Tage.
- Die **perkutane suprapubische Katheterisierung**, bei der ein Katheter mittels einer Hohlnadel durch die Bauchdecke in die Harnblase geschoben wird; dies ermöglicht eine dauerhafte Harndrainage.

14.10.1.2 Bakteriurie und Harnwegsinfektion

Bei beiden Ableitungsformen kann es zu einer bakteriellen Besiedlung der Harnwege kommen, wobei zwischen Bakteriurie und Harnwegsinfektion unterschieden wird:

- Bei einer **Bakteriurie** liegt lediglich eine Kontamination des Urins vor, ohne dass das Gewebe daran beteiligt wäre. Somit fehlen die klinischen Anzeichen einer Infektion.
- Eine **Harnwegsinfektion** ist dagegen sowohl mit einer Kontamination des Urins als auch mit Symptomen wie Leukozyturie, Fieber, suprapubischer Druckschmerzhaftigkeit und Brennen beim Wasserlassen verbunden.

Im Zuge einer dauerhaften Harndrainage kommt es zwangsläufig zur einer bakteriellen Besiedelung des Urins, bei der transurethralen Katheterisierung sehr viel schneller als bei der suprapubischen. So weisen bei liegendem transurethralen Katheter nach zehn Tagen bereits 50 % der Katheterträger eine Bakteriurie vor, aus der sich jederzeit eine Harnwegsinfektion entwickeln kann. Die Harnwegsinfektion als Folge einer meist langzeitigen und transurethralen Harndrainage stellt daher die häufigste nosokomiale Infektion dar.

Meist bleibt eine katheterassoziierte Harnwegsinfektion auf die Urethra und die Blase begrenzt. Eine Ausweitung des Infektionsgeschehens kann darüber hinaus eine Prostatitis, Epididymitis, Pyelonephritis oder eine (oft tödlich verlaufende) Urosepsis zur Folge haben.

Besonders prädisponiert für Harnwegsinfektionen sind weibliche und alte Patienten sowie Patienten mit einem schlechten Allgemeinzustand und schwerem Grundleiden.

14.10.2 Pathogenese der katheterassoziierten Harnwegsinfektion

Bei einem gesunden Menschen sorgt vor allem der Harnfluss dafür, dass Mikroorganismen aus der Harnröhre herausgespült und damit an einem tieferen Vordringen gehindert werden. Dieser einfache, aber effiziente Mechanismus wird bei der transurethralen Katheterisierung ausgeschaltet, was zur Folge hat, dass sich endogen oder exogen eingedrungene Krankheitserreger im Gewebe, im Katheter oder im Ableitungssystem ansiedeln können.

Das Einbringen von Infektionserregern kann auf verschiedenen Wegen erfolgen (Abb. 14.9):

- Die Urethra ist im vorderen Teil mit Bestandteilen der umgebenden Genitalflora besiedelt, die beim Vorschieben des Katheters entlang der Urethra in die Harnblase verschleppt werden. Bei zunehmender Liegedauer füllt sich der Spalt zwischen Urethra und Katheter mit einem bakteriell besiedelten Schleimhautsekret. So entsteht eine extraluminale Schleimstraße, die dem Eindringen weiterer Infektionserreger von außen nach innen Vorschub leistet.

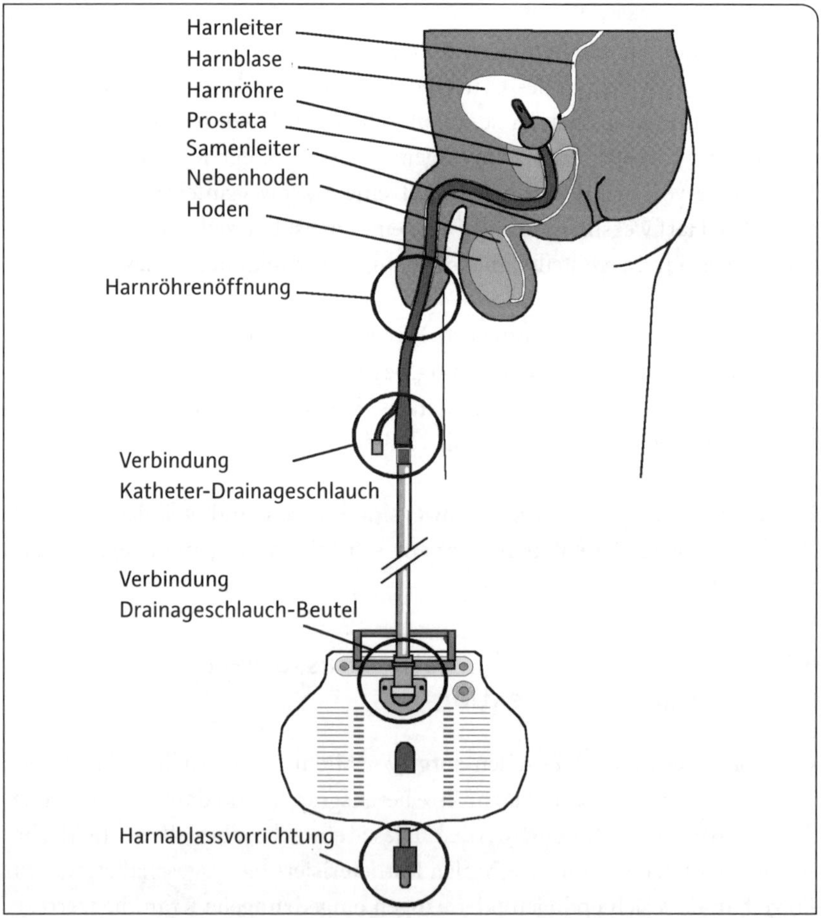

Abb. 14.9: Übertragungswege bei der transurethralen Harndrainage.

- Bei der Durchführung des transurethralen Katheterismus kommt es durch Kontamination des Instrumentars, der sterilen Handschuhe oder des Katheters relativ schnell zu exogenen Keimeinschleppungen.
- Innerhalb des Ableitungssystems kann es z. B. durch Diskonnektionen leicht zur einer Kontamination des Beutelinhaltes kommen, wobei stets die Gefahr besteht, dass kontaminierter Urin intraluminal und entgegen der natürlichen Strömungsrichtung (retrograd) in die Harnblase gelangt.

Wenn es in den ersten Tagen nach der Katheterisierung zu einer Bakteriurie und evtl. zu einer nachfolgenden Infektion kommt, stehen **Infektionserreger** im Vordergrund, die aus der Anal- und Perianalflora stammen oder exogen beim Legen des Katheters oder bei der Handhabung des Ableitungssystems eingebracht wurden. Hierzu zählen Escherischia coli, Enterococcus sp., Pseudomonas aeruginosa, Candida albicans, Klebsiella pneumoniae, Acinetobacter baumanii und Enterobacter sp., die meist als Monokultur vorliegen. Bei zunehmender Katheter-Verweildauer kommen andere Infektionserreger wie Providencia stuardii, Proteus marabilis oder Morganella morganii hinzu. Diese Keime besitzen die Fähigkeit, Kunststoffmaterialien zu besiedeln und Biofilme zu bilden, unter denen sich die Mikroorganismen geschützt vermehren können.

14.10.3 Prävention der katheterassoziierten Harnwegsinfektion

Die zur Prävention katheterassoziierter Harnwegsinfektionen notwendigen Maßnahmen werden in der KRINKO -Empfehlung »Empfehlungen zur Prävention und Kontrolle Katheter-assoziierter Harnwegsinfektionen« beschrieben (siehe Anhang D, Pos. 1).

14.10.3.1 Vermeidung der transurethralen Katheterisierung

Die beste Prophylaxe der nosokomialen Harnwegsinfektion besteht darin, auf das Legen transurethraler Katheter zu verzichten. Als Alternative bieten sich folgende Möglichkeiten an:

- Die Harninkontinenz ist keine Indikation zur Durchführung einer invasiven Harndarinage. Hier bieten sich Inkontinenzsysteme nach dem Windelprinzip oder Kondomurinale an.

- Zur langfristigen Harnableitung oder zur Messung der Urinausscheidung bietet die perkutane suprapubische Drainage gegenüber der transurethralen Vorgehensweise erhebliche Vorteile:
  - Verzögerung der Bakteriurie um Wochen,
  - Vermeidung von Urethrastrikturen,
  - Spontanmiktion und Restharnbestimmung sind weiterhin möglich,
  - geringerer Pflegeaufwand und
  - Verbesserung des Wohlbefindens für den Patienten.
- So ist die suprapubische Drainage die erste Wahl, wenn die mutmaßliche Verweildauer fünf Tage überschreitet oder wenn im Zuge großer Operationen drainiert werden soll.
- Bei querschnittgelähmten Patienten wird die intermittierende Katheterisierung angewandt, wobei eine Einmal-Katheterisierung mehrmals am Tag (oft durch den Patienten selbst) vorgenommen wird.

14.10.3.2 Maßnahmen der Basishygiene

- Eine hygienische Händedesinfektion ist durchzuführen:
  - vor der Manipulation am Katheter und am Ableitungssystem,
  - nach jedem Kontakt mit Urin oder Gegenständen, die mit Urin kontaminiert sind, z. B. nach dem Entleeren des Auffangbeutels sowie
  - vor und nach dem Einlegen eines Blasenkatheters oder der Entnahme einer Urinprobe.
- Wenn es zu einem Kontakt mit Urin oder dem Genitale kommen kann, sind keimarme Schutzhandschuhe zu tragen, z. B. bei der Intimpflege, beim Entleeren des Auffangbeutels oder dem Entfernen eines transurethralen Katheters. Nachfolgend ist eine Hygienische Händedesinfektion durchzuführen.
- Bei der Pflege harnwegskolonisierter oder -infizierter Patienten kann es zu Kontaminationen der Patientenumgebung und der verwendeten Utensilien kommen. In diesem Zusammenhang ist die Einhaltung einer fortlaufender Flächendesinfektion und einer geregelten Abfallentsorgung wichtig.

14.10.3.3 Materialauswahl

- **Transurethrale Katheter** sollen so beschaffen sein, dass Läsionen, Druckstellen und Reizungen der Urethra bzw. der Blase vermieden werden.
- Der äußere Durchmesser transurethral einzuführender Instrumente oder Katheter ist so klein wie möglich zu wählen.

- Wenn die zu erwartende Verweildauer bis zu fünf Tage beträgt und keine Latexallergie vorliegt, können Latexkatheter verwendet werden; bei langfristiger Harndrainage sind Vollsilikonkatheter geeigneter.
- Zur **Harnableitung** sind sterile, geschlossene Systeme (Abb. 14.10) zu verwenden, die ein Entleeren des Urinauffangbeutels ohne Diskonnektion vom Katheter gestatten. Die Probenentnahmestelle, die Rückflusssperre, das Luftausgleichsventil, der Ablassstutzen und das Ablassventil sollen so beschaffen sein, dass einem Eindringen von Mikroorganismen entgegengewirkt wird.

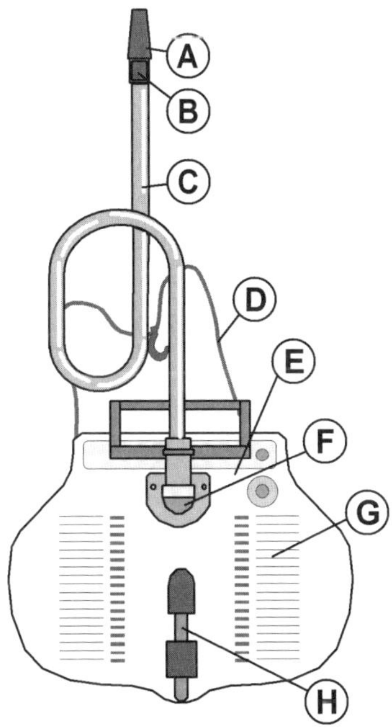

A = Verbindung zum Katheter, B = Probeentnahmestelle, C = Zuleitungsschlauch, D = Befestigungsvorrichtung, E = Auffangbeutel, F = Rückschlagventil, G = Graduierung, H = Ableitungsschlauch in Rücksteclasche.

Abb. 14:10: Geschlossenes Harndrainagesystem.

14.10.3.4 Einlegen transurethraler Dauerkatheter

- Das transurethrale Einlegen von Einmal- oder Dauerkathetern soll aseptisch unter Verwendung eines Sets durch zwei geschulte Personen erfolgen.
- Die Durchführung sollte in einem Standard festgelegt sein. Zur Wahrung der Asepsis wird steriles Instrumentar, steriles Abdeckmaterial und sterile Handschuhe verwendet.
- Es wird nach einem 3-Flächen Prinzip gearbeitet (siehe Kap. 14.1)
- Vor dem Einlegen erfolgt eine Dekontamination des Genitales mit einem schleimhautverträglichen Antiseptikum (z. B. Prontosan® oder Octenisept®).

14.10.3.5 Maßnahmen bei liegendem transurethralen Katheter

- Die **Reinigung des Genitale** bei liegendem Katheter erfolgt im Rahmen der normalen Intimpflege mit Wasser und Seife ein- bis zweimal täglich, ohne Zug auf den Katheter auszuüben. Hierbei sind Schutzhandschuhe zu tragen. Meatusnahe Inkrustationen können mit 3 %iger H_2O_2-Lösung schonend beseitigt werden.
- Der **Wechsel** von Blasenverweilkathetern sollte nicht nach festen Intervallen, sondern nur aufgrund konkreter Störungen wie Inkrustation, Obstruktion oder Verschmutzung erfolgen.
- Transurethrale Katheter sind unverzüglich zu entfernen, sobald für sie keine Indikation mehr besteht.

14.10.3.6 Maßnahmen bei liegenden suprapubischen Drainagen

- Für das Legen einer suprapubischen Drainage gelten vergleichbare Rahmenbedingungen wie zum Einlegen eines transurethralen Dauerkatheters mit dem Unterschied, dass die Durchführung von einem Arzt vorgenommen werden muss.
- Die Einstichstelle wird mit einer sterilen Schlitzkompresse (z. B. Metalline®) versorgt.
- Ein aseptisch durchzuführender **Verbandwechsel** (siehe Kap. 14.11.6.2) erfolgt am ersten Tag nach dem Einlegen und später nach Bedarf.
- Mehrmals täglich und in Verbindung mit dem Verbandwechsel ist die Durchgängigkeit des Drainageschlauches zu sichern.
- Das Wechseln einer suprapubischen Drainage erfolgt nur, wenn Inkrustationen, Obstruktionen oder Verschmutzungen dazu Anlass geben. Der

Wechsel erfolgt (sofern die Einstichstelle frei von Entzündungszeichen ist) unter aseptischen Bedingungen mit Hilfe eines Metallmandrins an alter Stelle.
- Nach Entfernung eines suprapubischen Katheters verschließt sich die Punktionsstelle spontan. Lediglich bei langer Liegedauer kann es zur Fistelbildung kommen. Für zwei bis drei Tage wird die Wunde mit einem sterilen Tupfer und einem Pflaster versorgt.

14.10.3.7 Urindrainagesysteme

- Der Katheter und der Drainageschlauch sollen nach dem Einlegen des Katheters fest verbunden bleiben und nicht mehr diskonnektiert werden.
- Für die Entnahme von Urinproben ist die vorgesehene Entnahmestelle nach Desinfektion (Hautdesinfektionsmittel) zu benutzen.
- Um den Harnabfluss zu sichern, ist ein Abknicken des Schlauches ebenso wie das intermittierende Abklemmen zu vermeiden.
- Der Auffangbeutel ist unterhalb des Blasenniveaus freihängend und ohne Bodenkontakt zu positionieren.
- Er sollte entleert werden, bevor der Urin mit der Rückflusssperre in Kontakt kommt. Zum Entleeren sind Schutzhandschuhe zu tragen. Um zu verhindern, dass der Fußboden kontaminiert wird, soll ein Spritzschutz (z. B. Zellstofftuch) verwendet werden. Beim Entleeren darf der Ablassstutzen nicht mit dem Auffanggefäß in Kontakt kommen. Der Stutzen soll ohne Nachtropfen und desinfiziert in die Rückstecklasche platziert werden.

14.11 Operation und postoperative Wundversorgung

14.11.1 Infektionsrisiken

14.11.1.1 Postoperative Wundinfektionen

Jeder operative Eingriff ist mit dem Risiko einer postoperativen Wundinfektion verbunden, wobei drei Formen unterschieden werden:
- Oberflächliche postoperative Wundinfektion: Das Infektionsgeschehen beschränkt sich auf die Haut und das subkutane Gewebe.
- Tiefe postoperative Wundinfektion: Die Infektion hat die Faszienschicht und das Muskelgewebe erfasst.

- Infektion von Körperhöhlen und Organen im Operationsgebiet: Organe oder Körperhöhlen, die während der Operation geöffnet wurden oder an denen manipuliert wurde, sind infiziert.

Die Diagnose einer postoperativen Wundinfektion orientiert sich an den:
- klassischen lokalen Entzündungszeichen (Rötung, Erwärmung, Schwellung, Schmerz und gestörte Funktion),
- allgemeinen Entzündungssymptomen (vor allem Fieber > 38 °C) und
- Ergebnissen der mikrobiologischen Untersuchung des Wundsekretes.

14.11.1.2 Infektionserreger

Verursacht werden postoperative Wundinfektionen meist durch bakterielle Infektionserreger wie Staphylokokken, Enterokokken, Enterobacter, E. coli, Pseudomonas aeruginosa oder Candida albicans, die eine unterschiedliche Herkunft haben können:
- Nasen-Rachen-, Haut-, Darm- oder Genitalflora des Patienten und der Nasen-Rachenraum des Patienten,
- Haut (vor allem Hände), Nasen-Rachenraum und evtl. Haar des Personals,
- Flächen, Gegenstände, Instrumente und Luft.

14.11.1.3 Übertragungsmöglichkeiten

Bei Operationen und vergleichbaren hochinvasiven Eingriffen (z. B. angioskopische Untersuchungen) gibt es eine Vielzahl an endogenen und exogenen Übertragungsmöglichkeiten (Abb. 14.11):
- **Endogen** durch die operationsbedingte Verschleppung der Hautflora und weiterer Florabestandteile oder durch die (meist hämatogene) Verbreitung bereits bestehender Infektionsherde.
- **Exogen** durch eine aerogene Keimübertragung über die Raumluft und die Atemluft des Personals sowie durch **indirekte** und direkte Kontakte über rückstandsbehaftete Instrumente und das Personal.

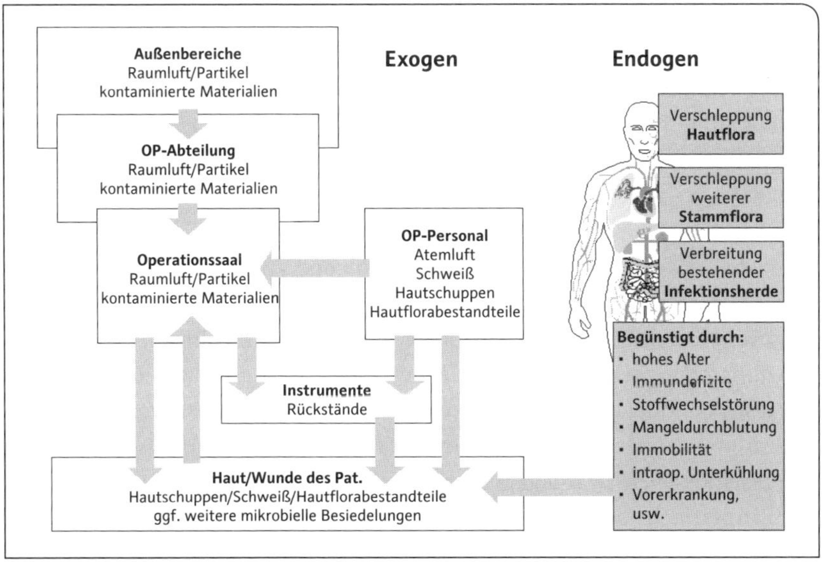

Abb. 14.11: Möglichkeiten zur Infektionsübertragung in der intraoperativen Phase.

14.11.1.4 Prädispositionen

Die Entstehung postoperativer Wundinfektionen wird ferner begünstigt durch Prädipositionen wie hohes Alter, Immundefizite, schlechter AZ, Vorerkrankungen etc. sowie durch weitere invasive Maßnahmen, die prä-, intra- oder postoperativ begleitend durchgeführt werden (z. B. Infusionstherapie oder Beatmung).

Eine grobe Einschätzung des Risikos durch Prädispositionen des Patienten wird durch den ASA-Score (American Society of Anesthesiologists) ermittelt, der fünf Einstufungen vorsieht:

1 = normal gesunder Patient
2 = Patient mit leichter systemischer Krankheit
3 = Patient mit schwerer systemischer Krankheit
4 = Patient mit dekompensierter systemischer Krankheit, die eine ständige Lebensbedrohung darstellt.
5 = moribunder Patient; es wird nicht erwartet, dass er, unabhängig von einer möglichen Operation, 24 Stunden überlebt.

14.11.1.5 Eingriffsrisiko und Kontaminationsgrade

Jede Operationsart ist mit einem bestimmten Eingriffsrisiko behaftet, bedingt durch Unterschiede in der Eingriffzeit, der Traumatisierung und der Lokalität. Je traumatischer, je länger und je keimbelasteter ein operativer Eingriff ist, umso höher ist das Risiko einer postoperativen Wundinfektion.

Besonders entscheidend für das Eingriffsrisiko ist die jeweilige Keimbelastung, der »Kontaminationsgrad«, mit dem operative Eingriffe verbunden sind. Unterschieden werden die Grade:

1 = **Eingriffe in nicht kontaminierte Regionen**, d.h. Eingriffe in entzündungsfreie Gebiete und bei denen weder der Respirations-, Gastrointestinal- oder Urogenitaltrakt eröffnet wurden. Diesbezügliche Operationswunden werden mit einer Naht verschlossen und ggf. mit einer geschlossenen Drainage versorgt.

2 = **Eingriffe in sauber kontaminierte Regionen**, was z.B. der Fall ist, wenn der Respirations-, Gastrointestinal- oder Urogenitaltrakt unter kontrollierten Bedingungen (d.h. nicht unter Notfallbedingungen) eröffnet wurde.

3 = **Eingriffe in kontaminierte Regionen.** Hier kann es sich um offene, frische Zufallswunden oder um Operationen mit einem größeren Bruch in der aseptischen Technik (z.B. offene Herzmassage) oder mit deutlichem Austritt von Darminhalt handeln, sowie um Eingriffe, bei denen eine akute nichteitrige Entzündung vorhanden ist.

4 = **Eingriffe in manifest infizierte Regionen** sowie Eingriffe bei Patienten, die mit multiresistenten Erregern (z.B. MRSA) besiedelt sind. Dies ist der Fall bei alten Verletzungswunden mit devitalisiertem Gewebe und Eingriffen bei bereits vorhandener Infektion oder nach einer Perforation im Gastrointestinaltrakt.

Operative Eingriffe sind prozesshafte Geschehnisse, bei denen die Phasen prä-, intra- und postoperativ unterschieden werden. In jeder Phase gibt es Faktoren, die zur Entstehung postoperativer Wundinfektionen beitragen können, wobei jedoch die intraoperative Phase am bedeutsamsten ist. Der weitaus größte Teil der Hygieneempfehlungen betrifft daher die Rahmenbedingungen und Arbeitsabläufe der Operationsabteilung.

Details zur Prävention postoperativer Wundinfektionen sind der KRINKO-Empfehlung »Anforderungen der Hygiene bei Operationen und anderen invasiven Eingriffen« zu entnehmen (siehe Anhang D, Pos. 1).

14.11.2 Rahmenbedingungen der Hygiene bei operativen Eingriffen

Operative Eingriffe können in OP-Abteilungen bzw. Operationsräumen oder teilweise in Eingriffsräumen durchgeführt werden. Operationsabteilungen erfüllen durch das Vorhandensein eines Schleusensystems und einer RLT-Anlage höhere Anforderungen, als die meist den Funktionsbereichen angegliederten Eingriffsräume. Welche operativen Eingriffe wo durchgeführt werden können ist der KRINKO -Empfehlung »Anforderungen der Hygiene beim ambulanten Operieren in Krankenhaus und Praxis« zu entnehmen (siehe Anhang D, Pos. 1).

- Operationsabteilungen sollen von Bereichen des übrigen Krankenhauses durch **Schleusen** (siehe Kap. 10.1.3) abgetrennt sein:
  - Das Betreten und Verlassen der Operationsabteilung erfolgt über eine Personalschleuse, meist in Form einer Dreikammerschleuse.
  - Patienten gelangen über einen Übergaberaum, eine Übergabefläche oder über die Einleitungszone in den OP.
  - Zur Material- und Güterver- und -entsorgung gibt es meist Materialschleusen, wobei unter Beachtung einer reinen und unreinen Seite unterschiedliche Vorgehensweisen möglich sind.
- Operationsräume sollen innerhalb der Operationsabteilung in sich geschlossene Einheiten sein, die durch möglichst wenige Türen mit der Abteilung verbunden sind.
- Die **Klimatisierung** in Operationsabteilungen erfolgt über Raumlufttechnische Anlagen (RLT-Anlagen (siehe Kap. 10.1.6), wobei die Luft in den Operationsräumen sterilfiltriert ist.
- Bei der Planung der **Operationsreihenfolge** ist zu berücksichtigen, dass Operationen der Kontaminationsgrade 3 und 4 möglichst am Ende des Operationsprogramms durchgeführt werden.

14.11.3 Hygienemaßnahmen in der präoperativen Phase

14.11.3.1 Patientenvorbereitung vor der Einschleusung

- Bei geplanten (elektiven) Eingriffen sollen im Vorfeld bestehende Infektionen erkannt und therapiert werden. Ebenso ist eine Optimierung des Allgemein- und Ernährungszustandes anzustreben.
- Die stationäre präoperative Verweildauer im Krankenhaus sollte so kurz wie möglich sein.
- Die meist übliche präoperative **Haarentfernung** ist hygienisch unvorteilhaft, da eine vermehrte bakterielle Besiedelung der Haut die Folge ist. Wenn auf diese Maßnahmen aus operationstechnischen Gründen nicht verzichtet werden kann, wird die Haarkürzung mit einer speziellen elektrischen Haarschneidemaschine und möglichst kurzfristig vor der Operation durchgeführt.
- Wenn der Patient bereits stationär liegt, wird neben weiteren Maßnahmen (z. B. Prämedikation, Darmreinigung etc.) kurz vor der Operation eine Körperreinigung durchgeführt.

14.11.3.2 Patientenvorbereitung nach der Einschleusung

- Um einer intraoperativen Verschleppung von Hautfloraanteilen vorzubeugen, wird das Hautareal des OP-Gebietes einschließlich der umgebenden Haut präoperativ mit einer Klemme und sterilen Tupfern von der Mitte zum Rand hin wischdesinfiziert. Das desinfizierte Gebiet ist bei alkoholischen Hautdesinfektionsmitteln mindestens eine Minute und bei PVP-jodhaltigen Mitteln mindestens drei Minuten feucht zu halten.
- Danach wird der Patient mit sterilen, keimdichten Tüchern vollständig abgedeckt, sodass nur das OP-Feld und die für die Anästhesie notwendigen Regionen unbedeckt bleiben.

14.11.3.3 Personalvorbereitung

- Das Betreten und Verlassen der Operationsabteilung ist für das Personal mit einer Schleusung verbunden.
- Der Aufenthalt innerhalb der Abteilung erfolgt in Bereichskleidung, desinfizierten Schuhen und Haarschutz. Innerhalb eines OP-Saales wird zudem ein Mund-Nasenschutz getragen.
- Operateure führen vor jedem operativen Eingriff eine chirurgische Händedesinfektion durch (siehe Kap. 9.6.4) und tragen während der Ope-

ration einen Mund-Nasenschutz, einen keimdichten sterilen Schutzkittel, ggf. eine Schutzbrille und sterile Handschuhe.

14.11.3.4 Materialvorbereitung

Die sterilen Instrumente und Materialien werden von einer steril gekleideten Person auf steril abgedeckten Tischen hergerichtet und ggf. bis zum Beginn des Eingriffs mit sterilen Tüchern bedeckt. Dies kann sowohl im OP als auch in einem dafür vorgesehenen Vorraum erfolgen (sofern dieser den hygienischen Rahmenbedingungen eines OP-Raumes entspricht).

14.11.4 Hygienemaßnahmen in der intraoperativen Phase

- Durch eine gute OP-Technik soll das Gewebe möglichst schonend behandelt, Blutungen vorgebeugt, Toträume verhindert, devitalisiertes und Fremdmaterial minimiert und die OP-Dauer gering gehalten werden.
- Eine parenterale, **perioperative Antibiotikaprophylaxe** wird für Operationen mit hohem Infektionsrisiko empfohlen. Hierfür gibt es vorgegebene Schemata (Protokolle), die festlegen, bei welchen Operationen welche Substanzen zu welchem Zeitpunkt und in welcher Dosierung zu applizieren sind.
- Sofern eine Drainage bei einer nicht infizierten Wunde nötig ist, sollte ein **geschlossenes Drainagesystem** benutzt werden, d. h. ein System, das eine Sekretentleerung ohne Diskonnektion erlaubt.
- Es ist dafür Sorge zu tragen, dass der Patient während der Operation nicht unterkühlt. Dies geschieht am besten mit einer angemessenen Klimatisierung in Kombination mit Wärmematten (z. B. Warmtouch®).

14.11.5 Postoperative Hygienemaßnahmen innerhalb der Operationsabteilung

- Zwischen den Operationen findet eine Desinfektion des OP-Saales statt, die sich auf die patientennahen und kontaminierten Flächen sowie auf den begangenen Fußboden bezieht. Am Ende des OP-Programms erfolgt eine gründliche Reinigung und Desinfektion der gesamten Operationsabteilung.
- Verbrauchsmaterialien werden direkt im OP-Saal entsprechend der üblichen Schmutzwäsche- und Abfalleinteilung entsorgt (siehe Kap. 10.4 und 10.5).
- Aufzubereitende Instrumente werden ggf. vorgereinigt in geschlossenen Behältnissen (z. B. Entsorgungscontainern) aus dem OP-Saal gebracht und der Aufbereitung zugeleitet (siehe Kap. 13.3).

- Nach Operationen der Kontaminationsgrade 1 bis 3 legt das an der Operation beteiligte Personal Handschuhe, Mund-Nasenschutz und Schutzkittel im OP ab. Für eine weitere Operation kann die Bereichskleidung und der Haarschutz anbehalten werden.
- Nach Operationen des Kontaminationsgrades 4 wird bei Durchfeuchtung der Bereichskleidung vor Verlassen des OP-Raumes ein frischer Kittel übergezogen und ein Schuhwechsel vorgenommen. Unabhängig davon erfolgt nach diesen Operationen ein Umkleiden in der Personalschleuse.

14.11.6 Postoperative Hygienemaßnahmen außerhalb der Operationsabteilung

Innerhalb der postoperativen Phase gibt es bezüglich der Wunde wenig Übertragungsmöglichkeiten, sobald die Drainage gezogen worden ist, die Wunde nicht mehr sekretiert, keine Heilungsstörung vorliegen und Maßnahmen wie Verbandwechsel, Drainage- oder Fädenentfernung aseptisch durchgeführt werden. Somit stehen die Basishygiene und die hygienisch korrekte Durchführung des Verbandwechsels im Vordergrund.

14.11.6.1 Maßnahmen der Basishygiene

- Eine hygienische Händedesinfektion ist durchzuführen:
  - vor Kontakt mit aseptisch zu handhabenden Materialien, also vor der Manipulation an Drainagen und vor der Vorbereitung von Verbandwechseln, Wundspülungen usw.;
  - nach jedem Kontakt mit Wundsekreten, Drainagesekreten oder damit kontaminierten Gegenständen (auch wenn hierbei Handschuhe getragen wurden);
  - vor und nach jedem direkten oder indirekten Kontakt mit Wunden und Maßnahmen wie Verbandwechsel, Wundspülung, Fäden- oder Drainageentfernung usw.
- Zur Kontaktvermeidung sind bei Arbeiten, bei denen es zu einem Handkontakt mit Wund- oder Drainagesekreten oder entsprechend kontaminierten Gegenständen kommen kann, Schutzhandschuhe zu tragen, z. B. zum Wechseln von Drainagebeuteln oder zum Entsorgen benutzter Instrumente. Danach ist eine Hygienische Händedesinfektion durchzuführen.
- Zur Kontaktvermeidung sind bei Arbeiten, bei denen es zu einem Handkontakt mit der Wunde kommen kann, sterile Einmalhandschuhe zu

tragen. u. U. kann auch die Verwendung von sterilen Abdeckmaterialien (z. B. Schlitztüchern) notwendig sein, z. B. zur Durchführung umfangreicher Wundspülungen.
- Der Umgang mit Drainagen oder mit stark sezernierenden, infizierten oder kolonisierten Wunden kann Kontaminationen der Patientenumgebung und von verwendeten Utensilien (z. B. Verbandwagen) zur Folge haben. Neben der patientengebundenen Verwendung kontaminationsgefährdeter Gegenstände sind die Einhaltung der fortlaufenden Desinfektionsmaßnahmen, der hygienegerechten Aufbereitung von Medizinprodukten und der geregelten Abfallentsorgung zu beachten.

14.11.6.2 Hygienegerechte Durchführung von Verbandwechseln

- Der erste Verbandwechsel sollte innerhalb der ersten 48 Stunden in Verbindung mit einer gewissenhaften Wundbeurteilung erfolgen. Über das weitere Vorgehen ist individuell zu entscheiden. Unter normalen Umständen kann die Wunde danach offen gelassen oder mit einem einfachen Wundpflaster versorgt werden. Ein Verband ist jedoch notwendig, wenn die Wunde sezerniert oder wenn sie infiziert ist.
- Verbandwechsel sind vorzunehmen, wenn der Verband feucht, schmutzig oder lose ist. Nach jeder Entfernung des Verbandes ist die Wunde auf Infektionszeichen zu inspizieren. Ein Wechsel nach festen Intervallen ist hygienisch gesehen nicht sinnvoll. Davon unabhängig muss der Verband entfernt und die Wunde inspiziert werden, wenn der Patient allgemeine oder lokale Infektionssymptome vorweist. Jedes Sekret aus einer infektionsverdächtigen Wunde sollte mikrobiologisch abgeklärt werden.
- Die Durchführung eines Verbandwechsels erfolgt unter Anwendung der No-touch-Technik, d. h. unter Verwendung steriler Materialien, steriler Instrumente und steriler Handschuhen.
- Bei der Desinfektion von Wunden sind folgende Punkte zu beachten:
  - Alkoholische Hautdesinfektionsmittel sind lediglich zur Desinfektion der unverletzten Haut geeignet.
  - Antiseptika, wie Octenidin oder Polyhexanid, können zur Desinfektion der Wundränder, der Wundfläche und zur Durchführung von Wundspülungen oder Wundbädern verwendet werden.
  - Primär heilende, keimarme Wunden sollen von innen nach außen wischdesinfiziert werden; sekundär heilende, infizierte Wunden dagegen von außen nach innen, um eine Verbreitung der Erreger in die Peripherie zu verhindern.

Überprüfen Sie Ihr Wissen!

1. Was ist gemeint, wenn eine medizinische Maßnahme unter »aseptischen Bedingungen« durchgeführt werden soll?
2. Was versteht man unter einem »3-Flächen-System« bei der Durchführung invasiver Maßnahmen?
3. Unter welchen Voraussetzungen können invasive Maßnahmen vom Arzt an das Pflegepersonal delegiert werden?
4. Inwiefern können Körperpflegemaßnahmen mit Infektionsgefahren verbunden sein?
5. Welche Hygieneregeln sind im Rahmen von Körperpflegemaßnahmen sowie der Mund- und Zahnpflege zu beachten?
6. Was ist bei der Reinigung von Hörgeräten zu beachten?
7. Was ist im Zusammenhang mit Kontaktlinsen hygienisch zu beachten?
8. Wie gestaltet sich der hygienische Umgang mit Augenprothesen?
9. Welche Infektionsrisiken bestehen bei der Inhalation oder der Sauerstoffapplikation und welche Hygienemaßnahmen sind in diesem Zusammenhang durchzuführen?
10. Wie erfolgen Infektionsübertragungen bei Beatmungspatienten auf endogenem und wie auf exogenem Wege?
11. Wie kann das Pneumonierisiko von Beatmungspatienten positiv beeinflusst werden?
12. Welche Funktion haben HME-Filter und welche HMEF-Filter bei einer Beatmungstherapie?
13. Welche Vorteile hat das geschlossene endotracheale Absaugen gegenüber dem offenen?
14. Welche Möglichkeiten gibt es, Makro- und Mikroaspirationen bei Beatmungspatienten zu vermeiden?
15. Wie werden Trachealkanülen hygienegerecht gehandhabt und aufbereitet?
16. Welche Infektionsrisiken bestehen bei Punktionen, Injektionen und Blutentnahmen?
17. Wie werden Punktionen, Injektionen und Blutentnahmen hygienegerecht vorbereitet?
18. Was ist bei der Handhabung von Mehrdosisbehältnissen zu beachten?
19. Nach welchen Regeln erfolgt die Hautdesinfektion im Rahmen von Punktionen, Injektionen und Blutentnahmen?
20. Mit welchen Infektionsrisiken ist eine Infusionstherapie verbunden?

21. Durch welche Präventivmaßnahmen lassen sich nosokomiale Infektionen der Blutbahn verhindern?
22. Was ist beim Legen von und im Umgang mit intravasalen Zugängen hygienisch zu beachten?
23. Wie werden Infusionen hygienisch korrekt vorbereitet und welche weiteren Hygienemaßnahmen sind bei der Durchführung einer Infusionstherapie zu beachten?
24. Wie erfolgt die hygienegerechte Vorbereitung einer Blutkonserve?
25. Welche Infektionsrisiken bestehen bei einer enteralen Ernährung?
26. Wie wird Sondennahrung hygienisch sicher gelagert und appliziert?
27. Wie erfolgt der hygienegerechte Umgang mit transnasalen und PEG-Sonden?
28. Auf welche Weise können Infektionserreger bei einem transurethralen Katheter in die Harnwege eindringen?
29. Welche Alternativen stehen zur Vermeidung einer transurethralen Katheterisierung zur Verfügung?
30. Nach welchen Hygiene-Prinzipien werden transurethrale Katheter eingelegt?
31. Welche Maßnahmen sind bei einem liegenden transurethralen Katheter und bei der Handhabung von Urindrainagesystemen zu beachten?
32. Welche drei Arten von Wundinfektionen werden unterschieden und anhand welcher Kriterien erfolgt die Diagnose?
33. Was sind die Prädispositionen für postoperative Wundinfektionen?
34. Welche Kontaminationsgrade werden bei Operationen unterschieden?
35. Welches sind die Rahmenbedingungen der Hygiene bei operativen Eingriffen?
36. Welche patientenbezogenen Hygienemaßnahmen sind vor und nach der OP-Einschleusung in der präoperativen Phase zu beachten?
37. Wie bereitet sich das durchführende Personal auf eine OP vor?
38. Welche Hygienemaßnahmen sind in der intraoperativen Phase zu beachten?
39. Welche nachbereitenden Hygienemaßnahmen werden im Anschluss an eine Operation durchgeführt?
40. Was sind die Regeln zu hygienegerechten Durchführung eines Verbandwechsels?

15 ISOLIERUNG UND WEITERE MASSNAHMEN IM INFEKTIONSFALL

15.1 Isolierungsformen

Als »Isolierung« bezeichnet man in der Krankenhaushygiene die Absonderung eines Patienten von den übrigen Patienten aus Gründen des Infektionsschutzes:

- Dies kann notwendig sein, weil der zu isolierende Patient mit übertragungsfähigen Infektionserregern kolonisiert bzw. infiziert ist oder weil er Infektionserreger ausscheidet. In diesen Fällen stellt er eine potenzielle Infektionsquelle für seine Mitpatienten, das Personal oder für Besucher dar, sodass diese vor einer Ansteckung geschützt werden müssen. Wenn zur Eindämmung dieser Gefahr die Maßnahmen der Basishygiene nicht ausreichen, wird eine **Quellenisolierung** veranlasst.
- Möglich ist aber auch der umgekehrte Fall, dass ein Patient auf Grund einer hochgradigen Abwehrschwäche vor der normalen Keimbelastung geschützt werden muss, welche die Gegenwart von Mitpatienten und des Personals mit sich bringt. Hier spricht man von einer **Schutzisolierung** oder Umkehrisolierung.

15.2 Organisation von Isolierungsmaßnahmen

Isolierungsmaßnahmen erzeugen eine Reihe unerwünschter Begleiterscheinungen:

- Sie sind für den Patienten mit Kommunikations- und Mobilitätseinschränkungen sowie psychischen Belastungen verbunden.
- Das Personal muss einen höheren Arbeits- und Zeitaufwand kompensieren.
- Es entstehen zusätzliche Kosten durch den Ge- bzw. Verbrauch von persönlicher Schutzausrüstung (PSA) und speziellen Entsorgungsmaßnahmen.
- Evtl. werden durch Einzelunterbringungen dringend benötigte Betten blockiert.

15.2.1 Festlegung und Anordnung von Isolierungsmaßnahmen

Isolierungen sollen so getroffen werden, dass die für den Übertragungsweg bzw. die Erkrankung, den Patienten und den Gegebenheiten vor Ort angemessenen Vorsichtsmaßnahmen Infektionsübertragungen verhindert, aber unerwünschte Sachverhalte begrenzt werden.

- Welche Maßnahmen im Detail zu ergreifen sind, ist im Routinefall dem hausinternen Hygieneplan zu entnehmen.
- In vielen Krankenhäusern ist es auch üblich, dass Isolierungsmaßnahmen vom Hygienefachpersonal in Zusammenarbeit mit dem behandelnden Arzt und den Pflegepersonen vor Ort festgelegt werden. Vor allem bei hoch kontagiösen Infektionserkrankungen besteht ein erhöhter Interventionsbedarf, der eine sofortige Hinzuziehung des Hygienefachpersonals notwendig macht.
- Bei epidemischen Geschehen und hoch kontagiösen Erkrankungen kann auch die Situation eintreten, dass Vertreter des Gesundheitsamtes die Umsetzung von Isolierungs- und Desinfektionsmaßnahmen anordnen.

Die getroffenen Vereinbarungen können in einem Isolierungsprotokoll (Abb. 15.1) dokumentiert werden, das in der Patientenakte verbleibt.

15.2.2 Sicherung des Informationsflusses

Die Durchführung einer Quellenisolierung verlangt ein Abweichen von der Alltagsroutine, das von mit dem Patienten in Kontakt stehendem (stationsinternen und -externen) Personal, von Besuchern und z. T. vom Patienten selbst gewährleistet werden muss.

- Insofern sind Patienten und Angehörige vom behandelnden Arzt über den Zweck der Maßnahmen und über notwendige Verhaltensweisen zu informieren. Ggf. kann es notwendig sein, Maßnahmen wie die hygienische Händedesinfektion, das Anlegen eines Mund-Nasenschutzes oder das Anziehen eines Schutzkittels praktisch zu demonstrieren.
- Ebenso muss die Information des Stationsteams und ggf. des stationsexternen Personals (z. B. der Röntgen-, EKG- oder Sonografieabteilung) gesichert sein.

Paul-Beispiel Krankenhaus	**Isolierungsprotokoll** Dok.-Nr.: HY-003	Revision: 001 Gültig ab: 01.06.2006 Anhang zur Dienstanweisung 012

Vom behandelnden Arzt auszufüllen:

Patienten-Aufkleber	**Erkrankung:** ____ ☐ Verdacht ☐ Erkrankung ☐ Tod am: ____ Infektiosität (z.Zt.): ☐ vorhanden ☐ evtl. ☐ keine Dauer d.Infektiosität: ☐ Dauer der Symptome ☐ abhängig von Befunden ☐ ____ Tage ☐ ungewiss Aufgetreten: ☐ außerhalb KH ☐ innerhalb KH ☐ ____

Meldung an das Gesundheitsamt: ☐ nicht erforderlich ☐ noch nicht erfolgt
Dem Gesundheitsamt gemeldet von: ____ am: ____

Datum: ____ Unterschrift Arzt: ____

Von der Hygienefachkraft auszufüllen:

Unterbringung:	☐ Standardhygiene ausreichend ☐ Einzelzimmer ☐ Kohortenisolierung ☐ eigenes WC/Nachtstuhl ☐ patientengebundene Verwendung von medizinisch-pflegerischen Utensilien ☐ Kennzeichnung des Zimmers mit Schildersatz Nr. ____
PSA:	☐ Standardhygiene ausreichend
Für **Personal** bei:	☐ Betreten des Patientenzimmers ☐ patientennahen Tätigkeiten
vor Kontakt mit:	☐ Blut ☐ Sputum/Trachealsekret ☐ Stuhl ☐ ____
werden getragen:	☐ Handschuhe ☐ Kittel ☐ Mund-Nasenschutz ☐ FFP- ____ Maske
Für **Besucher**:	☐ Handschuhe ☐ Kittel ☐ Mund-Nasenschutz ☐ FFP- ____ Maske
Entsorgung:	☐ Standardhygiene ausreichend
Abfälle:	☐ als infektiöser Abfall ☐ wenn kontaminiert ☐ generell
Wäsche:	☐ als normale ☐ als infektiöse Schmutzwäsche
Desinfektion:	☐ Standardhygiene ausreichend
laufende Desinf.	☐ patientennaher Flächen ☐ Sanitär ☐ ____ mit ____ ____ %
Schlussdesinf.	mit ____ ____ % ____ h
Instrumente:	☐ normal ☐ Einlegen in ____ ____ % ____ h vor Ort
Hände:	mit ____ bei ____ Sek. EWZ

Alle Personen führen vor Verlassen des Zimmers eine hygienische Händedesinfektion durch.

Bemerkungen:

Beratung am: ____ Unterschrift HFK: ____

Abb. 15.1: Beispiel eines Isolierungsprotokolls

- Isolierzimmer sind mit Nennung der erforderlichen Maßnahmen zum Betreten des Zimmers zu kennzeichnen (Abb. 15.2).
- Vor Verlegungen, Entlassungen oder Nutzungen von Funktionsbereichen sind die jeweiligen Bereiche oder Institutionen zu informieren.
- Bei außerhäusigen Transporten muss ggf. beim zuständigen Transportdienst ein Infektionstransport angemeldet werden.

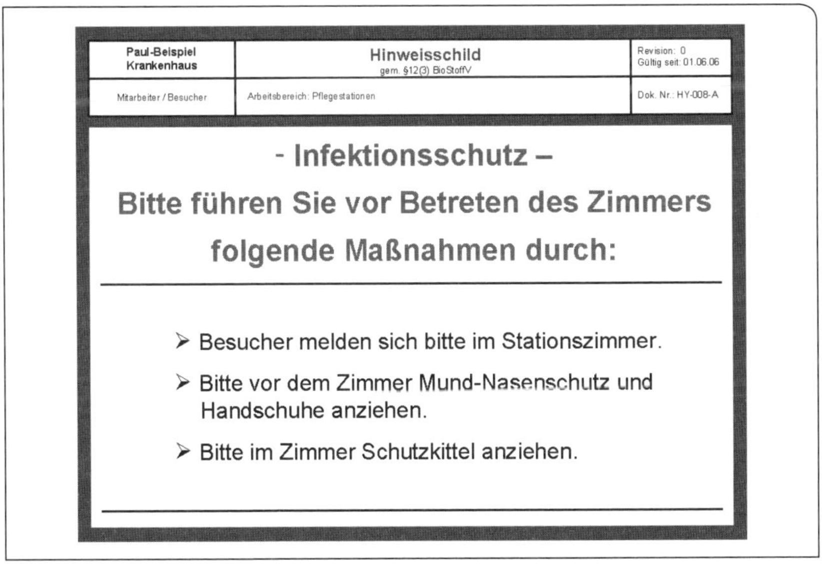

Paul-Beispiel Krankenhaus	Hinweisschild gem. §12(3) BioStoffV	Revision: 0 Gültig seit: 01.06.06
Mitarbeiter / Besucher	Arbeitsbereich: Pflegestationen	Dok. Nr.: HY-008-A

- Infektionsschutz –

Bitte führen Sie vor Betreten des Zimmers folgende Maßnahmen durch:

- Besucher melden sich bitte im Stationszimmer.
- Bitte vor dem Zimmer Mund-Nasenschutz und Handschuhe anziehen.
- Bitte im Zimmer Schutzkittel anziehen.

Abb. 15.2: Beispiel zur Kennzeichnung eines Isolierzimmers.

15.2.3 Wahrnehmung der Meldepflicht

Die Meldung von Infektionserkrankungen bzw. -erregern wird durch das Infektionsschutzgesetz (IfSG) geregelt (siehe Kap. 7.2.2 und Anhang D, Pos. 3). Grob zu unterscheiden ist:

- die Meldung bestimmter Infektionserkrankungen gemäß § 6 IfSG (»Arztmeldepflicht«) und
- die Meldung bestimmter Infektionserreger gemäß § 7 IfSG (»Labormeldepflicht«).

In bestimmten Fällen hat die Meldung namentlich, d.h. mit Nennung der Personalien des betreffenden Patienten, und in anderen nichtnamentlich, d.h. anonym, zu erfolgen.

- Namentliche Meldungen sind gemäß § 9 IfSG unverzüglich, d.h. innerhalb von 24 Stunden, durchzuführen. Hierzu stehen spezielle Formulare zur Verfügung, mit deren Hilfe die erforderlichen Daten dem Gesundheitsamt zugesandt werden können.
- Nicht namentliche Meldungen (betrifft § 7, Abs. 3 IfSG) sind innerhalb von 14 Tagen dem RKI mitzuteilen.

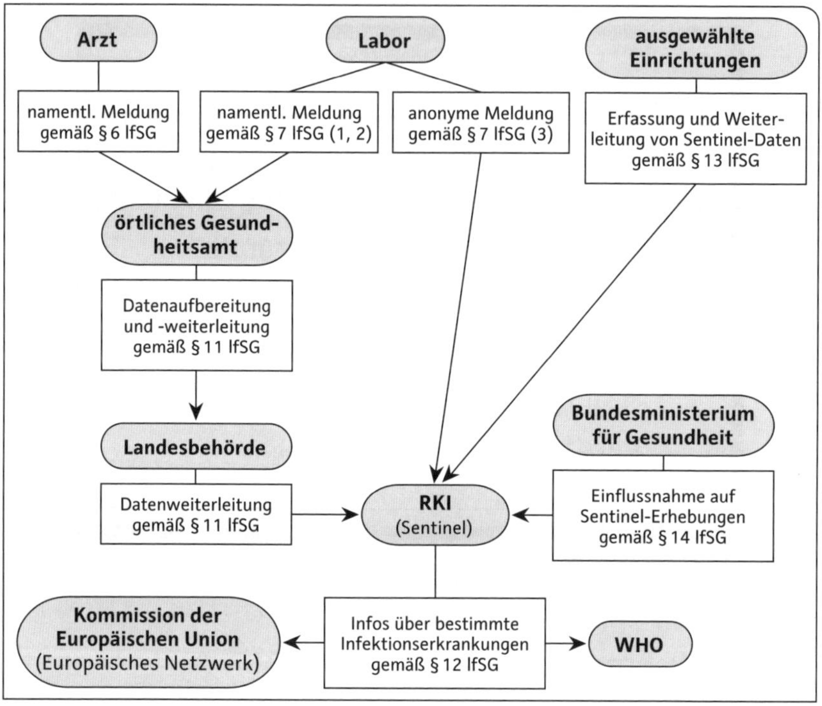

Abb. 15.3: Schematische Übersicht zum Meldewesen gemäß IfSG.

Darüber hinaus werden vom RKI gemäß § 13 und § 14 IfSG sog. »Sentinel-Erhebungen« durchgeführt. Hierbei werden Daten zu Infektionserkrankungen und -erregern erfasst und ausgewertet, die »von großer gesundheitlicher Bedeutung für das Allgemeinwohl« sind, aber durch die in § 6 und § 7 IfSG festgelegte Einzelerfassung nicht erlangt werden können. Eine Übersicht des kompletten Meldewesens gemäß IfSG zeigt Abb. 15.3 .

15.2.3.1 Arztmeldepflicht

Gemäß § 6 IfSG Abs. 1 sind folgende Infektionserkrankungen durch den behandelnden bzw. leitenden Arzt namentlich meldepflichtig:
Bei Krankheitsverdacht, Erkrankung oder Tod:

a) Botulismus
b) Cholera
c) Diphtherie

d) humane spongiforme Enzephalopathie, außer familiär-hereditäre Formen
e) akute Virushepatitis
f) enteropathisches hämolytisch-urämisches Syndrom (HUS)
g) virusbedingtes hämorrhagisches Fieber
h) Masern
i) Meningokokken-Meningitis oder -Sepsis
j) Milzbrand
k) Mumps
l) Pertussis
m) Poliomyelitis
n) Pest
o) Röteln einschließlich Rötelnembryopathie
p) Tollwut
q) Typhus abdominalis/Paratyphus
r) Varizellen

sowie die Erkrankung und der Tod an einer behandlungsbedürftigen **Tuberkulose**, auch wenn kein bakteriologischer Nachweis vorliegt.

Bei Lebensmittelvergiftungen bzw. **infektiösen Gastroenterititiden** (Enteritis infectiosa),

a) wenn die erkrankte Person beruflichen Kontakt mit Lebensmitteln hat
b) wenn ein epidemischer Zusammenhang wahrscheinlich ist

Darüber hinaus gibt es eine namentliche Meldepflicht

- beim Auftreten von außergewöhnlichen Impfreaktionen
- bei der Verletzung eines Menschen im Zusammenhang mit Tollwut
- bei schwer wiegender Gefahr für die Allgemeinheit

Gemäß § 6 Abs. 2 IfSG sind **Behandlungsverweigerer** oder -abbrecher bei einer behandlungsbedürftigen Lungentuberkulose ärztlicherseits zu melden.

Gemäß § 6 Abs. 3 IfSG ist dem Gesundheitsamt unverzüglich das gehäufte Auftreten **nosokomialer Infektionen**, bei denen ein epidemischer Zusammenhang wahrscheinlich ist oder vermutet wird, nichtnamentlich als Ausbruch zu melden.

15.2.3.2 Labormeldepflicht

Gemäß § 7 Abs. 1 IfSG sind Leiter von Untersuchungsämtern bzw. Laboren zur namentlichen Meldung bei direkten oder indirekten Nachweis von 47 festgelegten Infektionserregern verpflichtet, soweit die Nachweise auf eine akute Infektion hinweisen. Hierzu gehören u. a.

- Bacillus anthracis (Milzbranderreger)
- Campylobacter sp., darmpathogen (Erreger bakterieller Gastroenteritiden)
- Clostridium botulinum (Erreger schwerster Lebensmittelvergiftungen)
- Corynebacterium diphtheriae (Diphtherieerreger)
- Hepatitis-Viren (A, B, C, D, E)
- Influenzaviren
- Legionellen (siehe Kap. 10.1.4)
- Noro- und Rotaviren (Erreger viraler Gastroenteritiden)
- Salmonellen

Gemäß § 7 Abs. 2 IfSG sind weitere Infektionserreger namentlich zu melden, wenn eine Gefahr für die Allgemeinheit vorliegt.

Gemäß § 7 Abs. 3 IfSG sind nichtnamentliche Meldungen vorgesehen bei direktem oder indirektem Nachweis von:

- Treponema pallidum (Erreger der Syphilis)
- HIV
- Echinokokken (Erreger der Echinokokkose, einer Wurmerkrankung)
- Plasmodien (Erreger der Malaria)
- Toxoplasma gondii (Erreger der Toxoplasmose, einer parasitären Erkrankung); Meldepflicht nur bei konnatalen Infektionen.

15.2.4 Ausbruchsmanagement

15.2.4.1 Allgemeines

Als Infektionsausbruch bezeichnet man das Auftreten von mehr Fällen von im Krankenhaus erworbenen Infektionen, als zeitlich und räumlich zu erwarten wäre. Gemeint ist vor allem die Situation, dass sich Erreger nosokomialer Infektionen über das normale Maß hinaus ausbreiten.

Ob eine solche Situation vorliegt ist u. a. von den Daten der gemäß § 23 IfSG durchzuführenden fortlaufenden Erfassung und Auswertung von nosokomialen Infektionen (Surveillance, siehe Kap. 8.4) und von der Beobachtung des Tagesgeschehens ableitbar.

Für den Fall eines Ausbruchs sind Details zur konkreten Vorgehensweise den KRINKO -Empfehlungen »Ausbruchsmanagement und strukturiertes Vorgehen bei gehäuftem Auftreten nosokomialer Infektionen« und »Empfehlungen zur Untersuchung von Ausbrüchen nosokomialer Infektionen« zu entnehmen (siehe Anhang D, Pos. 1). Es ist zu erwarten, dass auch der hauseigene Hygieneplan entsprechende Passagen enthält.

Durch ein Ausbruchsmanagement sollen im Falle eines Ausbruchs durch die schnellstmögliche Erkennung und Beseitigung von Infektionsquellen Infektionsketten unterbrochen werden, um die Weiterverbreitung der betreffenden Erkrankungen bzw. Erreger zu verhindern. Die hierzu notwendigen Maßnahmen werden vom Hygienefachpersonal bzw. vom Ausbruchmanagement-Team und den eingeschalteten Behörden getroffen. Handlungsbedarf kann schon im Falle einzelner Erkrankungen, wie Legionellose, Konjunctivitis epidemica oder Scabies, bestehen, ist aber vor allem beim gehäuften Auftreten von typischen Erregern nosokomialer Infektionen (siehe Kap. 3.3.3) gegeben.

15.2.4.2 Durchführung

Die Durchführung eines Ausbruchsmanagement erfolgt in folgenden Schritten:

- Feststellen eines Auslöseereignisses.
- Beurteilung der aktuellen Situation aufgrund der bereits vorliegenden Erkenntnisse innerhalb der Hygienekommission bzw. von Mitgliedern der Hygienekommission und Entscheidung über die Einberufung eines Ausbruchmanagement-Teams.
- Einberufung des Ausbruchmanagement-Teams, Fallermittlung; ggf. Bestätigung eines Ausbruches und entsprechende Meldung (siehe Kap. 15.2.3).
- Erste krankenhaushygienische Ortsbegehung und Festlegung des akuten Handlungsbedarfs.
- Schadensbegrenzung, d. h. Festlegung von ersten (wahrscheinlich noch ungezielten) Interventionsmaßnahmen zur (mutmaßlichen) Verhütung der Weiterverbreitung von Erregern. Eine Schadensbegrenzung kann z. B. in der zeitweiligen Schließung einer Pflegestation oder dem Verzicht auf

die Durchführung der risikobelasteten Arbeitsabläufe (z. B. Operationen) bestehen.
- Ursachenermittlung, d. h. Herausfinden der Infektionsquelle mittels detaillierter krankenhaus-hygienischer Ortsbegehungen, Analysen von Handlungsabläufen, Umgebungsuntersuchungen, medizinisch-mikrobiologischen und epidemiologischen Untersuchungen. Ggf. müssen zur Ursachenermittlung weitere Experten hinzugezogen werden.
- Bewertung aller erhobenen Befunde und Festlegung gezielter (ursächlicher) Interventionsmaßnahmen, d. h. eine Ablösung bzw. Änderung der zur Schadenbegrenzung ergriffenen Maßnahmen und eine zielgerichtete Beobachtung ihrer Effizienz.
- Abschluss des Ausbruchsmanagements und Festlegung absichernder Maßnahmen, die eine sichere Wiederaufnahme des normalen Stationsbetriebes bzw. der betreffenden Arbeitsabläufe gestatten.
- Abschließende Bewertung, Defizitanalyse und Festlegung von zukünftigen Präventionsstrategien.
- Abschließende Dokumentation der Sachverhalte und der gegenlenkenden Maßnahmen, als Basis für die Weiterentwicklung von Hygienestandards und die Optimierung von Präventionsstrategien.

15.3 Quellenisolierung

15.3.1 Indikationen

Bei einer Quellenisolierung geht es darum, einen oder mehrere bestimmte Übertragungswege auszuschalten. Dies sind im Wesentlichen
- **aerogene Wege**, wie z. B. bei Meningokokken-Meningitis oder offener Lungentuberkulose, bei denen das Einatmen von erregerhaltigen Tröpfchen, Aerosolen oder Partikeln zur Infektionsübertragung führt;
- **Kontaktwege**, wie z. B. bei Wundinfektionen oder Herpes Zoster, bei denen Kontakte mit und Verschleppungen von erregerhaltigen Sekreten bzw. Sekretspuren eine Übertragung bewirken;
- **fäkal-orale Wege**, wie z. B. bei Hepatitis A oder Salmonellose, bei denen Kontakte mit und Verschleppungen von Fäkalien bzw. Spuren von Fäkalien (Schmierinfektionen) eine Weitergabe der Infektion bewirken;

- **hämatogene Übertragungen**, also die Übertragungen durch Blut und andere Körperflüssigkeiten (Tab. 15.1). Sie werden durch die Maßnahmen der Basishygiene vermieden, sofern die Indikationen zur hygienischen Händedesinfektion, zum Tragen von Schutzhandschuhen und weiterer persönlicher Schutzausrüstung, der Schutz vor Stichverletzungen und eine hygienisch einwandfreie Instrumenten-, Abfall- und Wäscheentsorgung konsequent umgesetzt werden.

Besonders leicht übertragbare Infektionserkrankungen werden als **hochkontagiös** bezeichnet. Dieser Begriff findet vor allem bei den aerogen bzw. auf verschiedene Wege übertragbaren lebensgefährlichen Infektionserkrankungen (z. B. Influenza) Anwendung.

Tab. 15.1: Risiken hämatogen übertragbarer Infektionen bei Körperflüssigkeiten und Ausscheidungen.

Potenziell hohes Infektionsrisiko	Potenziell geringes Infektionsrisiko*
• Blut und Körperflüssigkeiten mit Blutbeimengungen • Gewebe • Punktate (Liquor-, Synovia- [Gelenkflüssigkeit] oder Pleurapunktat, Peritoneal- oder Amnionflüssigkeit) • Samenflüsigkeit • Vaginalsekret	• Fäces • Urin • Nasensekret, Sputum, Speichel • Schweiß • Tränenflüssigkeit • Erbrochenes * sofern keine Blutbeimengungen vorhanden sind

15.3.2 Maßnahmen

Die Maßnahmen der Quellenisolierung stellen praktisch eine Steigerung der Basishygiene dar. Inwiefern Abweichungen von der Basishygiene notwendig sind, hängt von der Art der Erkrankung bzw. des Erregers ab. Die krankenhausinterne Festlegung, wie in welchen Fällen konkret zu verfahren ist, erfolgt über den Hygieneplan bzw. wird von Hygienefachpersonal vorgenommen.

15.3.2.1 Unterbringung

Eine separate Unterbringung in einer Isoliereinheit, d. h. einem Isolierzimmer mit Vorschleuse, eigenen Sanitär- und Aufbereitungseinrichtungen und gesonderter Klimatisierung ist bei lebensgefährlichen, hochkontagiösen Erkrankungen notwendig. Über solche Einheiten verfügen meist nur Infektionszentren und Krankenhäuser der Maximalversorgung.

Wenn mehrere Patienten mit dem gleichen Erreger infiziert sind, können die Erkrankten gemeinsam in einem Raum untergebracht werden (Kohortenisolierung). Davon abgesehen kann jedes Patientenzimmer in ein Isolierzimmer zur Einzelunterbringung oder Kohortenisolierung umgestaltet werden. Dies ist vor allem bei aerogen übertragbaren Krankheiten notwendig.

Inwiefern eine Einzelunterbringung auch für Patienten notwendig ist, von denen eine Kontaktübertragung ausgehen kann, ist vom jeweiligen Erreger, seiner Übertragbarkeit und Gefährlichkeit sowie vom Verhalten des Patienten abhängig. Oft genügt eine Modifizierung der Personalhygiene und der fortlaufenden Desinfektionsmaßnahmen. Bei den meisten fäkal-oral übertragbaren Erkrankungen kann man sich darauf beschränken, dem Patienten eine eigene Toilette bzw. eine eigene Nasszelle oder einen eigenen Nachtstuhl zur Verfügung zu stellen.

15.3.2.2 Einrichtung eines Isolierzimmers

Im Routinefall (z. B. MRSA, siehe Kap. 15.3.3) steht zur räumlichen Quellenisolierung meist nur ein normales Patientenzimmer mit Nasszelle zur Verfügung, das als Isolierzimmer eingerichtet wird:

- Das Zimmer wird mit einem Hinweisschild (Abb. 15.2) gekennzeichnet.
- Im Zimmer wird ein Depot für die patientenbezogene Verwendung von medizinisch-pflegerischen Utensilien (z. B. Verbandmaterial, Mundpflegeutensilien etc.) für den täglichen Bedarf eingerichtet.
- Im Zimmer werden Sammelbehältnisse zur Abfall- und Wäscheentsorgung mit einem angemessenen Vorrat an Abfall- und Wäschesäcken aufgestellt.
- In der Nasszelle und im Patientenzimmer werden je ein Eimer mit Flächendesinfektionslösung und ein kleiner Vorrat an Wischlappen bereitgestellt. Die Desinfektionslösung ist täglich zu erneuern.
- Im Zimmer werden nahe der Tür zwei langärmelige Schutzkittel aufgehängt, die zweimal täglich und bei Kontaminationen auszutauschen sind. Auch hier ist ein Vorrat bereitzulegen.

- Zur Händehygiene ist ein Depot mit Schutzhandschuhen (in verschiedenen Größen) einzurichten. Das Zimmer sollte über einen komplett ausgestatteten Handwaschplatz verfügen; zumindest muss eine Möglichkeit zur Händedesinfektion bestehen.
- Vor dem Zimmer wird ein Depot mit den jeweils notwendigen Einmalmaterialien zur persönlichen Schutzausrüstung, wie z. B. Mund-Nasenschutz, Schutzhandschuh oder Haarschutz bereitgestellt.

15.3.2.3 Personalhygiene

- Bei Vorliegen einer lebensgefährlichen, hochkontagiösen Erkrankung ist die Nutzung einer umfangreichen persönlichen Schutzausrüstung in Form eines flüssigkeits- und keimdichten Overalls, eines keimdichten Atemschutzes (FFP2- oder FFP3-Masken), einer Schutzbrille und von Schutzschuhen notwendig.
- Bei aerogen übertragbaren Krankheiten wird vom Personal und von Besuchern ein Mund-Nasen-Schutz bzw. ein Atemschutz getragen. Wenn gleichzeitig auch die Möglichkeit einer Kontaktübertragung besteht (was häufig der Fall ist), werden zusätzlich Schutzhandschuhe und -kittel getragen.
- Bei Erkrankungen, die durch direkte oder indirekte Kontakte oder durch Fäkalspuren übertragen werden können, trägt das Personal Schutzhandschuhe und -kittel. Ob dies auch für Besucher notwendig ist, hängt von der jeweiligen Sachlage ab.
- Jede Person, die ein Isolierzimmers verlässt, muss zuvor eine hygienische Händedesinfektion durchführen, wobei bei bestimmten Krankheitserregern (z. B. Noro-Viren) virensichere Mittel zu verwenden und längere Einwirkzeiten zu beachten sind.
- Im Rahmen der Quellenisolierung dürfen für patientennahe Tätigkeiten keine Schwangeren eingesetzt werden. Auch Personen mit einem unzureichenden Impfschutz oder Praktikanten sind für die Pflege quellenisolierter Patienten ungeeignet.

15.3.2.4 Desinfektion

- In den meisten Fällen sind die üblichen Mittel und Konzentrationen der normalen fortlaufenden Flächendesinfektion gemäß den Angaben des Reinigungs- und Desinfektionsplanes vor Ort (entsprechend der VAH-Liste, siehe Kap. 5.5.3) ausreichend.

- Bei schwer zu desinfizierenden Erregern (z. B. Noro-Viren) sind oft Modifikationen notwendig, indem ein anderes Mittel und/oder eine höhere Konzentration verwendet werden (entsprechend der RKI-Liste, siehe Kap. 5.5.3).
- Grundsätzlich gilt die Regel, dass alle Gegenstände, die das Isolierzimmer verlassen, zuvor desinfiziert werden müssen.
- Eine Schlussdesinfektion (siehe Kap. 5.5.2) wird durchgeführt, wenn davon ausgegangen wird, dass ein Eintrag übertragungsfähiger Mikroorganismen in die Umgebung stattgefunden hat.
- Eine Raumdesinfektion (siehe Kap. 5.5.2) erfolgt bei lebensbedrohlichen hochkontagiösen Infektionserkrankungen und auf behördliche Anordnung.

15.3.2.5 Instrumentenaufbereitung, Entsorgung, Geschirr

- Die Instrumentenentsorgung und -aufbereitung sollte grundsätzlich so geregelt sein, dass auch bei erhöhter Übertragungsgefahr keine besonderen Maßnahmen notwendig sind. Wichtig ist, dass benutzte Instrumente vor Ort in Behältnisse abgeworfen werden, die eine weitere Berührung verhindern und dass der Transport in geschlossenen Behältnissen erfolgt.
- Wenn bei der Verwendung medizinisch-pflegerischer Utensilien, wie z. B. Stethoskope, Blutdruckmanschetten oder Waschschalen, Kontaminationen wahrscheinlich sind, empfiehlt sich eine patientenbezogene Verwendung.
- Hinsichtlich der Abfallentsorgung ist dem Hygieneplan bzw. dem Abfallplan zu entnehmen, in welchen Fällen Abfälle als kontaminiert oder infektiös einzustufen sind. Anlog hierzu ist bei der Wäscheentsorgung zu entscheiden, ob es sich um normale oder infektiöse Schmutzwäsche handelt. Unabhängig davon sollen Abfälle und Schmutzwäsche nur in geschlossenen Behältnissen das Isolierzimmer verlassen.
- Eine Infektionsübertragung durch benutztes Geschirr ist nur bei wenigen hoch kontagiösen Infektionserkrankungen denkbar. Sollte diese Gefahr bestehen, wird Einmalgeschirr verwendet. Davon abgesehen kann die Entsorgung auf normalem Wege erfolgen, sofern gewährleistet ist, dass benutztes Geschirr ohne Umwege und weitere Kontakte in die Entsorgungswagen gelangt und umgehend im Geschirrspüler bzw. in der Geschirrspülstraße thermisch desinfiziert wird.
- Bis auf sehr seltene Ausnahmen (z. B. Cholera) kann auch die Entsorgung von Fäces oder Urin wie gewohnt beibehalten werden.

15.3.3 Durchführung einer Quellenisolierung am Beispiel MRSA

Hinweis

Kurze Stellungnahmen zu weiteren Infektionserkrankungen finden Sie in Anhang A.

15.3.3.1 Allgemeines

Staphylococcus aureus ist ein fakultativ pathogenes toxinbildendes Bakterium, das als möglicher Bestandteil der körpereigenen Flora häufig die Nasenvorhöfe kolonisiert und sich auf weitere Bereiche wie Hände, Axilla, Perianalregion und Schleimhäute ausbreiten kann. Die Virulenz der Typen von Staphylococcus aureus ist unterschiedlich ausgeprägt. Der Nachweis von Staphylococcus aureus in Abstrichen ist daher nicht zwangsläufig mit einer Infektionserkrankung gleichzusetzen. Im Zuge krankenhaustypischer invasiver Maßnahmen, wie Operationen, Infusionstherapie, Katheterisierung führt dieses Bakterium jedoch ausgesprochen häufig zu nosokomialen Infektionen wie Wundinfektionen, Pneumonien, Harnwegsinfektionen oder Septitiden. Staphylococcus aureus ist gegenüber chemischen und physikalischen Einflüssen relativ unempfindlich und dadurch rasch in der gesamten Umgebung eines Keimträgers allgegenwärtig. Daraus resultiert eine leichte Übertragbarkeit durch direkte und indirekte Kontakte, alimentär und aerogen durch Tröpfchen.

Normalerweise ist eine Staphylococcus aureus-Infektion durch Antibiotika gut behandelbar. Auf bestimmte Typen dieses Keimes trifft dies jedoch nicht zu, da diese gegen die einzusetzenden Arzneimittel Resistenzen gebildet haben. In dieser Hinsicht stellen die beiden Antibiotika Methicillin und Oxacillin eine Art Markierung dar. Wenn ein Staphylococcus aureus gegen Methicillin oder Oxacillin unempfindlich ist, erlaubt dies die Schlussfolgerung, dass dies auch auf die weitaus meisten, normalerweise einsetzbaren Arzneimittel zutrifft. ORSA (Oxacillin resistenter Staphylococcus aureus) und MRSA (Methicillin resistenter Staphylococcus aureus) sind daher nur noch mit wenigen »Reserveantibiotika« wie Vancomycin und Teicoplanin zu behandeln. Abgesehen von der besonderen Antibiotikaresistenz unterscheidet sich ORSA/MRSA in seinen Eigenschaften nicht von anderen Staphylococcus aureus-Typen. ORSA und MRSA sind identisch, sodass nachfolgend nur die Bezeichnung MRSA verwendet wird.

Bei MRSA werden drei Untergruppen unterschieden:

- **hMRSA** bzw. haMRSA = hospital acquired MRSA = MRSA-Stämme, die vor allem in Krankenhäusern und Pflegeheimen etabliert sind und die bevorzugt im Zuge medizinisch-pflegerischer Maßnahmen übertragen werden. hMRSA tritt in deutschen Krankenhäusern mittlerweile endemisch auf und stellt vor allem auf Intensivstationen und chirurgischen Pflegestationen ein sehr ernst zu nehmendes Infektionsproblem dar.
- **cMRSA** bzw. caMRSA = community acquired MRSA = MRSA-Stämme, die über das Toxin PVL verfügen und die unabhängig von Krankenhausaufenthalten und ohne Bindung an medizinisch-pflegerische Maßnahmen Infektionen wie Pneumonien oder Abszesse hervorrufen.
- **lMRSA** bzw. laMRSA = Livestock associated = MRSA-Stämme, die im Zusammenhang mit Tieren (meist Schweine) auftreten und somit auch Landwirte, Veterinäre etc. besiedeln. Die Eigenschaften von lMRSA sind mit denen von haMRSA vergleichbar.

Hinweis

In den weiteren Ausführungen ist die Bezeichnung MRSA mit hMRSA gleichzusetzen.

Das Auftreten von hMRSA verteilt sich weltweit und innerhalb Europas unterschiedlich: Während in den Niederlanden und den skandinavischen Länder dieser Keim selten in Erscheinung tritt, hat sich die Verbreitung von hMRSA in Japan, den USA, Frankreich und England zu einem kaum beherrschbaren Problem ausgeweitet. Gründe liegen in der unterschiedlichen Anwendung von Präventionsstrategien (Screening, Isolierung etc.) sowie im zurückhaltenden Gebrauch und der fachgerechten Anwendung antibiotischer Medikamente.

Um eine Verschleppung dieser Problemkeime im Krankenhaus zu unterbinden, müssen Maßnahmen bezüglich der

- frühzeitigen Erkennung und Identifikation von MRSA,
- konsequenten Isolierung von MRSA-kolonisierten bzw. infizierten Personen,
- Information und Schulung des medizinischen und pflegerischen Personals,
- strikten Einhaltung allgemeiner Hygienemaßnahmen und
- Sanierung des Patienten

getroffen werden.

Details zur konkreten Vorgehensweise enthält die KRINKO-Empfehlung »Empfehlung zur Prävention und Kontrolle von Methicillin resistenten Staphylococcus aureus-Stämmen (MRSA) in Krankenhäusern und anderen medizinischen Einrichtungen« (siehe Anhang D, Pos. 1). Ausführungen zur Vorgehensweise bei MRSA im außerklinischen Bereich enthalten die KRINKO-Empfehlung »Infektionsprävention in Heimen« und die Empfehlungen der MRSA-Netzwerke Niedersachsen (siehe Anhang D, Pos. 15). Die nachfolgenden Ausführungen beziehen sich auf Krankenhäuser.

15.3.3.2 Erkennung und Identifikation

Zur frühzeitigen Erkennung von MRSA ist bei prädisponierten Patienten ein mikrobiologisches Screening durchgeführt werden durchzuführen, indem Abstriche von der Nase, des Rachens und ggf. von Wunden entnommen werden. Dies erfolgt bei

- Wiederaufnahme eines Patienten mit bekannter MRSA-Anamnese,
- Aufnahme und Verlegung aus Einrichtungen mit bekanntem endemischen Vorkommen von MRSA,
- Mitpatienten eines MRSA-positiven Patienten,
- Patienten, die (beruflich) direkten Kontakt zu Tieren in der landwirtschaftlichen Tiermast (Schweine) haben.
- Patienten mit zwei oder mehr der nachfolgenden Risikofaktoren: chronischer Pflegebedürftigkeit dauerhaften invasiven Zugängen, Dialysepflichtigkeit, Hautulcus, Hautgangrän, chronischen Wunden (z. B. Ulcus cruris), tiefen Weichteilinfektionen, Brandverletzungen.

Wenn es zu einem gehäuften sowie zeitlich und örtlich zusammenhängendem Auftreten von MRSA kommt, wird das Screening auf weitere Patientengruppen (z. B. alle Patienten einer Pflegestation) und Personalmitglieder ausgedehnt.

15.3.3.3 Räumliche Isolierung und weitere Hygienemaßnahmen

- Der **Informationsfluss** ist wie üblich zu sichern (siehe Kap. 15.2.2).
- Für Patienten mit einer MRSA-Kolonisation oder -Infektion ist eine **Einzelunterbringung** oder Kohortenisolierung notwendig. Das betreffende Patientenzimmer wird entsprechend eingerichtet (siehe Kap. 15.3.2.2). Die Türen sind geschlossen zu halten.
- Evtl. vorhandene Mitpatienten werden unverzüglich gescreent und bis zum Vorliegen der Ergebnisse als Quarantänefall, d. h. separat vom erkrankten Patienten und von den nicht erkrankten Patienten untergebracht. Wenn die **Screeningergebnisse** negativ sind, ist eine normale Unterbringung möglich.
- **Medizinisch-pflegerische Utensilien** (z. B. Stethoskope, Waschschalen usw.) müssen patientengebunden verwendet und unmittelbar nach Gebrauch wischdesinfiziert werden. Die Anzahl der am Patienten pflegerisch tätigen Personen ist gering zu halten. Zum Transport kontaminierter Instrumente und Utensilien sind geschlossene Behältnisse zu verwenden.
- **Benutztes Geschirr** von erkrankten Patienten wird zum Schluss abgeräumt und auf gewohnte Weise durch eine thermische Desinfektion in einem Geschirrspüler oder einer Geschirrspülstraße aufbereitet.
- **Kontaminierte Abfälle** sind als solche vor Ort zu entsorgen: Abfall und Schmutzwäsche darf nur in geschlossenen Behältnissen das Isolierzimmer verlassen. Die Entsorgung von Fäzes oder Urin erfolgt auf normalem Wege.
- Als **PSA** wird vor Betreten des Zimmers ein Mund-Nasenschutz, ein Haarschutz und Schutzhandschuhe angelegt. Im Zimmer wird ein langärmeliger Schutzkittel angezogen. Bei Verlassen des Zimmers werden kontaminierte Schutzkittel im Zimmer in die Schmutzwäsche gegeben und unkontaminierte Schutzkittel zur Wiederverwendung mit der Außenseite zur Wand so aufgehängt, dass sie keinen Kontakt zueinander haben. Handschuhe, Mund-Nasenschutz und Haarschutz werden im Zimmer als kontaminierter Abfall entsorgt.

- Nach Patientenkontakten bzw. Kontakten mit infektiösen oder kontaminierten Materialien und unmittelbar vor Verlassen des Zimmers erfolgt eine **hygienische Händedesinfektion**.
- **Transporte, Verlegungen und Frequentierungen von Funktionsbereichen** sollten für die Dauer der MRSA-Kolonisierung bzw. -Infektion wenn möglich vermieden werden. Wenn MRSA-besiedelte Patienten in Funktionsbereichen untersucht oder behandelt werden müssen, sind diese Maßnahmen an das Ende des Tagesprogramms zu legen. Operative Eingriffe an diesen Patienten haben den Kontaminationsgrad 4 (siehe Kap. 14.11.1.5). Die entsprechenden Bereiche sind frühzeitig zu informieren. Vor einem Transport wird eine Waschung oder ein Bad (incl. Haarwäsche) mit antiseptischen Substanzen (z.B. Polyhexanid) sowie ein Leib- und Bettwäschewechsel durchgeführt, sofern der Transport im Bett und nicht mit einer Trage erfolgt. Bei oropharyngealer Besiedelung soll während des Transportes einen Mund-Nasenschutz getragen werden; wenn dies nicht möglich ist muss das Personal einen Mund-Nasenschutz tragen. Das Transportpersonal trägt obligatorisch Schutzkittel und -handschuhe, die am Zielort nach Übergabe des Patienten sofort entsorgt werden.
- **Der Aufenthalt MRSA-positiver Patienten** in den **Funktionsbereichen** macht auch dort die Einhaltung der speziellen Hygienemaßnahmen incl. Schlussdesinfektion unter Einbezug der Transportmittel notwendig.
- Zur **fortlaufenden Flächendesinfektion** sind die üblichen Mittel und Konzentrationen (gemäß VAH-Liste, siehe Kap. 5.5.3) der Basishygiene zu verwenden. Täglich wischdesinfiziert werden alle patientennahen Bereiche. Sichtbare Verunreinigungen mit infektiösem Material müssen wie üblich sofort desinfizierend beseitigt werden. Die Bezugspunkte der fortlaufenden Desinfektion entsprechen denen der Basishygiene (siehe Kap. 10.2.2). Zusätzlich ist darauf zu achten, dass die mit dem Patienten in Berührung gekommenen Geräteteile (z.B. EKG, C-Bogen, Ultraschallgerät usw.) vor Verlassen des Isolierzimmers desinfiziert werden.
- Eine **Aufhebung der Isolierungsmaßnahmen** ist möglich, wenn MRSA-negative Abstriche von drei aufeinander folgenden Tagen vorliegen. Während einer Antibiose oder während der Durchführung von Sanierungsmaßnahmen kommt es oft zu falsch-negativen Ergebnissen.
- Zum Abschluss der Isolierungsmaßnahmen wird eine **Schlussdesinfektion** des gesamten Isolierzimmers unter besonderer Berücksichtigung aller Flächen mit möglichen Handkontakten durchgeführt. Es werden die

in der Basishygiene üblichen Mittel, Konzentrationen und Einwirkzeiten gemäß VAH-Liste verwendet.

- **MRSA-kolonisierte Personalmitglieder** sollen für die Dauer der Kolonisation keinen direkten Patientenkontakt haben. Mit Hilfe des Betriebsärztlichen Dienstes soll bei den betroffenen Personalmitgliedern eine MRSA-Sanierung durchgeführt werden. Sie gelten so lange als MRSA-positiv, bis die Ergebnisse von drei Screenings negativ sind. Weitere Kontrollabstriche sind nach einem, sechs und zwölf Monaten vorzunehmen.

15.3.3.4 Information und Schulung

- Wie bei anderen Isolierungsmaßnahmen auch ist sicherzustellen, dass einerseits der Patient und ggf. seine Angehörigen und andererseits der behandelnde Arzt und die weiteren Mitglieder des Stationsteams sowie das Hygienefachpersonal kurzfristig über die Sachlage informiert sind.
- Bei einem MRSA-Ausbruch sind die Hinzuziehung des Ärztlichen Direktors und die Information des Gesundheitsamtes notwendig.
- Bei Verlegung, Entlassung oder Nutzung von Funktionsbereichen ist dafür Sorge zu tragen, dass die betreffenden Stellen, wie Transportdienst, Funktionsbereich, Pflegestation, Rehaklinik, Pflegeheim, über die aktuellen Sachverhalte und über evtl. notwendige Hygienemaßnahmen informiert werden.
- In den Krankenpapieren und innerstationären Dokumentationsunterlagen muss ein Verweis auf MRSA deutlich ersichtlich sein.
- Die Isolierung von MRSA-Patienten verlangt die Umsetzung vielfältiger Maßnahmen. Daher ist es notwendig, neben der Sicherung der Informationskette Schulungen in Form von Spontan-Schulungen vor Ort, Schulungsvorträgen und -Seminaren anzubieten.

15.3.3.5 Sanierung

Als »Sanierung«, »Dekontamination« oder »Eridikation« bezeichnet man Maßnahmen, die eine Beseitigung einer MRSA-Besiedelung bewirken sollen. Der Erfolg einer Sanierung hängt maßgeblich von patientenseitigen Faktoren und von der fachgerechten Durchführung ab.

Bei folgenden Patientengruppen sind Sanierungs-Misserfolge häufig:
- Patienten, die schon erfolglose Sanierungsversuche hinter sich haben,
- Patienten mit kolonisierten dauerhaften invasiven Zugängen (z.B. Tracheostoma),
- Patienten mit kolonisierten bzw. infizierten chronischen Wunden
- Patienten, die in der Massentierhaltung tätig sind.

Eine MRSA-Sanierung sollte daher durch das Hygienefachpersonal angeordnet und mit Hilfe eines Sanierungsprotokolls dokumentiert werden.

Das Prozedere zur Durchführung einer Sanierung variiert von Einrichtung zu Einrichtung. Ein typisches Beispiel ist folgende Vorgehensweise:
- Für die Dauer von fünf Tagen werden folgende **Sanierungsmaßnahmen** durchgeführt:
  - Applikation von Mupirocin-Nasensalbe (Handelsname: Turixin® in beide Nasenvorhöfe, dreimal täglich.
  - Antiseptische Ganzwaschung mit einer antiseptisch wirkenden Waschlösung (z.B. verdünnte Octenidin-, PVP- oder Polyhexanid-Lösung) incl. Haarwäsche und antiseptischer Mundspülung, zweimal täglich.
  - Tägliche Desinfektion von persönlichen Gegenständen wie Zahnbürsten, Brillen, Rasierer etc. bzw. Verwendung von Einmalmaterial
  - Wechsel von Leib- und Bettwäsche sowie Waschlappen und Handtüchern nach jeder antiseptischen Waschung.
- Für die Dauer von zwei Tagen **Pause**, d.h. Einstellung der Sanierungs- und Beibehaltung der Isolierungsmaßnahmen.
- Zur **Kontrolle** des Sanierungserfolges wird danach an drei aufeinander folgenden Tagen ein mikrobiologisches Screening durchgeführt. Die Isolierungsmaßnahmen werden beibehalten, bis feststeht, dass alle Abstriche dieser drei Tage MRSA-negativ sind. Bei Misserfolgen ist abzuwägen, ob die Sanierungsmaßnahmen wiederholt werden.
- Wenn der betreffende Patient vor Abschluss der Sanierungsmaßnahmen entlassen wird, ist es notwendig, dass sie von weiterbetreuenden Institutionen (z.B. Pflegeheim, ambulante Pflege, Hausarzt) weitergeführt werden. Hier ist vor allem darauf zu achten, dass die notwendigen Abstrichkontrollen zur Sicherung eines Langzeiterfolges nach ca. sechs und zwölf Monaten stattfinden.

15.4 Schutzisolierung

15.4.1 Allgemeines

Immunsupprimierte Patienten, wie Patienten nach Chemo- oder Bestrahlungstherapie, hämatologisch onkologischen Erkrankungen und Transplantationen (speziell Knochenmarks- und Stammzelltransplantationen), haben eine stark erhöhte Infektanfälligkeit. Diese Patienten können auch an gering pathogenen Mikroorganismen (wie z. B. Aspergillus fumigatus) erkranken, sodass schon die normale Keimbelastung, resultierend aus der Patientenumgebung und der alltäglichen Kontaktpersonen, eine Gefahr darstellt. In diesem Fall ist es notwendig, eine räumliche und funktionelle Trennung durchzuführen, die als Schutzisolierung oder protektive Isolierung bezeichnet wird.

Welche Maßnahmen in diesen Fällen konkret zu ergreifen sind wird nach einer individuellen Risikobewertung vom Hygienefachpersonal und den behandelnden Ärzten unter Bezugnahme auf die KRINKO-Empfehlung »Anforderungen an die Hygiene bei der medizinischen Versorgung von immunsupprimierten Patienten« entschieden (Anhang D, Pos.1). Ggf. sind zu diesem Thema auch hausinterne Standards bzw. Ausführungen in Hygieneplänen vorhanden.

Im Rahmen der Risikobewertung werden 3 Risikogruppen unterschieden (mittelschwere, schwere und sehr schwere Immunsuppression/-defizienz), die sich an der Ausprägung der Granulozytepenie (ad. h. die Abnahme bestimmter weißer Blutkörperchen) und der Durchführung bestimmter Maßnahmen wie die Knochenmark-oder Stammzelltransplantation orientieren.

Der Maßnahmenkatalog einer Schutzisolierung bezieht sich auf Aspekte wie
- Schulung
- Unterbringung
- Raumluft
- Wasserversorgung
- Ernährung
- Medikamentenversorgung

- Durchführung bzw. Gestaltung von medizinisch-pflegerischen Maßnahmen
- Personalhygiene

15.4.2 Schulung

Die medizinisch-pflegerische Versorgung und Betreuung immunsupprimierter Patienten verlangt den Einsatz von entsprechend geschultem Personal. Daneben ist aber auch eine Schulung bzw. Einweisung der Patienten und ihrer Angehörigen, ggf. auch der Besucher zu Fragen der Infektionsrisiken, Übertragungswege, Händehygiene und weiteren Hygienemaßnahmen (z. B. erforderliche Schutzkleidung) notwendig.

15.4.3 Unterbringung

Patienten mit einer mittelschweren oder schweren Immunsuppression/-defizienz können bei sorgfältiger Beachtung der Standardhygiene in einem Zweibettzimmer mit eigenem Sanitärbereich untergebracht werden. Bei schwerer Ausprägung ist ein Einzelzimmer mit eigenem Sanitärbereich notwendig. Unabhängig davon sind Zimmer zur Schutzisolierung mit Händedesinfektionsmittelspendern und PSA (Schutzkittel, Schutzhandschuhe und Mund-Nasen-Schutz) auszustatten.

Die fortlaufende Desinfektion entspricht den üblichen Vorgaben des Reinigungs- und Desinfektionsplanes einer Pflegestation. Ebenso verhält es sich bei der routinemäßigen Instrumenten-, Abfall-, Wäsche- und Geschirrentsorgung bzw.-aufbereitung.

15.4.4 Raumluft

Bei immunsuppressiven Patienten besteht die prinzipielle Gefahr, an bestimmten fakultativ pathogenen und aerogen übertragbaren Infektionserregern wie z. B. Schwarzschimmelsporen (Aspergillus fumigatus) zu erkranken. Für Patienten mit einer schweren oder sehr schweren Immunsuppression/-defizienz ist daher eine Feinfilterung (HEPA-Filterung) der Raumluft notwendig. Die Belüftung des betreffenden Raumes sollte unter Überdruck erfolgen. Aerosol-produzierende Geräte wie z. B. Raumluftbefeuchter dürfen in diesen Räumen nicht verwendet werden. Beim Aufenthalt außerhalb des Isolierzimmers sollte von Patienten eine partikelfilternde Atemschutzmaske (FFP2 oder 3) mit Ausatemventil getragen werden.

15.4.5 Wasserversorgung

Keimhaltiges Wasser kann für immunsupprimierte Patienten eine erhebliche Gefahr darstellen (siehe Kap. 10.1.4.1). Vom Hygienefachpersonal ist daher zu ermitteln, welcher mikrobiologischer Reinheit das verwendete Trinkwasser entspricht. Hierauf basierend ist festzulegen, für welche Maßnahmen Trinkwasser verwendet werden kann und für welche steriles bzw. sterilfiltriertes Wasser verwendet werden soll.

15.4.6 Ernährung

Sofern die Essensversorgung über die Krankenhausküche erfolgt, kann das Vorhandensein eines Eigenkontrollkonzeptes (HACCP, siehe Kap. 11.4.1) und somit die Gewährleistung einer guten Küchenhygiene vorausgesetzt werden. Ein ähnliches, aber deutlich reduziertes, Organisationskonzept wäre auch für Stationsküchen einzuhalten.

Unabhängig davon gibt es für immunsupprimierte Patienten Quellen Nahrungsmittel-assoziierter Infektionen, die es zu meiden gilt (Tab. 15.2).

Tab. 15.2: Hinweise zur Vermeidung Nahrungsmittel-assoziierter Erkrankungen (gemäß KRINKO).

Mögliche Quellen Nahrungsmittel-assoziierter Infektionen	Nicht empfohlen	Empfohlen
Fleisch inklusive Geflügel, Fisch	Roh oder nicht ausreichend erhitzt	Ausreichend erhitzt (Kerntemperatur > 70 °C, Fleisch im Kern weiß oder braun gebraten, Saft klar)
Eier und Eiprodukte	Roh oder nicht ausreichend erhitzt	Pasteurisierte Eiprodukte, ausreichend gekocht (mindestens 8 Minuten)

Mögliche Quellen Nahrungsmittel-assoziierter Infektionen	Nicht empfohlen	Empfohlen
Milchprodukte wie Quark, Käse	Produkte aus nicht pasteurisierter Milch (Rohmilchprodukte)	Pasteurisierte oder ultrahoch-erhitzte Produkte
Salat	Salatbar, frei zugänglich	Salat, der sorgfältig gewaschen und frisch zubereitet wurde (Nicht während der akuten (granulozytopenischen) Phase nach Stammzelltransplatation)
Wasser/Eis	Leitungswasser ungefiltert oder nicht ausreichend erhitzt	Mikrobiologisch kontrolliertes Mineralwasser in Flaschen (mit oder ohne Kohlensäure), Wasser nach 0,2 µm Filtration, ausreichend gekochter Tee (1 Minute sprudelnd kochen)
Getrocknete Gewürze, Pfeffer		Zutaten vor dem Kochen oder Braten würzen
Früchte und Gemüse		Gewaschen und geschält
Nüsse		Nur erhitzte, vakuumverpackte, geschälte Nüsse, schnell aufbrauchen
Müsli	Großpackung für alle Patienten	Kleine patientenbezogene Gebinde, maximal 1 Woche nutzen. In Risikogruppe 2 und 3 autoklavierte Einzelportionen.

15.4.7 Medikamentenversorgung

Die Verwendung von Cremes, Salben, Lotionen, Antiseptika usw. erfolgt bei einer Schutzisolierung grundsätzlich patientengebunden. Bei der Vorbereitung von Infusionen, speziell Mischinfusionen, kann unter den normalen Rahmenbedingungen einer Pflegestation eine Einschleppung von Mikroorganismen nicht ausgeschlossen werden. Hygienisch sicher ist eine streng aseptische Infusionsvorbereitung unter Einsatz von Sicherheitswerkbänken, z. B. in der Krankenhausapotheke.

15.4.8 Durchführung bzw. Gestaltung von medizinisch-pflegerischen Maßnahmen

Auch unabhängig von der besonderen Situation immunsuppressiver Patienten sind invasive Maßnahmen stets mit Risiko einer nosokomialen Infektion verbunden. Eine strenge Indikationsstellung für invasive Zugänge und ein aseptisches Vorgehen bei invasiven Maßnahmen ist natürlich auch hier von größter Wichtigkeit. Darüber hinaus sind auch im Rahmen der Grundpflege einige Regel zu beachten:

- Die Mundhöhle ist besonders anfällig für endogene Infektionen, was durch eine Austrocknung oder Verletzung der Mundschleimhaut begünstigt wird. Neben der Gabe antimykotischer Medikamente ist eine schonende und gründliche Mundpflege prophylaktisch wirksam (siehe Kap. 14.2.3). Alle zur Mundpflege verwendeten Utensilien sollen unmittelbar nach dem Gebrauch desinfiziert werden.
- Immunsupprimierte Patienten sind sehr anfällig für Hautmykosen. Vor allem bei adipösen Patienten ist verstärkt darauf zu achten, dass die Zehenzwischenräume, die Leisten- und die Genitalregion trocken gehalten werden.
- Das Schneiden der Finger- und Fußnägel sollte wegen der Verletzungsgefahr für die Dauer der Schutzisolierung möglichst unterbleiben.

15.4.9 Personalhygiene

- Personen mit ansteckungsfähigen Infektionskrankheiten (auch »Bagatellinfektionen« wie Halsentzündung oder Schnupfen) sind vom Kontakt mit immunsupprimierten Patienten auszuschließen.
- Bei Patienten mit einer sehr schweren Immunsuppression/-defizienz werden bei medizinisch-pflegerischen Handlungen ein keimarmer, patientengebundener Schutzkittel und ein Mund-Nasenschutz getragen.
- Die vor dem Patientenkontakt zu erfolgende hygienische Händedesinfektion ist eine der wichtigsten Maßnahmen der Schutzisolierung. Der Einsatz steriler Handschuhe ist dagegen nur im Zusammenhang mit invasiven Maßnahmen sinnvoll. Darüber hinaus gelten die üblichen Regeln zur Nutzung der PSA (siehe Kap. 9.5.3) und zur Händehygiene (siehe Kap. 9.6).

Überprüfen Sie Ihr Wissen!

1. Was ist der Unterschied zwischen einer Quellen- und einer Schutzisolierung?
2. Mit welchen unerwünschten Begleiterscheinungen können Isolierungsmaßnahmen verbunden sein?
3. Was ist der Unterschied zwischen einer Meldung gemäß § 6 und einer Meldung gemäß § 7 IfSG?
4. Welche Infektionserkrankungen sind gemäß § 6 IfSG namentlich dem Gesundheitsamt zu melden und durch wen sollte dies auf welche Weise erfolgen?
5. Wann muss man Lebensmittelvergiftungen oder Gastroenteritiden dem Gesundheitsamt melden?
6. In welchem Fall sind dem Gesundheitsamt nosokomiale Infektionen zu melden?
7. Was versteht man unter einem »Infektionsausbruch«?
8. Welche Übertragungswege werden im Zusammenhang mit Quellenisolierungen unterschieden?
9. Welche, über die Basishygiene hinausgehende Maßnahmen werden im Rahmen einer Quellenisolierung ergriffen?
10. Wie wird ein Isolierzimmer zur Einzelunterbringung bei einer Quellenisolierung eingerichtet und welche Maßnahmen der Personalhygiene sind bei Quellenisolierungen durchzuführen?
11. Was bedeuten die Kürzel ORSA und MRSA und welche drei Gruppen von MRSA werden unterschieden?
12. Worauf ist es zurückzuführen, dass sich das Auftreten von MRSA innerhalb Europas unterschiedlich verteilt?
13. Welche Isolierungsmaßnahmen kommen bei MRSA-positiven Patienten zur Anwendung?
14. Wie erfolgt die Durchführung einer MRSA-Sanierung?
15. Wie erfolgt die Durchführung einer Schutzisolierung in einem normalen Patientenzimmer einer Pflegestation?
16. Was ist bei der Pflege schutzisolierter Patienten besonders zu beachten?

16 HYGIENE IN SPEZIELLEN KRANKENHAUSBEREICHEN

16.1 Spezielle stationäre Krankenhausbereiche

16.1.1 Allgemeines

Normale Pflegestationen sind nicht auf die medizinisch-pflegerische Betreuung schwer kranker und/oder dauerhaft zu überwachender Patienten ausgerichtet. Für diese Patienten wurden spezielle Pflegestationen, wie Intensivstationen, IMC-Stationen, Dialyseabteilungen, Neonatologie-Stationen etc. geschaffen. Diese speziellen Stationen unterscheiden sich von den normalen Pflegestationen u. a. in folgenden Punkten:

- Ein Teil des Personals hat eine spezielle Fachausbildung (z. B. Anästhesie- und Intensivpflege, Dialysepflege etc.). Der Personalschlüssel ist den erhöhten Anforderungen angepasst.
- Spezielle Pflegestationen sind von den übrigen Krankenhausbereichen meist durch Schleusen abgegrenzt; es findet kein Durchgangsverkehr statt. Die Klimatisierung erfolgt in der Regel über RLT-Anlagen (siehe Kap. 10.1.6). Im Vergleich zu normalen Stationen gibt es mehr Funktions- und Lagerräume und Aufbereitungseinrichtungen. Der Einteilung zwischen reinen und unreinen Räumen bzw. Betriebsabläufen (siehe Kap. 10.1.2) kommt auf den speziellen Pflegestationen eine hohe Bedeutung zu.
- Das ärztliche und pflegerische Stammpersonal ist ebenso wie der Patient einem erhöhten Infektionsrisiko ausgesetzt. Es arbeitet meist in personenungebundener Bereichskleidung (siehe Kap. 9.5.2), die situationsbedingt durch PSA ergänzt wird (siehe Kap. 9.5.3).
- Der pflegerische Alltag ist stark vom Umgang mit und der Aufbereitung von medizinisch-technischen Geräten (z. B. Beatmungsgeräte, Inkubatoren, Dialysegeräte etc.) sowie von der Durchführung und Nachbetreuung invasiver Maßnahmen bestimmt.
- Viele der auf diesen Stationen durchgeführten Maßnahmen sind an hohe hygienische Anforderungen gebunden, die dem betriebsinternen Hygieneplan (siehe Kap. 8.3.2), dem stationseigenen Reinigungs- und Desinfektionsplan (siehe Kap. 8.3.3) und der für diesen Bereich ermittelten Gefährdungsbeurteilung (siehe Kap. 9.2.5) zu entnehmen sind. Die strikte

Einhaltung der Basishygiene (siehe Abschnitt B) wird obligatorisch vorausgesetzt.

16.1.2 Intensivstationen

16.1.2.1 Infektionsprobleme und -risiken

Intensivstationen dienen zur Betreuung, Versorgung und Überwachung schwer kranker Patienten, speziell von Beatmungspatienten. Zumindest in größeren Kliniken gibt es mehrere Intensivstationen, die bestimmten Aufgabenschwerpunkten bzw. Fachgebieten, wie Innere Medizin, Chirurgie oder Neonatologie (siehe 16.1.4) zugeordnet sind. Viele Häuser verfügen auch über »Intermediate-Care-Stationen« (IMC-Stationen), die die intensivmedizinische Überwachung zur Aufgabe haben und eine Art Bindeglied zwischen einer konventionellen Intensivstation und einer normalen Pflegestation darstellen.

Die auf Intensivstationen untergebrachten Patienten weisen meist zahlreiche **Prädispositionen** auf:

- Immunsuppression, malignes Grundleiden, wiederholte Antibiose,
- ausgedehnte Operationen, Traumen oder Verbrennungen,
- neurologische Schäden (z. B. Apoplex), Sedierung, Analgesie,
- invasive Zugänge und Ableitungen, Hämodialyse, Sonden- oder parenterale Ernährung.

Hinzu kommt, dass auf Intensivstationen ungleich mehr Antibiosen und invasive Maßnahmen vorgenommen werden und dass es zu weit mehr Personalkontakten (und damit zu Infektions-Übertragungsmöglichkeiten) kommt, als auf allgemeinen Pflegestationen.

Intensivstationen, speziell chirurgische Intensivstationen, haben daher innerhalb der Krankenhausbereiche die meisten nosokomialen Infektionen zu verzeichnen, wobei die Präsenz multiresistenter Infektionserreger wie MRSA (siehe Kap. 15.3.3) besonders hoch ist. Durch die angestrebte kurze Verweildauer kommen einige der auf Intensivstationen erworbenen Infektionen erst nach der (Rück-)Verlegung auf der allgemeinen Pflegestation zum Ausbruch.

16.1.2.2 Bauliche und einrichtungstechnische Maßnahmen

- Vorgaben zum Raumbedarf, zur Raumgestaltung und zur Einrichtung und Organisation einer Intensivstation enthält die KRINKO-Empfehlung »Anforderungen der Hygiene an die funktionelle und bauliche Gestaltung von Einheiten für Intensivmedizin« von 1995 (siehe Anhang D, Pos. 1).
- Eine Intensivstation ist durch Patienten-, Personal- und Materialschleusen von den übrigen Krankenhausbereichen abgegrenzt. Die Klimatisierung erfolgt über RLT-Anlagen.
- Intensivstationen sind durch spezielle Einrichtungen (z. B. Not-OP), einen umfangreichen Gerätepark und durch eine entsprechende Ausstattung der Patienteneinheiten in hohem Maße auf die Durchführung diagnostischer und therapeutischer Maßnahmen vor Ort ausgerichtet. Hierdurch soll u. a. erreicht werden, dass Patienten die Station selten verlassen müssen.
- Intensivstationen verfügen über zugewiesene Räumlichkeiten und Einrichtungen zur Aufbereitung von Medizinprodukten, wie z. B. Reinigungs- und Desinfektionsgeräte (RDG) zur Aufbereitung von Patientenzimmer sind zur hygienisch sicheren Durchführung medizinisch-pflegerischer Maßnahmen mit Handwaschplätzen, Vorratsschränken und Arbeitsflächen ausgestattet.
- Eine räumliche Trennung verschiedener Patientengruppen (wie Behandlungs- und Überwachungspatienten) und Risikogruppen (z. B. stark infektionsgefährdete Patienten von potenziell infektiösen Patienten) soll jederzeit gewährleistet sein. Es ist vorteilhaft, wenn die Zimmer zur Ein- und Ausschleusung und zur Durchführung unreiner Arbeiten mit einem Vorraum ausgestattet sind.
- Das Prinzip reiner und unreiner Seiten erstreckt sich innerhalb einer Intensivstation auf die Zuteilung von Funktionsräumen und auf den Patientenplatz (Abb. 16.1), wobei medizinisch-pflegerische Utensilien patientengebunden sind:
  - Reine Seite: Respirator, Atemgasanfeuchter, Monitoring, non-invasive Blutdruckmessung, Infusionen (incl. Dosiergeräte), sterile Drainagen, Medikamente, Ambu-Beutel, sterile Schutzkittel.
  - Unreine Seite: Absaugeinheit, unsterile Ableitungen, Abfall, Mundpflegeset, Händedesinfektionsmittel, Handschuhe, Mund-Nasenschutz, Einmalschürzen.

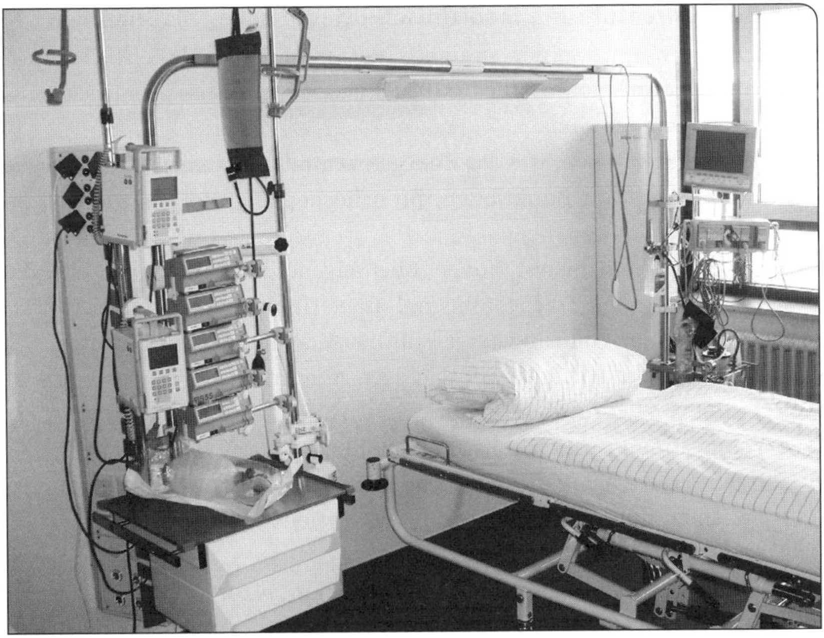

Abb. 16.1: Patientenplatz auf einer Intensivstation.

16.1.2.3 Personalhygiene

- Die Durchführung von kontaminationsträchtigen Maßnahmen, wie endotracheale Absaugung oder Ganzwaschung, erfolgt mit patientenbezogenen Schutzkitteln.
- Der strikten Einhaltung der Händehygiene und der indikationsgerechten Nutzung von PSA kommt auf Intensivstationen eine besonders hohe Bedeutung zu. Desinfektionsmittelspender und Schutzhandschuhe sollen an allen relevanten Orten, wie Patientenbett, unreiner Arbeitsraum bzw. -zone und im Schleusenbereich, verfügbar sein. Das Verlassen und Betreten der Intensivstation ist obligatorisch mit einer hygienischen Händedesinfektion verbunden.
- Infiziertes oder kolonisiertes Personal ist von der Pflege intensivpflichtiger Patienten ausgeschlossen.

16.1.2.4 Durchführung medizinisch-pflegerischer Maßnahmen

Wie schon erwähnt, werden auf einer Intensivstation zahlreiche Therapiemaßnahmen durchgeführt, die für die Patienten mit erheblichen Infektionsgefahren verbunden sind:

- Invasive Maßnahmen, wie das Einlegen zentraler Venenkatheter oder die Durchführung von Punktionen, Bronchoskopien, erfolgen vor Ort am Patientenplatz.
- Z.T. verfügen Intensivstationen über eigene Eingriffsräume, die die Durchführung von Tracheotomien, Katheterimplantationen oder Notfalleingriffen unter Wahrung der jeweils notwendigen Asepsis gestatten.
- Der pflegerische Alltag des dort tätigen pflegerischen Fachpersonals ist bestimmt von der medizinisch-pflegerischen Betreuung
  - von Beatmungspatienten (siehe Kap. 14.4),
  - tracheotomierten Patienten (siehe Kap. 14.5),
  - Patienten unter Infusions- und Transfusionstherapie (siehe Kap. 14.7 und 14.8),
  - enteral zu ernährenden Patienten (siehe Kap. 14.9),
  - Dialysepatienten (siehe Kap. 16.1.3),
  - Patienten mit Harndrainagen (siehe Kap. 14.10) und
  - postoperativ zu versorgenden Patienten (siehe Kap. 14.11.6).
- Häufiger als auf einer normalen Pflegestation müssen einige dieser Patienten z.B. auf Grund einer offenen Lungentuberkulose, einer Meningitis oder MRSA quellenisoliert werden (siehe Kap. 15.3).

Hinweis

Leitlinien zur Hygiene auf Intensivstationen finden Sie im Anhang D, Pos. 12.

16.1.3 Dialyseabteilung

16.1.3.1 Allgemeines zur Dialyse

Dialyseabteilungen sind dafür ausgerichtet, Hämodialysen, Peritonealdialysen und Hämofiltrationen durchzuführen, um bei Patienten mit Funktionsstörungen der Nieren das Blut von harnpflichtigen Substanzen zu befreien.

Dieser Vorgang erfolgt mittels Diffusion auf osmotischem Wege: Das mit harnpflichtigen Substanzen (»Schlackenmoleküle«) belastete Blut wird mit einer niedriger konzentrierten Flüssigkeit, der Dialyseflüssigkeit, konfrontiert. Zwischen Blut und Dialyseflüssigkeit befindet sich eine halbdurchlässige (semipermeable) sterile Membran, die Dialysemembran. Durch diese Membran diffundieren die im Blut gelösten Schlackenmoleküle in die Dialyseflüssigkeit, was die gewünschte Reinigung des Blutes bewirkt. Gleichzeitig wird durch Überdruck auf der Blutseite der Membran und Unterdruck auf der Dialyseseite dem Blut entzogen. Dieser Vorgang wird als Ultrafiltration und das so gewonnene Wasser als Ultrafiltrat bezeichnet. Die mit Schlackenmolekülen belastete Dialyseflüssigkeit wird Dialysat genannt.

- Bei einer **Hämodialyse** (auch »HD« oder »extrakorporale Dialyse« genannt) erfolgt dieser Vorgang durch ein Dialysegerät (Abb. 16.2), das das Blut des Patienten durch ein Behältnis (Dialisator) pumpt, in dem der Dialysevorgang mit Hilfe der Dialyseflüssigkeit stattfindet. Das gereinigte Blut wird dem Patienten wieder zugeführt. Eine Hämodialyse dauert ca. vier bis fünf Stunden, erfolgt ca. dreimal wöchentlich und wird fast ausschließlich in entsprechenden Einrichtungen, wie Dialysestationen oder -zentren, durchgeführt.
- Bei der **Peritonealdialyse** (»PD«) wird das Dialysat in den Bauchraum geleitet, wo das Peritoneum die Funktion einer Dialysemembran erfüllt. Die Peritonealdialyse kann kontinuierlich und zyklisch auf einfache Weise in der Wohnung des Patienten durchgeführt werden.
- Bei der **Hämofiltration** wird der Dialysevorgang Diffusion durch Ultrafiltration erreicht. Die damit verbundenen Flüssigkeitsverluste werden durch Infusionen substituiert.

In Deutschland ist die Hämodialyse die verbreitetste Dialyseart. Bei dauerhaft zu dialysierenden Patienten wird zur einfacheren Durchführung der Hämodialyse am Unter- oder Oberarm operativ ein arterio-venöser »Kurzschluss«, ein sog. »Shunt« eingerichtet oder ein spezieller Venenkatheter (z. B. Demers-Katheter) implantiert.

Hinweis

Weitere Informationen zur »Dialyse« finden Sie im Anhang D, Pos. 13.

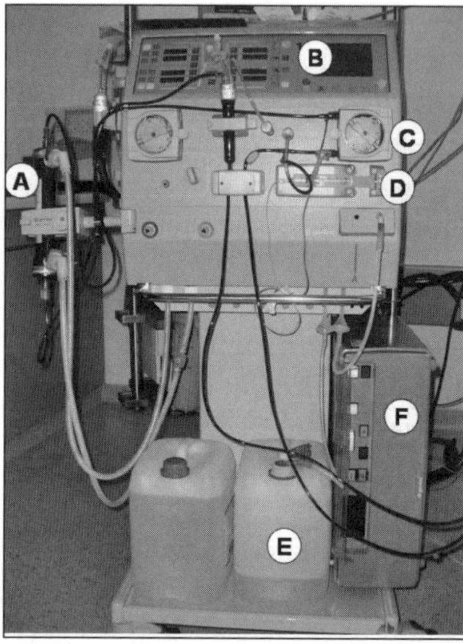

A = Filtermembran (der Einlass des arteriellen Blutes erfolgt oberhalb der Membran),
B = Bedienfeld,
C = Blutpumpe,
D = Motorspritze mit Heparin,
E = Kanister mit Dialysekonzentrat,
F = Gerät zur Herstellung des Dialysewassers.

Abb. 16.2: Dialysegerät.

16.1.3.2 Infektionsprobleme und -risiken

Dialysegeräte (Abb. 16.2) werden mit aufbereitetem Wasser (Dialysewasser) betrieben, das in hauseigenen Anlagen aus Trinkwasser gewonnen wird und dem weitere Substanzen zur Herstellung der Dialysierflüssigkeit zugemengt werden. Bei der Hämodialyse kann es vorkommen, dass durch Mikroläsionen in der Dialysemembran Mikroorganismen aus der Dialyseflüssigkeit in das Blut des Patienten übergehen, was natürlich auch umgekehrt möglich ist. Bakteriell verunreinigte Dialsyseflüssigkeit stellt somit für den Patienten eine potenzielle Infektionsgefahr dar. Ebenso ist benutztes Dialysat als potenziell kontaminiert zu betrachten.

Die zu- und ableitenden Schläuche und die Dialysesysteme sind Einmalmaterialien. Innerhalb des Dialysegerätes gibt es jedoch Strukturen, wie z. B. Messeinheiten, die mit Blut in Berührung kommen und die zum Schutz vor Kreuzinfektionen zwischen jedem Patienten eine geräteinterne, automatisch ablaufende Desinfektion notwendig machen.

Dialyseabteilungen haben darüber hinaus weitere infektiologische Probleme vorzuweisen:

- Vor allem dauerhafte Dialysepatienten haben meist zahlreiche Prädispositionen und sind immungeschwächt. Andererseits sind sie häufig selbst Keimträger (z. B. Hepatitis B oder C oder MRSA) und gefährden somit die Mitpatienten und das Personal.
- Zugangswege wie Shunts oder Katheter sind potenzielle Eintrittspforten für Krankheitserreger, können aber auch lokal infizieren.
- Bei der Peritonealdialyse besteht zudem die Gefahr einer Peritonitis.
- Das Personal ist durch häufige Kontakte mit Dialysat und Blut einer besonders hohen Infektionsgefahr ausgesetzt.

16.1.3.3 Bauliche und einrichtungstechnische Maßnahmen

Details zur baulichen und einrichtungstechnischen Gestaltung und zum Betrieb von Dialyseabteilungen enthält eine gemeinsame Leitlinie von Fachgesellschaften und der KRINKO »Hygieneleitlinie als Ergänzung zum Dialysestandard 2006« (siehe Anhang D, Pos. 1).

16.1.3.4 Personalhygiene

- Innerhalb der Dialyseabteilung wird von den dort Beschäftigten Bereichskleidung getragen. Eine Personalfluktuation zwischen den Behandlungsräumen soll vermieden werden.
- Der strikten Einhaltung der Händehygiene und der indikationsgerechten Nutzung von PSA kommt auf Dialysestationen eine ebenso hohe Bedeutung zu wie auf Intensivstationen. In der unmittelbaren Nähe einer Dialyseeinheit sollen Desinfektionsmittelspender und Schutzhandschuhe verfügbar sein. Das Verlassen der Dialyseabteilung ist obligatorisch mit einer hygienischen Händedesinfektion verbunden.
- Alle Maßnahmen zur Vermeidung von Stichverletzungen (siehe Kap. 9.7) haben in diesem Bereich eine besonders hohe Bedeutung. Alle Personalmitglieder der Dialyseabteilung sollten gegen Hepatitis B geimpft sein.

16.1.3.5 Gerätetechnische Maßnahmen

- Die zur Herstellung der Dialyseflüssigkeit notwendigen Anlagen müssen regelmäßig auf ihre korrekte Funktion überprüft und gewartet werden.
- Das aufbereitete Wasser und die Dialysierflüssigkeit werden alle sechs Monate mikrobiologisch untersucht.

16.1.3.6 Weitere Maßnahmen

- Dialysepatienten sollten gegen Hepatitis B, gegen Pneumokokken und gegen Influenza geimpft sein.
- Infizierte Patienten müssen von nicht infizierten Patienten möglichst räumlich, apparativ und personell getrennt werden. Erwünscht ist eine Trennung innerhalb der Gruppen nicht infiziert (sog. »weiße Dialyse«) und infiziert an Hepatitis B, C, AIDS und weiteren hämatogen übertragbaren Infektionserkrankungen (sog. »gelbe Dialyse«).
- Medizinisch-pflegerische Utensilien, wie RR-Manschetten, Stethoskope usw., werden patientengebunden verwendet und nach jedem Patienten desinfiziert.
- Eine Desinfektion der Dialysegeräte und der Patientenumgebung erfolgt nach jeder Dialyse. Der Desinfektionserfolg ist durch mikrobiologische Untersuchungen zu sichern.
- Mit Blut kontaminierte Wäsche ist in Dialyseabteilungen als infektiöse Schmutzwäsche zu entsorgen.

16.1.4 Neonatologische Stationen

16.1.4.1 Infektionsprobleme und -risiken

Neonatologische Pflegestationen dienen zur medizinisch-pflegerischen Betreuung von Neugeborenen. In vielen Kliniken gibt es zudem eine neonatologische Intensivstation, die vorwiegend zur Betreuung beatmungspflichtiger unreifer Neugeborenen (»Frühgeburt«) genutzt wird. Möglich ist auch eine Kombination, indem eine neonatologische Pflegestation ein Intensivzimmer hat. Ähnlich wie andere Intensivstationen weisen auch neonatologische Intensivstationen eine (im Vergleich zu pädiatrischen Pflegestationen) deutlich höhere Infektionsquote auf.

Die Entstehung einer Infektion bei Neugeborenen kann zu unterschiedlichen Zeitpunkten erfolgt sein:

- diaplazentar, d.h. im Mutterleib (z.B. Röteln- oder HIV-Infektion),
- intrapartal, d.h. während der Geburt (z.B. Gonoblennorrhö, eine Augenbindehautentzündung Neugeborener, verursacht durch Gonokokken der Mutter),
- postpartal, d.h. nach der Geburt (z.B. im Krankenhaus erworbene Katheter-assoziierte Sepsis).

Infektionen, die diaplazentar oder intrapartal entstanden sind, werden auch als konnatale Infektionen bezeichnet.

Die Hygienemaßnahmen innerhalb einer neonatologischen Abteilung zielen darauf ab, nosokomiale postpartale Infektionen zu verhindern:

- Ein Hauptgrund zur Entstehung dieser Infektionen ist die naturgemäß risikobehaftete Durchführung invasiver Maßnahmen wie Operation, Beatmung und Infusionstherapie. Die daraus resultierenden nosokomialen Infektionen wie Pneumonien und Septitiden haben eine ähnliche Pathophysiologie, weisen aber ein anderes Erregerspektrum auf. Häufige Verursacher sind physiologische Hautkeime, wie Staphylococcus epidermidis.
- Daneben gibt es speziell bei Neugeborenen das Problem der unphysiologischen Kolonisierung: Das Immunsystem von Neugeborenen und im verstärkten Maße von Frühgeborenen ist noch unzureichend entwickelt. Dies bezieht sich nicht nur auf die fehlende unspezifische und spezifische Abwehr oder auf die unzureichende Barrierenfunktion des Flimmerepithels und der Magensäure, sondern auch auf die erst zu bildende Residentflora, die beim Erwachsenen die Ansiedlung unerwünschter Mikroorganismen verhindert. Normalerweise überträgt sich die physiologische Flora der Mutter auf das Kind; innerhalb des Krankenhauses besteht aber die Gefahr, dass Neugeborene mit den Keimen ihrer räumlichen und personellen Pflegeumgebung kolonisiert werden. Dieser Aspekt ist bei der medizinisch-pflegerischen Versorgung und bei der Ernährung Neugeborener hygienisch zu berücksichtigen.
- Weitere Infektionsprobleme der Neonatologie:
  - lokale Infektionen des Nabelstumpfes,
  - Säuglingsdyspepsien durch Übertragung von Darmflorabestandteilen (speziell Escherischia coli, siehe Kap. 3.3.3.2),
  - viral bedingte Gastroenteritiden (vor allem Rota Viren),
  - Atemwegsinfektionen (speziell RS-Viren) und
  - lokale und systemische Pilzinfektionen (speziell Candida albicans, siehe Kap. 3.3.3.2).

16.1.4.2 Bauliche und einrichtungstechnische Maßnahmen

- Neonatologische Pflegestationen haben allgemein den Aufbau und die rein-unrein-Seiteneinteilung anderer Pflegestationen, ergänzt durch spezielle Räumlichkeiten wie Stillzimmer, Ruheräume etc. Teilweise gibt es auch Rooming-in-Zimmer, in denen das Kind zusammen mit der Mutter untergebracht ist. Die Kinder liegen in Säuglingsbettchen oder Inkubatoren, wobei vier bis sechs Kinder in einem entsprechend eingerichteten Zimmer liegen können.
- Bau und Einrichtung von neonatologischen Intensivstationen ähneln ebenfalls denen von Erwachsenen-Intensivstationen. Auch hier gibt es ein Schleusensystem, eine RLT-Klimatisierung, Funktionsräume und Einrichtungen zur Aufbereitung von Medizinprodukten. Die Patientenzimmer sind auf die Durchführung diagnostischer und therapeutischer Maßnahmen vor Ort eingerichtet, was sich in der Einrichtung widerspiegelt. Spezielle Eltern-Kind-Räume sind ebenfalls vorhanden. Details zur baulichen und einrichtungstechnischen Gestaltung und zum Betrieb von neonatologischen Intensivstationen enthält die KRINKO-Empfehlung »Empfehlung zur Prävention nosokomialer Infektionen bei neonatologischen Intensivpflegepatienten mit einem Geburtsgewicht unter 1500 g« (siehe Anhang D, Pos. 1).

16.1.4.3 Personalhygiene

- Von den Beschäftigten wird Bereichskleidung getragen. Besucher und bereichsfremde Personalmitglieder müssen sich vor Patientenkontakten einen Schutzkittel anziehen.
- Das Tragen von patientenbezogenen Schutzkitteln ist nur bei direkten Kontakten mit dem Kind notwendig.
- Die Händehygiene und die Nutzung von PSA sind auch hier die wichtigsten Maßnahmen der Personalhygiene. Entsprechende Utensilien müssen an allen relevanten Orten verfügbar sein.
- Erkrankte oder kolonisierte Personalmitglieder sind von der Versorgung und Betreuung Neugeborener ausgeschlossen.

16.1.4.4 Ernährung

Allgemein wird empfohlen, Säuglinge bis zum vierten bis achten Lebensmonat zu stillen, da Muttermilch den Organleistungen eines Neugeborenen optimal angepasst ist und die in der Milch enthaltenen Immunglobuline maßgeblich zum Infektionsschutz des Neugeborenen beitragen. In vielen Fällen ist dies jedoch aufgrund der Erkrankung, der Unreife bzw. Schwäche des Neugeborenen nicht möglich, sodass die Ernährung mit abgepumpter Muttermilch, Muttermilch-Ersatzprodukten oder parenteral unter Beachtung hygienischer Maßnahmen erfolgen muss.

- Bezüglich der Ernährung mit abgepumpter Muttermilch müssen die Mütter über die hygienischen Erfordernisse instruiert werden. Das Abpumpen erfolgt mit desinfizierten Händen unter Verwendung thermisch desinfizierter Teile (Auffanggefäß, Brustglocke, Saugschlauch, Milchflaschen). Für den Transport und die Lagerung der abgepumpten Milch ist eine kontrollierte Kühlkette einzuhalten. Bei normaler Kühlschranklagerung ist Muttermilch ca. 24 Stunden haltbar. Routinemäßige Keimzahlbestimmungen der Milch sollten am Anfang und danach wöchentlich durchgeführt werden. Milchflaschen und Sauger müssen vor Gebrauch vorzugsweise in einem RDG gereinigt und desinfiziert werden.
- Das Vorliegen hoher Keimzahlen (> 10.000/ml) oder bestimmter Keimen (z. B. Staphylococcus-aureus) macht eine Pasteurisierung (Wärmebehandlung bei 63 °C) der Muttermilch notwendig.
- Muttermilch-Ersatzprodukte wurden früher in einer »Milchküche« selbst hergestellt. Heute wird fast ausschließlich konfektionierte, sterile Flüssignahrung verwendet. Bei Verwendung von Pulvern ist abgekochtes Wasser, Sterilwasser oder sterile Ringerlösung zu verwenden.
- Das im Privathaushalt übliche Erwärmen der Milch bzw. der Nahrung im Wasserbad bzw. im Flaschenwärmer wird in der Klinik nicht praktiziert, weil sich das Wärmwasser schnell bakteriell besiedelt und zur Infektionsquelle wird. Sicherer sind z. B. spezielle Heißluftgeräte.
- Zur Durchführung einer parenteralen Ernährung müssen in der Neonatologie die dafür erforderlichen Infusionen oft selbst zusammengemischt werden. Üblicherweise erfolgt dies in der Apotheke unter streng aseptischen Bedingungen.

16.1.4.5 Durchführung medizinisch-pflegerischer Maßnahmen

- Die im Zusammenhang mit der Beatmungs- und Infusionstherapie durchzuführenden Maßnahmen unterscheiden sich nicht von der üblichen Vorgehensweise (siehe Kap. 14.4. und 14.7); gleiches gilt für Verbandwechsel, Injektionen, Punktionen etc.

- Zum Baden werden Patienten-eigene bzw. -gebundene Utensilien verwendet. Das Wasser muss mindestens Trinkwasserqualität aufweisen; sterilfiltriertes Wasser ist auf neonatologischen Intensivstationen zu bevorzugen. Wannen werden nach Gebrauch vorzugsweise mit Sauerstoffabspaltern oder Alkylaminen, Wickelunterlagen mit einer rückstandsfreien Alkohollösung wischdesinfiziert.
- Der Nabelpflege wird vor allem bei neonatologischen Intensivpatienten eine große Bedeutung beigemessen, weil die körpereigene Besiedelung am Nabel beginnt. Die Durchführung erfolgt daher aseptisch mit sterilen Materialien und Handschuhen. Zur Desinfektion des Nabelstumpfes und der Umgebung sind Antiseptika wie Chlorhexidin oder Octenidin geeignet. Bei Entzündungszeichen bzw. bei einem schmierig belegten Nabel ist ein Abstrich zur Durchführung einer Kultur- und Resistenzuntersuchung zu entnehmen. Bei einem Nachweis von Staphylococcus aureus (siehe Kap. 3.3.3.2) kann eine Sanierung der Haut notwendig sein.
- Inkubatoren gewährleisten eine kontrollierte Umgebungstemperatur, Luftfeuchte und Sauerstoffkonzentration. Zur Luftbefeuchtung wird steriles Wasser verwendet. Die Durchführung von Wartungs- und Desinfektionsmaßnahmen richtet sich nach den Herstellerangaben. Das Arbeiten im Inkubator erfolgt mit desinfizierten hygienisch Händen und Unterarmen.
- In der Neonatologie werden viele Pflegemaßnahmen durch die Mutter bzw. die Eltern durchgeführt. Dies verlangt eine entsprechende Einweisung in die Händehygiene, den Gebrauch von PSA und weiterer Maßnahmen. Auch hier ist zu berücksichtigen, dass schon Bagatellinfektionen (z. B. Lippenherpes) eine Gefahr für den kleinen Patienten darstellen.

16.2 Funktionsbereiche

16.2.1 Allgemeines

Anders als Pflegestationen sind Funktionsbereiche nicht zur Betreuung und Unterbringung, sondern auf die Durchführung spezieller Aufgaben der Diagnostik, Therapie oder Versorgung ausgerichtet. Zu unterscheiden sind:

- Funktionsbereiche mit Patientenkontakten wie Anästhesieabteilung, Ambulanzen, Notaufnahmen, EKG-Abteilungen, Kreißsäle, Operationsabteilungen und ambulante OP-Zentren, Röntgenabteilungen oder Strahleninstitute, Abteilungen der Krankengymnastik und der Physikalischen Therapie und

- Funktionsbereiche ohne Patientenkontakte wie Labore, ZSVA, Krankenhausküchen und -apotheken.
- Funktionsbereiche mit Patientenkontakt haben – verglichen mit Pflegestationen – folgende Besonderheiten aufzuweisen:
  - Die räumliche Aufteilung und Einrichtung von Funktionsbereichen mit Patientenkontakten ist funktionsentsprechend und kann nicht mit der einer Pflegestation verglichen werden. Die übliche Aufteilung in reine und unreine Seiten (siehe Kap. 10.1.2) ist aber auch hier gegeben.
  - In Funktionsbereichen arbeitet sehr unterschiedlich ausgebildetes Personal. Z.T. werden für dort tätige Pflegekräfte oder Arzthelferinnen Fachausbildungen (z.B. im Bereich der Endoskopie) angeboten.
  - Das Personal arbeitet meist in personenungebundener Bereichskleidung (siehe Kap. 9.5.2), die situationsbedingt durch PSA ergänzt wird (siehe Kap. 9.5.3).
- Im pflegerischen Alltag spielt neben der Durchführung von Diagnostik- und Therapiemaßnahmen der Umgang mit und die Aufbereitung von medizinisch-technischen Geräten und Medizinprodukten (z.B. EKG, Endoskope, Lungenfunktionsgeräte, Gebärwannen, Röntgengeräte etc.) eine große Rolle.
- Seitens der Hygieneorganisation gibt es auch für diese Bereiche Abschnitte im betriebsinternen Hygieneplan (siehe Kap. 8.3.2); es bestehen ein eigener Reinigungs- und Desinfektionsplan (siehe Kap. 8.3.3) und eine Gefährdungsbeurteilung gemäß Biostoffverordnung (siehe Kap. 9.2.5). Die strikte Einhaltung der Basishygiene (siehe Abschnitt B) wird als obligatorisch vorausgesetzt.
- Bei vielen der dort zu behandelnden Patienten ist der Infektionsstatus unbekannt. Vor allem über Handkontakte und über gemeinsam benutzte Flächen und Utensilien können Kreuzinfektionen entstehen. Der Kontakt mit vielen, ständig wechselnden Patienten stellt auch für das Personal eine besondere Infektionsgefahr dar, vor allem, wenn die betreffenden Maßnahmen Kontakte zu Blut oder Sekreten ermöglichen (z.B. operative Eingriffe, endoskopische Untersuchungen, etc.).

Hinweis

Ausführungen zu Operationsabteilungen finden Sie in Kap. 14.11, zu ZSVA in Kap. 13.3 und zu Krankenhausküchen in Kap. 11.4.1

16.2.2 Anästhesieabteilung

- Das Medizinische Fachgebiet der Anästhesie beschäftigt sich mit der Durchführung von Narkosen, der Intensiv- und Notfallmedizin und der Schmerztherapie.
- Pflegerischerseits gibt es normalerweise eine Anästhesieabteilung, die eigenständig von der Intensivstation für die Assistenz von Narkosen bzw. Anästhesien, der Schmerztherapie und der Reanimation zuständig ist. Zum Aufgabenbereich gehört die Vorbereitung von Betäubungsmitteln und weiteren Medikamenten sowie die Aufbereitung und Bestückung medizinisch-technischer Geräte. Hierfür steht meist ein entsprechend mit RDG, Trocknungsgeräten und Lagerungsschränken ausgestattetes Geräte-Aufbereitungszentrum zur Verfügung.
- Kennzeichnend sind häufig wechselnde Arbeitsplätze mit Patientenkontakt, wie Operationssaal, Notaufnahme, Schmerzambulanz, Intensivabteilung. Mitarbeiter der Anästhesie-Abteilung sind daher im besonderen Maße in der Lage, Kreuzinfektionen zu verursachen, ohne mit dem Ergebnis ihres Handelns konfrontiert zu werden. Hieraus resultieren hohe Anforderungen an die Personalhygiene und die Aufbereitung von Medizinprodukten.
- Die Durchführung invasiver Maßnahmen, wie das Legen intravasaler Zugänge und/oder von Kathetern zur Schmerztherapie, verlangt ein entsprechend aseptisches Vorgehen (siehe Kap. 14.1).

16.2.3 Zentrale Notaufnahme

In den meisten Kliniken gibt zentrale »Anlaufstellen« zur medizinischen Versorgung von Notfällen, sog. »zentrale Notaufnahmen«, die entweder bestimmten Fachdisziplinen (wie Pädiatrie oder Chirurgie) zugeordnet sind oder disziplinübergreifend arbeiten. Die hier versorgten Patienten werden entweder ambulant entlassen oder auf eine der Pflege- bzw. Intensivstationen weitergeleitet.

Die dort stattfindenden Diagnostik- und Therapiemaßnahmen reichen vom Schreiben eines EKGs bis zur Notfalloperation. Typisch sind neben Diagnostikmaßnahmen und Frakturbehandlungen auch aseptisch durchzuführende Eingriffe, wie Wundversorgungen, Punktionen oder das Legen von Venenzugängen. Oft werden die Behandlungsräume der Notaufnahme auch für die Durchführung kleiner operativer Eingriffe (z. B. Abszessspaltungen) an stationären Patienten genutzt.

Die räumliche Ausstattung besteht aus mehreren Behandlungsräumen, unreinen Aufbereitungs- und Entsorgungsräumen, Lagerräumen und Sozialräumen. Evtl. kommen weitere Räume, wie ein Röntgenraum, ein Not-OP bzw. ein Eingriffsraum (mit Personalschleuse), hinzu. Die Behandlungsräume sind durch eine Ausstattung mit Arbeitsflächen, Vorratsschränken, Handwaschbecken und mobilem Inventar auf die Durchführung von invasiven Maßnahmen ausgelegt.

Besondere Infektionsgefahren sind in einer zentralen Notaufnahme vor allem für das Personal gegeben, da es hier ausgesprochen häufig zum unerwarteten Kontakt mit Blut und anderen potenziell infektiösen Substanzen kommt und der Infektionsstatus der Patienten weit gehend unbekannt ist. Der indikationsgerechten Nutzung von PSA, dem korrekten Verhalten bei Stichverletzungen und dem Hepatitis B-Impfschutz kommt hier eine besondere Bedeutung zu.

16.2.4 Endoskopieabteilung

Endoskopieabteilungen dienen zur Vorbereitung, Durchführung und Nachbereitung endoskopischer Untersuchungen, wie z. B. Gastroskopien, Koloskopien, Bronchoskopien, ERCP etc.

Diese mit flexiblen Endoskopen durchgeführten Vorgänge sind für den Patienten und das Personal mit besonderen Infektionsrisiken verbunden:

- Verschleppung eigener Floraanteile, indem z. B. bei einer Bronchoskopie Anteile der Oropharyngealflora in die tiefen Atemwege gelangen.

- Übertragung von Mikroorganismen durch unzureichend aufbereitete Endoskope oder Zusatzinstrumente.
- Einbringen von Keimen durch Verwendung kontaminierter Medikamente oder Spülflüssigkeiten.
- Hohe Gefahr der Kreuzinfektion durch kontaminierte Hände, Geräte oder Flächen.
- Durch den häufigen Kontakt mit Gewebsproben, Blut, Sekreten und Exkreten besteht für das Personal die besondere Gefahr einer Infektionsübertragung durch verschiedene Übertragungswege:
  - hämatogen (z. B. HBV, HCV, HIV)
  - fäkal-oral (z. B. HAV, bakterielle und virale Erreger von Gastroenteritiden)
  - aerogen (z. B. Tuberkulose)
  - Kontakte (z. B. MRSA).

Daher werden an die Endoskopieabteilung und an die Endoskop-Aufbereitung hohe Qualitätsanforderungen gestellt, die sich u. a. in den 2002 erschienen KRINKO-Empfehlungen »Anforderungen der Hygiene an die baulich-funktionelle Gestaltung und apparative Ausstattung von Endoskopieeinheiten« und »Anforderungen an die Hygiene bei der Aufbereitung flexibler Endoskope und endoskopischen Zusatzinstrumentariums« (siehe Anhang D, Pos. 1) widerspiegeln.

Zur räumlichen und einrichtungstechnischen Ausstattung von Endoskopieabteilungen gehören u. a.:

- Untersuchungsräume für Eingriffe in mikrobiell nicht besiedelte Körperbereiche (wie die unteren Atemwege) und getrennt davon Untersuchungsräume für Eingriffe in mikrobiell besiedelte Körperbereiche (wie z. B. der Intestinaltrakt),
- reine und unreine Pflegearbeits- und Aufbereitungsräume, Entsorgungs- und Lagerräume,
- Organisations-, Sozial-, und Umkleideräume,
- Warte- und Überwachungsräume für Patienten.

Die Vorbereitung, Assistenz und Nachbereitung der teilweise aseptisch durchzuführenden endoskopischen Eingriffe und vor allem die Aufbereitung der Endoskope und Instrumente verlangen eine spezielle, in Zusatzausbildungen zu erwerbende Sachkenntnis.

Die Aufbereitung der mit feinen Kanälen durchzogenen flexiblen Endoskope erfolgt teilweise manuell (Vorreinigung, Bürstreinigung und Dichtigkeitstest) und teilweise automatisch (Hauptreinigung, Desinfektion, Spülung und Trocknung) in speziell dafür konstruierten Reinigungs- und Desinfektionsgeräten für Endoskope (RDGE). Die steril zu verwendenden Zusatzinstrumente werden als kritische Medizinprodukte meist in der ZSVA aufbereitet (siehe Kap. 13.3), sofern es sich nicht um Einmalprodukte handelt.

Ähnlich wie in der zentralen Notaufnahme muss sich das Personal durch die gezielte und indikationsgerechte Nutzung von PSA vor Infektionen schützen. Neben der Hepatitis B-Impfung soll hier auch ein Impfschutz gegen Hepatitis A bestehen.

16.2.5 Physiotherapie

In einer physiotherapeutischen Abteilung werden vor allem rehabilitierende Maßnahmen, wie Massagen, Packungen, Bädertherapie, Reizstrombehandlung, Mobilitätstraining oder Krankengymnastik, von Physiotherapeutinnen oder Krankengymnastinnen durchgeführt. In einigen Häusern sind Physiotherapie und Krankengymnastik getrennte Abteilungen.

Die Räume teilen sich auf in Behandlungs-, Gymnastik- und Baderäume, Sozial- und Diensträume, Lager- und Entsorgungsräume. Ggf. ist der physiotherapeutischen Abteilung ein Schwimmbad angeschlossen. Einrichtungstechnisch stehen Anlagen zum Anwärmen von Peloiden und Packungen, evtl. zur Herstellung von Eis und zur Wasseraufbereitung zur Verfügung.

Besondere Infektionsrisiken bestehen in der Physiotherapie hauptsächlich wegen Kreuzinfektionen und kontaminiertem Wasser.

- Die Gefahr von Kreuzinfektionen ist durch die von vielen Patienten gemeinsam benutzten Räume, Barfußgänge, Flächen und Utensilien gegeben. Zudem führen Krankengymnastinnen auch auf den Pflegestationen Behandlungen durch und haben bei ihrer Arbeit einen engen körperlichen Kontakt zu den Patienten.

- Mit kontaminiertem Wasser kann der Patient in den Schwimm-, Bewegungs- und Unterwassermassagewannen sowie über Eispackungen in Berührung kommen. Je nach Abwehrlage sind z. B. Atemwegsinfektionen, Augenbindehautinfektionen oder Mittelohrentzündungen möglich.

Die wichtigsten Hygienemaßnahmen:
- Einhaltung der Personal-, speziell der Händehygiene,
- sachgemäße und dokumentierte Durchführung der durch Normen geregelten Aufbereitung des Schwimm- und Badebeckenwassers,
- Desinfektion von Wannen und wieder verwendbaren Peloiden und Packungen nach Gebrauch sowie die tägliche Desinfektion von Sitzbänken, Liegen, Fußböden des Barfußbereiches etc.,
- Verwendung frischer Unterlagen für jeden Patienten,
- regelmäßige mikrobiologische Überprüfung des Schwimmwassers und der Eismaschinen,
- Ausschluss kontaminierter oder infizierter Patienten von der Nutzung der Bäderanlagen sowie das Tragen von Badeschuhen im Barfußbereich. Vor der Nutzung der Badeanlagen ist eine Körperreinigung durchzuführen.

Überprüfen Sie Ihr Wissen!

1. Welche besonderen Infektionsprobleme und -risiken bestehen auf Intensivstationen?
2. Welche besonderen Infektionsprobleme und -risiken sind mit der Durchführung einer Dialyse verbunden?
3. Welche besonderen Infektionsprobleme und -risiken gibt es auf neonatologischen Pflegestationen?
4. Wie kann es zu einer unphysiologischen Kolonisierung eines Neugeborenen kommen?
5. Welche Hygienemaßnahmen sind bei der Ernährung Neugeborener zu beachten?
6. Mit welchen besonderen Infektionsrisiken ist die Durchführung von Endoskopien verbunden?
7. Welche besonderen Infektionsrisiken gibt es in der Physiotherapie?

17 HYGIENE IN AUSSERKLINISCHEN BEREICHEN

Wie schon bei der Definition des Begriffes Krankenhaushygiene deutlich wird (Kap. 1.3.3.1), befasst sich dieser Hygienezweig nicht nur mit Präventionsmaßnahmen innerhalb sondern auch außerhalb des Krankenhauses. Gemeint sind Einrichtungen des Gesundheitswesens, wie Arztpraxen, Altenheime und ambulante Pflegedienste.

Dass solche Einrichtungen einerseits Gemeinsamkeiten aufweisen, andererseits aber unterschiedliche Aufgabenschwerpunkte haben, spiegelt sich dies auch in den Hygieneaspekten wieder (Tab. 17.1). Selbst innerhalb eines bestimmten Hygienebereiches, wie z.B. der Umgebungshygiene, ergeben sich je nach Wirkungsort, Aufgabenstellung und Rahmenbedingungen (z.B. hinsichtlich der Kostenerstattung) erhebliche Unterschiede. Diese Individualitäten sind bei der Gestaltung der Hygienepläne, der Hygieneorganisation und der im jeweiligen Bereich stattfindenden Arbeitsabläufe zu berücksichtigen.

Tab. 17.1: Hygieneaspekte und -schwerpunkte in verschiedenen Einrichtungen des Gesundheitswesens.

Aspekt	Krankenhaus	Arztpraxis	Alten- und Pflegeheim	Ambulanter Pflegedienst
Hygiene-relevante Gemeinsamkeiten	Hygieneorganisatorische Regelungen, wie Hygieneplan, Reinigungs- und Desinfektionsplan etc. (Kap. 8) Umsetzung Arbeits- und personalhygienischer Forderungen, wie Händehygiene, Verwendung von PSA (Kap. 9) Unterscheidung reiner und unreiner Seiten und Tätigkeiten (Kap. 10.1.2) Geregelte Abfallentsorgung (Kap. 10.5) Hygienegerechte Verwendung von Arzneimitteln (Kap. 12) Verwendung von Medizinprodukten (Kap. 13). Durchführung hygienerelevanter medizinisch-pflegerischer Maßnahmen, wie Verbandwechsel, Katheterisierungen etc. (Kap. 14).			

Aspekt	Krankenhaus	Arztpraxis	Alten- und Pflegeheim	Ambulanter Pflegedienst
Hygienerelevante Besonderheiten	Bauliche Maßnahmen (Kap. 10.1) Flächenreinigung und -desinfektion (Kap. 10.2) Bettenaufbereitung (Kap. 10.3) Wäscheaufbereitung (Kap. 10.4) Lebensmittelhygiene (Kap. 11) Aufbereitung semikritischer und kritischer Medizinprodukte (Kap. 13.2. und 13.3) Durchführung hochinvasiver Maßnahmen (Kap. 14.3) Infektionsintervention (Kap. 15) Versorgung und Betreuung immunsupprimierter Patienten (Kap. 15.4)	Ggf. Bauliche Maßnahmen (Kap. 10.1) Flächenreinigung und -desinfektion (Kap. 10.2) Ggf. Wäscheaufbereitung (Kap. 10.4) Ggf. Aufbereitung semikritischer und kritischer Medizinprodukte (Kap. 13.2. und 13.3) Ggf. Durchführung hochinvasiver Maßnahmen (Kap. 14.3)	Bauliche Maßnahmen (Kap. 10.1) Flächenreinigung und -desinfektion (Kap. 10.2) Bettenaufbereitung (Kap. 10.3) Wäscheaufbereitung (Kap. 10.4) Lebensmittelhygiene (Kap. 11) Infektionsintervention (Kap. 15)	Ggf. Wäscheaufbereitung (Kap. 10.4) Ggf. Lebensmittelhygiene (Kap. 11) Ggf. Infektionsintervention (Kap. 15)
Aufgabenschwerpunkte	Diagnostik, Therapie, Pflege, Versorgung	Diagnostik, Therapie	Wohnen, Versorgung, Pflege, Betreuung	Versorgung, Pflege
Hauptsächliches Klientel	Patienten mit hohem medizinischen Interventionsbedarf	Patienten	Bewohner mit Pflege-, Betreuungs- und Versorgungsbedarf	Kunden mit Pflege- und Versorgungsbedarf
Erbringung medizinischer Leistungen	Erfolgt durch ein Behandlungsteam in einer hierfür ausgerichteten Umgebung	Erfolgt durch einen Arzt in einer hierfür ausgerichteten Umgebung	Erfolgt durch den jeweiligen Hausarzt und die Pflegekräfte vor Ort in einer dem Wohnen und Betreuen ausgerichteten Umgebung	Erfolgt durch den jeweiligen Hausarzt und die besuchenden Pflegekräfte in der häuslichen Umgebung des Kunden

17.1 Hygiene in Arztpraxen

Die in Arztpraxen durchgeführten medizinischen Maßnahmen sind mit Infektionsrisiken verbunden, die unabhängig vom Durchführungsort die Einhaltung von Infektionshygienischen Maßnahmen erfordern. Analog zum Krankenhaus muss eine Arztpraxis auf eine hygienisch sichere Leistungserbringung ausgerichtet sein. Hierzu gehören Maßnahmen der Basishygiene (Tab. 7.1) aber auch – je nach medizinischer Fachrichtung und Art der medizinischen Leistungen – spezielle Maßnahmen, wie die Aufbereitung semikritischer oder kritischer Medizinprodukte oder die aseptische Gestaltung hochinvasiver Maßnahmen. Bei all dem gilt der Grundsatz, dass die Hygienequalität medizinischer Leistungen stets die Gleiche sein muss. Die Aussagen der bereits vorgestellten Regelwerke der Krankenhaushygiene finden somit auch in Arztpraxen Anwendung. Hierzu gehören die in Tab. 17.2 aufgeführten KRINKO-Empfehlungen (siehe Anhang D, Pos. 1).

Seitens der Hygieneorganisation werden auch von Arztpraxen ein Hygieneplan und die Umsetzung der Biostoffverordnung verlangt. Einrichtungen für ambulantes Operieren oder Dialyseeinrichtungen müssen zudem Hygienefachpersonal (siehe Kap. 8.2) beauftragen oder vorweisen. Details werden durch die Krankenhaushygieneverordnungen der einzelnen Bundesländer (siehe Anhang D, Pos. 3) geregelt.

Tab. 17.2: Relevante KRINKO-Empfehlungen für Arztpraxen.

Titel	Jahr	Praxen
Empfehlungen zur Händehygiene	2000	Alle Praxen
Anforderung der Krankenhaushygiene und des Arbeitsschutzes an die Hygienebekleidung und persönliche Schutzausrüstung	2007	Alle Praxen
Prävention Gefäßkatheter-assoziierter Infektionen	2002	Praxen, die z.B. im Rahmen von Narkosen, Untersuchungen oder Therapien Infusionen durchführen
Empfehlungen zur Prävention und Kontrolle Katheter-assoziierter Harnwegsinfektionen	1999	Urologische und sonstige Praxen, in denen invasive Untersuchungen der Harnwege und Harndrainagen durchgeführt werden.

Titel	Jahr	Praxen
Empfehlungen zur Prävention der nosokomialen beatmungsassoziierten Pneumonie	2013	Praxen, die z.B. im Rahmen ambulanter operativer Eingriffe Inhalationsnarkosen durchführen.
Empfehlungen zur Prävention postoperativer Infektionen im Operationsgebiet	2007	Praxen, die ambulante operativer Eingriffe durchführen.
Anforderungen an die Hygiene bei der Reinigung und Desinfektion von Flächen	2004	Alle Praxen, speziell jene, in denen invasive Maßnahmen wie Endoskopien, Operationen, Dialysen etc. durchgeführt werden.
Anforderungen an die Hygiene bei der Aufbereitung von Medizinprodukten	2012	Alle Praxen, speziell jene, in denen semikritische (z.B. Endoskope) und kritische Medizinprodukte (z.B. chirurgische Instrumente) aufbereitet werden, wie z.B. ambulante OP-Zentren.
Anforderungen an die Hygiene bei der medizinischen Versorgung von immunsupprimierten Patienten	2010	Onkologische Praxen und andere medizinische Einrichtungen mit immunsupressiven Patienten.
Hygieneleitlinie als Ergänzung zum Dialysestandard 2006	2008	Medizinische Einrichtungen, in denen Dialysen durchgeführt werden.
Anforderungen der Hygiene an die baulich-funktionelle Gestaltung und apparative Ausstattung von Endoskopieeinheiten	2012	Gastroenteralogische Praxen und andere medizinische Einrichtungen, in denen Endoskopien durchgeführt werden.
Anforderungen der Hygiene bei Operationen und anderen invasiven Eingriffen	2000	Chirurgische Praxen, ambulanten OP-Zentren etc.
Anhang zu den Anforderungen beim ambulanten Operieren in Krankenhaus und Praxis		Chirurgische Praxen, ambulanten OP-Zentren etc.
Personelle und organisatorische Voraussetzungen zur Prävention nosokomialer Infektionen	2009	Alle Praxen, speziell Gemeinschaftspraxen, Schwerpunktpraxen, ambulante OP-Zentren etc.
Empfehlungen der Kommission für Krankenhaushygiene und Infektionsprävention zur Surveillance von postoperativen Wundinfektionen in Einrichtungen für das ambulante Operieren	2003	Ambulante OP-Zentren.
Empfehlungen zur Prävention und Kontrolle von Methicillin-resistenten Staphylococcus aureus-Stämmen (MRSA) in Krankenhäusern und anderen medizinischen Einrichtungen	1999	Alle Praxen.

17.2 Hygiene in Alten- und Pflegeeinrichtungen

17.2.1 Allgemeine Informationen

Alten- und Pflegeeinrichtungen sind im Gegensatz zu Krankenhäusern vorrangig eine Stätte des Wohnens und Betreuens, wobei sich vom betreuten Wohnen bis zur Pflege schwerstbehinderter Personen eine enorme Bandbreite an Aufgaben und Ausrichtungen ergibt. Im Rahmen dieses Buches soll exemplarisch die Hygiene in Altenpflegeeinrichtungen vorgestellt werden.

Die sich dort aufhaltenden Personen, Bewohner genannt, sind meist auf Grund ihrer Betagtheit und/oder einer hohen Pflege- und Betreuungsbedürftigkeit nicht mehr in der Lage bzw. Willens, eine Privatwohnung zu halten und autark zu leben. Das Zimmer des Bewohners ist sein rein privater Lebensraum, der Wohnbereich die nähere soziale Umgebung. Die vom Heim zu erbringenden Leistungen werden mit Nennung der Kosten in einem Heimvertrag festgelegt und beziehen sich auf das Wohnen, die Versorgung (Lebensmittel, Wäsche etc.), Serviceangebote (z.B. Freizeitangebote) und auf die psychosoziale und ggf. krankenpflegerische Betreuung.

Die infektionshygienische Überwachung der Altenpflegeheime erfolgt gemäß § 6 Infektionsschutzgesetz durch das Gesundheitsamt.

Hinweis

Informationsschriften, Arbeitshilfen und Schulungsdateien zur Hygiene in stationären und ambulanten Pflegediensten finden Sie auf der Pflegehygiene-Seite des Niedersächsischen Landesgesundheitsamtes (siehe Anhang D, Pos. 14)

17.2.2 Infektionsgefahren

Infektionsgefahren von Altenheimbewohnern lassen sich wie folgt einteilen:
- Allgemeine Infektionen, wie »Erkältungskrankheiten«.
- Infektionen auf Grund altersbedingter Abwehrschwäche und Pflegebedürftigkeit, wie z. B. Haut-, MDT-, Atemwegs-, Augeninfektionen.
- Infektionen mit Tendenz zur epidemischen Verbreitung (grundsätzliches Problem von Gemeinschaftseinrichtungen), wie z. B. Noro, Scabies, Influenza.
- Nosokomiale Infektionen auf Grund medizinisch-pflegerischer Maßnahmen, wie z. B. Harnwegsinfektionen, Wundinfektionen, nosokomiale Atemwegsinfektionen.
- Infektionen im Zusammenhang mit gemeinschaftlicher Versorgung und Unterbringung, wie z. B. Lebensmittelvergiftungen, Legionellose.
- (Im Vergleich zur Allgemeinbevölkerung) überdurchschnittliche Gegenwart multiresistenter Infektionserreger, wie z. B. MRSA, MRGN, VRE

Hinzu kommen bei vielen pflegebedürftigen Altenheimbewohnern eine Reihe infektionsfördernder Dispositionen:
- Immobilität (Bettlägerigkeit) oft in Verbindung mit Instabilität (rezidivierende Stürze),
- Verwirrtheit, Demenz,
- Inkontinenz,
- Multimorbidität, wobei es sich z. T. um chronischer nicht heilbare Erkrankungen handelt (z. B. Herzinsuffizienz, M. Parkinson, COLD).

17.3 Hygienemaßnahmen

Ähnlich wie im Krankenhaus sind die in Altenpflegeheimen anzuwendenden Hygienemaßnahmen vielfältig und erstrecken sich auf die Unteraspekte
- Hygieneorganisation
- Personalhygiene
- Umgebungshygiene
- Lebensmittelhygiene
- Hygiene im Zusammenhang mit medizinisch-pflegerischen Maßnahmen
- Infektionsintervention

17.3.1 Hygieneorganisation

Wichtigste Grundlage zur konkreten Gestaltung der Hygiene in Altenpflegeeinrichtungen ist die im Jahre 2005 erschienene KRINKO-Empfehlung »Infektionsprävention in Heimen« (siehe Anhang D, Pos. 1). Da in Pflegeheimen in unterschiedlicher Ausprägung und Häufigkeit auch medizinisch-pflegerische Maßnahmen durchgeführt werden, verweist diese KRINKO-Empfehlung wiederholt auf schon bestehende Empfehlungen, wie z. B. »Anforderungen an die Hygiene bei der Aufbereitung von Medizinprodukten« oder »Prävention und Kontrolle Katheter-assoziierter Harnwegsinfektionen« (siehe Anhang D, Pos. 1).

Darüber hinaus finden in Altenpflegeeinrichtungen weitere hygienerelevante Regelwerke Anwendung, wie z. B.

- die Heimgesetze und Heimmindestbauverordnungen der einzelnen Bundesländer
- das Infektionsschutzgesetz (IfSG, siehe Kap. 7.2.2)
- die Biostoffverordnung (BioStoffV, siehe Kap. 7.2.5)
- sowie die Regelwerke der Medizinprodukte- und der Lebensmittelgesetzgebung (siehe Kap. 7.2.4 und 11.1)

Die Umsetzung dieser Vorgaben verlangt entsprechende innerbetriebliche Regelungen:

- Gemäß § 6 Infektionsschutzgesetz müssen auch Altenpflegeeinrichtungen die innerbetrieblichen Verfahrensweisen zur Infektionshygiene in Hygieneplänen festlegen (siehe Kap. 8.3.2). Details sind in weiteren internen Regelwerken, wie z. B. Reinigungs- und Desinfektionspläne (siehe Kap. 8.3.3) oder Abfall- und Wäscheentsorgungspläne (siehe Kap. 8.3.4) enthalten.
- Zur besonderen Wahrnehmung des Hygieneaspektes verfügen Altenheime in der Regel über Hygienebeauftragte. Hierbei handelt es sich um Alten- oder Krankenpflegekräfte bzw. Hauswirtschaftsleitungen, welche einen hygienebezogenen Fortbildungskurs besucht haben und den Hygieneaspekt parallel zu ihren Berufstätigkeiten wahrnehmen. Zu ihren Aufgaben zählte die einrichtungsinterne Hygieneberatung, -schulung und -kontrolle sowie die Erarbeitung und Aktualisierung hygienerelevanter Regelwerke (z. B. Hygieneplan). Zur Ausbildung von Hygienebeauftragten in Altenheimen

gibt es unterschiedliche Empfehlungen. Hier ist darauf zu achten, was in dem jeweiligen Bundesland gefordert wird. Vielfach werden anstelle oder zur Unterstützung der Hygienebeauftragten externe Fachpersonen, wie z. B. freiberufliche Hygienefachkräfte in Anspruch genommen.
- Größere Einrichtungen haben, analog zur Hygienekommission eines Krankenhauses einen Hygienearbeitskreis eingerichtet, in welche Entscheidungsträger des Heimes (Heimleitung, Pflegedienstleitung, Hauswirtschaftsleitung) zusammen mit der bzw. den Hygienebeauftragten und ggf. dem beratenden Hygiene-Fachpersonal den Hygienestatus des Heimes analysieren und betriebsinterne Vorgaben erarbeiten.

17.3.2 Personalhygiene

Bei der Betreuung von Altenheimbewohnern kommt es vor allem im Zuge der Grund- und Behandlungspflege zu Kontakten mit Biostoffen. Folglich sind die Forderungen der Biostoffverordnung (Gefährdungsbeurteilung, Arbeits- und Betriebsanweisungen, Bereitstellung von Persönlicher Schutzausrüstung und regelmäßige Unterweisungen) umzusetzen. Ferner ist eine betriebsärztliche Betreuung und eine Hepatitis-B-Schutzimpfung anzubieten (siehe Kap. 9.2.5).

Zur Organisation des Arbeits- und Gesundheitsschutzes kann der Arbeitgeber unter 3 Modellen wählen:
- **Grundbetreuung und anlassbezogene Betreuung:** Die Betreuung erfolgt durch einen Ansprechpartner für Arbeits- und Gesundheitsschutz, d. h. entweder über einen Betriebsarzt oder eine Fachkraft für Arbeitssicherheit.
- **Regelbetreuung:** Die Betreuung erfolgt durch externe oder eigene Fachkräfte für Arbeitssicherheit und Betriebsärzte nach festgelegten Einsatzzeiten pro Beschäftigten.
- **Alternativbetreuung:** Der Unternehmer qualifiziert sich mit Hilfe seiner Standesorganisation und steuert den Arbeits- und Gesundheitsschutz ohne feste Einsatzzeiten bedarfsgerecht selbst.

Abgesehen von der Eigengefährdung sind auch im Altenheim Infektionsübertragungen von Bewohner zu Bewohner, zumeist über die Hände des Personals, möglich. Daher steht auch hier die **Händehygiene** in Form von

Handschmuckverzicht, Handpflege, Händereinigung, hygienische Händedesinfektion und Verwendung von Schutzhandschuhen an erster Stelle der Infektionsprävention (siehe Kap. 9.6). Aus Sicherheitsgründen und zur Wahrung des Wohncharakters ist es jedoch in Altenpflegeheimen üblich, auf Händedesinfektionsmittelspender innerhalb der Bewohnerzimmer zu verzichten. Umso wichtiger ist das Mitführen von Kitteltaschenflaschen und Schutzhandschuhen.

Anders als in medizinischen Einrichtungen wird vom pflegerischen Personal in Altenpflegeheimen oft Privatkleidung an Stelle von Dienstkleidung getragen. Sofern der Arbeitgeber die Aufbereitung von im Dienst kontaminierter Kleidung übernimmt, widerspricht dieses Vorgehen zwar den Empfehlungen der KRINKO und der DGKH, steht aber nicht im Widerspruch zur Biostoffverordnung und wird somit behördlicherseits meist akzeptiert.

17.3.3 Umgebungshygiene

Die Umgebungshygiene in Altenpflegeheimen bezieht sich auf unterschiedliche Punkte wie:
- Bau und Einrichtung,
- Unterhaltsreinigung,
- Wäsche und Entsorgung

17.3.3.1 Bau und Einrichtung

Maßgeblich für die bauliche Gestaltung und Einrichtung ist die Heimmindestbauverordnung (HeimMindBauV) des jeweiligen Bundeslandes, deren Einhaltung die Heimaufsicht kontrolliert.

Neben der Forderung nach einem geeigneten **Standort** und einer intakten Bausubstanz wird zur Einschränkung indirekter Kontaktübertragungen in Bereichen der Pflege, Unterbringung, Küche oder der Wäscherei behördlicherseits eine räumliche und funktionelle Einteilung in reine, unreine und neutrale Seiten erwartet.

Die **Beschaffenheit** der Böden, Wände, Einrichtungsgegenstände und Installationen müssen der Funktion des jeweiligen Raumes entsprechen und der Bildung von Keimpotentialen entgegenwirken. In Wohnbereichen und

Aufenthaltsräumen soll ein nach den Bedürfnissen der Bewohner ausgerichteter Wohncharakter vorzufinden sein. Für Funktionsräume wird eine hygienisch-funktionelle Ausrichtung erwartet (desinfizierbarer Boden und Einrichtungen, komplett ausgestattete Handwaschbecken, Depots für persönliche Schutzausrüstung etc.).

Haustechnische Einrichtungen, wie Wasserversorgungsanlagen, Schwimm- und Badebecken, Klima- und Lüftungsanlagen, Steckbeckenspülen, Geschirrspülgeräte usw. sollten dem aktuellen Stand von Wissenschaft und Technik entsprechen und in regelmäßigen Abständen gewartet und überprüft werden. Details sind den jeweiligen Verordnungen, Normen und weiteren technischen Regelwerken entnehmbar.

Ein besonderes Augenmerk gilt der **Trinkwasserversorgung**, da alte Menschen besonders stark gefährdet sind, eine Legionellose zu erleiden. Die entsprechenden Präventivmaßnahmen, wie eine sinnvolle Konstruktion des Leitungsnetzes, eine genügend hohe Warmwassererwärmung und die regelmäßige Durchspülung, sind also auch hier umzusetzen (siehe Kap. 10.1.4).

17.3.3.2 Unterhaltsreinigung

Anders als in Krankenhäusern ist in Altenpflegeeinrichtungen eine fortlaufende Flächendesinfektion nur in Ausnahmefällen hygienisch sinnvoll:

- Sofortige Desinfektion von Flächen nach Kontaminationen mit potenziell infektiösen Substanzen (z. B. Blut, Erbrochenes, Sputum, Fäkalien).
- Desinfektion gemeinschaftlich benutzter Sanitäreinrichtungen (Wannen, Duschen) nach Gebrauch.
- Desinfektionsmaßnahmen im Zusammenhang mit infizierten Bewohnern (z. B. Noro-Virus-Infektion).
- Im Rahmen einer Schlussdesinfektion.

Davon abgesehen werden Flächen wie Fußböden, Möbel, an Bewohnerzimmer gebundene Sanitäreinrichtungen etc. im Routinefall lediglich gereinigt. Bei der Durchführung der routinemäßigen Reinigungs- und Desinfektionsmaßnahmen ist eine Reihe von Vorgaben zu beachten:

- Details zur Durchführung routinemäßiger Reinigungs- und Desinfektionsarbeiten sind den Leistungsverzeichnissen bzw. den Reinigungs- und Desinfektionsplänen entnehmbar.

- Bei der Fußbodenreinigung findet die sog. »Halbnass-Einstufen-Methode« Anwendung, bei welcher ein vorgefeuchteter Mopp für jeweils einen Raum verwendet wird.
- Für die Reinigung bzw. Desinfektion des Inventars werden meist vorgetränkte Einmaltücher, sog. »Wipes« verwendet.
- Reinigungslappen, Mopps usw. werden thermisch in gewerblichen Waschmaschinen desinfiziert und anschließend maschinell getrocknet werden.
- Die Reinigungsutensilien werden an einem fest zugewiesenen Platz deponiert, zu welchem nur dazu befugtes Personal Zugang hat (sehr wichtig bei dementen Bewohnern).
- Zimmer mit infektiösen Bewohnern werden im Reinigungsplan ans Ende gestellt, wobei statt Reinigungs- meist Desinfektionsmittel Anwendung finden.

17.3.3.3 Wäsche und Entsorgung

Bei der in Altenpflegeheimen verwendeten Wäsche ist zu unterscheiden, ob es sich um Privatwäsche und Kleidung des Bewohners (»Bewohnerwäsche«) oder um die vom Heim gestellte Wäsche, wie Bettwäsche, Handtücher etc. (»Flachwäsche«) handelt. Während die Bewohnerwäsche mit haushaltsüblichen Verfahren gewaschen werden kann, soll die Flachwäsche, die Dienstkleidung (sofern vorhanden) und die Wäsche infizierter bzw. kontaminierter Personen (z. B. bei Noro oder MRSA) wie Krankenhauswäsche aufbereitet werden. In der Praxis wird daher die Bewohnerwäsche oft vor Ort durch das hauswirtschaftliche Personal aufbereitet, während die Flachwäsche einer geeigneten gewerblichen Wäscherei übergeben wird. Bei der Trennung von Schmutzwäsche wird daher üblicherweise nur in zwei verschiedene Säcke absortiert (Bewohner- und Flachwäsche), sodass sich ein Wäschesortierplan erübrigt. Die weitere Trennung erfolgt ggf. in der Wäscherei.

Im Rahmen der Abfallentsorgung stehen in Altenpflegeheimen 3 Abfallgruppen im Vordergrund:

- **Unkontaminierte Abfälle**, wie z. B. Verpackungsmaterialien, Zeitungen, Essensreste, Glasabfall etc. Diese Abfälle entsprechen dem normalen Hausmüll und sind wie gewohnt zu sortieren (Bioabfälle, »Gelber Sack«, Glas, Papier, Restmüll).
- **Kontaminierte Abfälle** (AS 180104), d. h. sind Abfälle, die mit Sekreten, Fäkalien etc. behaftet sind, wie z. B. benutzte Inkontinenzsysteme oder

Wundverbände. Kontaminierte Abfälle werden, in einem Beutel verpackt, dem Restmüll zugegeben.
- **»Sharps«** (AS 180101) sind Abfälle, von denen eine Verletzungsgefahr ausgeht, wie z. B. benutzte Kanülen. »Sharps« müssen direkt am Ort des Gebrauchs in durchstichfeste Behältnisse entsorgt werden. Volle, verschlossene Behältnisse können dem Restmüll zugegeben werden.

Darüber hinaus gibt es auch im Altenpflegeheim Sonderabfälle, wie Neonröhren oder Altbatterien, die nach speziellen Regeln gesammelt und entsorgt werden müssen.

Die Organisation der Abfallentsorgung obliegt meist dem Hausmeister. Größere Einrichtungen verfügen oft über einen Abfallsortierplan.

17.3.4 Lebensmittelhygiene

In Altenpflegeeinrichtungen ist es meist notwendig, dass alle pflegerischen und hauswirtschaftlichen Mitarbeiter eine Belehrung durch das Gesundheitsamt gemäß §§ 42–43 Infektionsschutzgesetz erhalten haben.
- Hinsichtlich der Lebensmittelversorgung ist zu unterscheiden, ob
  - eine Großküche existiert, die von den Mitarbeitern des Heimes oder einem externen Dienstleister geleitet und betrieben wird,
  - das Heim aus einer externen Großküche beliefert wird und ggf. hierzu ergänzend Lebensmittel herstellt und austeilt,
  - in den Wohnbereichen sog. »Wohnbereichsküchen« vorhanden sind, in denen die Bewohner selbständig oder unter Anleitung kochen und backen.
- Bei Vorhandensein einer **Großküche** sind die unter Kap. 11.4.1 genannten Hygienemaßnahmen umzusetzen.
- **Wohnbereichsküchen** sollen unter der Obhut und Verantwortlichkeit einer Person mit entsprechender hauswirtschaftlicher Erfahrung und Betreuungskompetenz stehen, die dafür sorgt, dass folgende Hygienemaßnahmen ihre Umsetzung finden:
  - Personen mit ansteckungsfähigen Erkrankungen oder Kolonisationen ist der Zutritt zum Küchenbereich untersagt.
  - Küchenräume müssen mit abnehmbaren Fliegengittern ausgerüstet sein.

  - Die (Zwischen-)Lagerung der Lebensmittel soll kühl und trocken erfolgen.
- Wohnbereichsküchen müssen ebenso wie Großküchen ein Eigenkontrollkonzept (HACCP-Konzept) vorweisen, über welches sichergestellt wird, dass alle lebensmittelschädigenden Faktoren wie Temperaturüber- oder unterschreitungen, Lagerfehler, Kontaminationen etc. frühzeitig erkannt und beseitigt werden. Alle unter dem HACCP-Konzept durchgeführten Hygiene- und Kontrollmaßnahmen müssen engmaschig und nachvollziehbar dokumentiert werden. Typische Punkte eines solchen Kontrollsystems sind:
  - Wareneingangskontrolle
  - Sicherung von Kühl- und Wärmeketten durch Temperaturmessung und Aufzeichnung.
  - Kontrolle von Lagerzeiten und -bedingungen.
  - Überprüfung von Desinfektions- und Reinigungsleistungen.
- Für den Küchen- und Lebensmittelbereich gilt ein spezieller Reinigungs- und Desinfektionsplan, der die Verwendung von für den Lebensmittelbereich geeigneten Desinfektionsmitteln vorsieht.
- Beim Kontakt mit und bei der Herstellung von Lebensmitteln ist das Tragen einer speziellen Schutz- bzw. Bereichskleidung notwendig. Der direkte Kontakt mit Lebensmitteln soll mit Handschuhen oder Hilfsmitteln erfolgen.
- Vor und nach der Speisenzubereitung sowie beim Wechsel in den einzelnen Küchenbereichen ist eine hygienische Händedesinfektion durchführen.
- Bei der Zubereitung, Verarbeitung und beim Transport von Lebensmitteln müssen die erforderlichen Temperaturen eingehalten werden. Die Kühlschranktemperatur sollte zwischen 4 und 7 °C liegen.
- Speisen werden möglichst schnell nach der Zubereitung gegessen und Reste weggeworfen. Anderenfalls sind Speisen bis zum Aufwärmen geschlossen bzw. abgedeckt maximal für den Rest des Tages im Kühlschrank lagern.

17.3.5 Hygiene im Zusammenhang mit medizinisch-pflegerischen Maßnahmen

Die medizinische Betreuung der Altenheim-Bewohner erfolgt normalerweise über die jeweiligen Hausärzte, wobei bestimmte medizinische Maßnahmen, wie z. B. Verbandwechsel oder Katheterisierungen an das pflegerische Personal delegiert werden können. Für die Arzneimittelversorgung steht dem Heim eine zugewiesene Apotheke (»Vertragsapotheke«) zur Verfügung.

Somit werden neben grundpflegerischen Maßnahmen in Altenpflegeheimen auch hygienerelevante Leistungen der Behandlungspflege durchgeführt. Um dem Rechnung zu tragen enthält die KRINKO-Empfehlung »Infektionsprävention in Heimen« – ergänzende zu den bereits bestehenden KRINKO-Empfehlungen zur Durchführung medizinischer Maßnahmen – Vorgaben zu Themen wie:

- Transurethrale oder suprapubische Harndrainage,
- Verbandwechsel incl. Wundspülung
- Urostomaversorgung
- Punktionen und Injektionen
- Tracheostomaversorgung incl. endotrachealem Absaugen
- Enterale Ernährung

Die dort getroffenen Aussagen orientieren sich an Forderungen zur Hygienequalität von Krankenhäusern (siehe Kap. 14), wobei Defizite in der Kostenerstattung und z. T. eine mangelnde Kooperation der Hausärzte die Umsetzbarkeit einer korrekten Hygiene behindern. So werden z. B. im Rahmen transurethraler Katheterisierungen häufig keine Kathetersets verwendet, da die verschiedenen Bestandteile des Sets (sterile Handschuhe, Abdecktuch, Blockierflüssigkeit, Antiseptikum etc.) unterschiedlichen Kostenträgern zuzuordnen sind. In anderen Fällen sind es Anordnungen hygienisch obsoleter Maßnahmen (z. B. Ausduschen von chronischen Wunden), welche vermeidbare Infektionsübertragungen provozieren.

Weitere Probleme und Besonderheiten bestehen bei der Aufbereitung von Medizinprodukten (siehe Kap. 13):

- Als Betreiber eines Medizinproduktes kommen in einer Altenpflegeeinrichtung verschiedene Personen und Institutionen in Frage: Das Heim, der Kostenträger, ein Sanitätshaus, externe Dienstleister oder der Bewohner selbst. Vor allem im letzteren Fall ist die Wahrnehmung der Betreiberpflichten oft nicht hinreichend gesichert.
- Während Krankenhäuser oder ambulante OP-Zentren meist über einen Medizinprodukte-Beauftragten und somit über ein spezielles Fachwissen verfügen, fehlt in Altenpflegeeinrichtungen in der Regel eine solche Person. Stattdessen besteht oft ein Arrangement zwischen dem Heim und einem Sanitätshaus, bei dem das Sanitätshaus die notwendigen Organisationsmaßnahmen, Einweisungen und Kontrollen übernimmt oder organisiert.
- Die Aufbereitung kritischer Medizinprodukte ist in einer Altenpflegeeinrichtung auf Grund unzureichender Rahmenbedingungen ökonomisch kaum realisierbar. Daher werden entsprechende Instrumente (z. B. für einen Verbandwechsel) vom Hausarzt gestellt oder Einmalprodukte verwendet.

17.3.6 Infektionsintervention

Bislang gibt es wenige Untersuchungen über die Infektionsraten von deutschen Altenpflegeeinrichtungen. Davon abgesehen ist generell eine andere Sachlage, als in Kliniken zu verzeichnen:

- Chronische Infekte (z. B. chronische Bronchitis) sind ein häufiger Begleiter des Alters, die Entstehung oft endogen.
- Multiresistente Erreger führen bei Altenheimbewohnern meist zu Kolonisationen und selten zu Infektionen.
- Bei Interventionsmaßnahmen im Sinne einer Quellenisolierung sind die Persönlichkeitsrechte des betreffenden Bewohners und die Gewährleistung der im Heimvertrag zugesicherten Leistungen verstärkt zu berücksichtigen. So verlangt eine räumliche Isolierung oder der Ausschluss vom Gemeinschaftsleben die Erfüllung entsprechender Voraussetzungen, bzw. einer amtsärztlichen Anordnung:
  - Die Maßnahme muss den Forderungen entsprechender Regelwerke und Fachempfehlungen entsprechen

  - **und** sie muss zeitlich begrenzt sein
  - **und** das Einverständnis des betreffenden Bewohners bzw. seiner Betreuer muss nach vorheriger Aufklärung vorliegen.
- Andererseits besteht in Altenpflegeheimen durchaus die Gefahr von Infektionsausbrüchen, meist in Form viraler Gastroenteritiden (meist Noro-Virus-Infektionen) aber auch Salmonellosen, Influenza, Skabies, infektiöse Augenbindehautentzündungen oder Streptokokken-A-Infektionen. Für solche Fälle muss eine Altenpflegeeinrichtung durch existierende Standards, Schulungen, verfügbare Hygienematerialien (u.a. viruzide Desinfektionsmittel und entsprechende PSA) und Kompetenzzuweisungen ein Ausbruchsmanagement vorweisen können.

Zur konkreten Vorgehensweise enthält die KRINKO-Empfehlung »Infektionsprävention in Heimen« Informationen. Besonders hervorgehoben wird die Vorgehensweise bei MRSA und anderen multiresistenten Infektionserregern. Unterschiede zu den für Kliniken bestimmten Vorgaben ergeben sich in folgenden Punkten:
- Eine räumliche Isolierung MRSA-besiedelter Bewohner ist nicht notwendig. Eine Teilnahme am Gemeinschaftsleben ist möglich. Die Unterbringung wird der individuellen Sachlage angepasst.
- Die konsequente Einhaltung der Basishygiene, speziell der Händehygiene ist als wichtigste Grundlage zu betrachten, die durch wenige spezielle Hygienemaßnahmen ergänzt wird.
- Das Tragen von PSA erfolgt situationsgebunden: Schutzhandschuhe und Schutzkittel bei pflegerischen Maßnahmen mit Körperkontakt (z.B. Grundpflege), Mund-Nasenschutz im Rahmen der Mundpflege, beim Absaugen und bei der Applikation von Nasensalbe.
- Ein Screening bei Neuaufnahmen ist nicht vorgesehen.
- Im Krankenhaus begonnene Sanierungen sollen ggf. in der Altenpflegeeinrichtung beendet werden.

17.4 Hygiene in ambulanten Pflegediensten

Das Arbeiten in ambulanten Pflegediensten ist im Vergleich mit stationären Einrichtungen mit besonderen Sachlagen verbunden:

- Die Erbringung pflegerischer und hauswirtschaftlicher Leistungen findet im Haushalt des Kunden statt, was den Einfluss auf die umgebungsbezogenen Rahmenbedingungen stark eingrenzt. Die Bandbreite der Leistungen kann von der einfachen Grundpflege bis zur Durchführung der außerklinischer Intensivpflege oder der Heimdialyse reichen, ohne dass krankenhausspezifische Rahmenbedingungen (z. B. Reinigungs- und Desinfektionsgeräte oder Händedesinfektionsmittelspender) vorhanden sind. In vieler Hinsicht muss somit improvisiert werden.
- Auch bezüglich der Infektionsrisiken und Übertragungswege ist im Privathaushalt die Situation eine andere, da der Kunde in seinem Haushalt nicht obligat von weiteren kranken, infektionsgefährdeten oder abwehrgeschwächten Personen umgeben ist. Hinzu kommt, dass in Privathaushalten Medizinprodukte und Pflegeutensilien meist personengebunden verwendet werden, was aus Sicht der Hygiene vorteilhaft ist.
- Andererseits sind Infektionsübertragungen von Kunde zu Kunde durch die Hände der Pflegenden durchaus möglich, was durch eine entsprechende Personalhygiene verhindert werden soll.
- Ebenso besteht eine Infektionsgefährdung für die Pflegenden, da auch innerhalb der ambulanten Pflege Stichverletzungen (Hepatitis B-, C- und HIV-Gefahr), fäkal-orale Übertragungen (z. B. von Erregern viraler Gastroenteritiden) oder aerogene Ansteckungen (z. B. Influenza) möglich sind.

Spezielle Hygiene-Empfehlungen für ambulante Pflegedienste fehlen bislang weitgehend. Stattdessen wird auf die im Jahre 2005 erschienene KRINKO-Empfehlung »Infektionsprävention in Heimen« verwiesen (siehe Anhang D, Pos.1). Abgesehen von den für Gemeinschaftseinrichtungen verfassten Passagen (z. B. Flächenreinigung und Desinfektion oder Betten- und Wäscheaufbereitung) sind die Vorgaben dieser Empfehlung bzgl. der Hygieneorganisation, der Durchführung medizinisch-pflegerischer Maßnahmen und der Infektionsprävention auch in der ambulanten Pflege anzuwenden:

- Vorhandensein einer Hygienebeauftragten und eines Hygieneplanes, wobei spezielle Ausbildungslehrgänge für Hygienebeauftragte in der ambulanten Pflege eher selten angeboten werden.

- Hygienisch korrekte Durchführung der Grund- und Behandlungspflege, wobei die in Kap. 17.3.5. genannten Probleme bzgl. der Verfügbarkeit notwendiger Hygieneutensilien und der Aufbereitung von Medizinprodukten auch in der ambulanten Pflege vorzufinden sind.
- Beachtung von hygienischen Grundregeln bei hauswirtschaftlichen Maßnahmen und der Handhabung von Lebensmitteln, wobei die Vorgaben des jeweiligen Haushaltes und die Anweisungen bzw. Wünsche des Kunden zu beachten sind.
- Entsprechende Infektionsintervention bei Vorhandensein multiresistenter Infektionserreger oder ansteckender Erkrankungen, wobei eine verstärkte Personalhygiene im Vordergrund steht. Eine räumliche Isolierung ist in einem Privathaushalt kaum sinnvoll und umsetzbar. Flächendesinfektionen (mit Ausnahme von Arbeitsflächen) sind nur selten indiziert (evtl. bei viraler Gastroenteritis). Die Verwendung eines Geschirrspülers mit einem 60° bzw. 70 °C-Programm und das Wäschewaschen bei hohen Temperaturen ist im Infektionsfall auch im privaten Rahmen hygienisch vorteilhaft.

Darüber hinaus sind auch in diesem Bereich die Forderungen der Biostoffverordnung umzusetzen, indem seitens des Arbeitgebers eine Gefährdungsbeurteilung, die Erstellung darauf basierender Arbeits- und Betriebsanweisungen und entsprechende Unterweisungen veranlasst werden. Wie in den Altenpflegeeinrichtungen kann aus 3 Organisationsmodellen gewählt werden (siehe Kap. 17.3.2). Auch in der ambulanten Pflege ist ein Hepatitis-B-Impfschutz, die Verfügbarkeit der erforderliche Persönliche Schutzausrüstung (im Wesentlichen Schutzhandschuhe, Schutzkittel und Mund-Nasenschutzmasken) und von Händedesinfektionsmitteln und eine betriebsärztliche Betreuung zu gewährleisten.

Überprüfen Sie Ihr Wissen!

1. Welche KRINKO-Empfehlungen finden auch in Arztpraxen Anwendung?
2. Welchen Infektionsgefahren sind Altenheimbewohner ausgesetzt?
3. Wie erfolgt die Hygieneorganisation in Altenpflegeeinrichtungen?
4. Nach welchen Modellen kann der Arbeits- und Gesundheitsschutz in einer Altenpflegeeinrichtung organisiert werden.
5. Warum sind der Gebrauch von Kitteltaschenflaschen zur Händedesinfektion und das Mitführen von Schutzhandschuhen in Altenpflegeeinrichtungen notwendig?
6. In welchen Fällen ist eine Flächendesinfektion in Altenpflegeeinrichtungen sinnvoll?
7. Wie wird die Wäscheaufbereitung in Altenpflegeeinrichtungen gehandhabt?
8. Welche Abfallgruppen stehen in Altenpflegeeinrichtungen im Vordergrund?
9. Welche Hygienemaßnahmen sollen in Wohnbereichsküchen umgesetzt werden?
10. Welche Probleme können sich im Zusammenhang mit der Aufbereitung von Medizinprodukten in Altenpflegeeinrichtungen ergeben?
11. Welche Besonderheiten gibt es bzgl. der Infektionsintervention in Altenpflegeeinrichtungen zu beachten?
12. In welchen Punkten unterscheiden sich die Maßnahmen bei MRSA in Altenpflegeeinrichtungen von denen in Krankenhäusern?
13. Welche besonderen Sachlagen sind in der ambulanten Pflege im Vergleich zu stationären Einrichtungen zu verzeichnen?
14. Welche KRINKO-Empfehlung ist auch für die ambulante Pflege maßgeblich und wie erfolgt die Umsetzung?
15. Wie erfolgt die Umsetzung des Arbeitsschutzes in der ambulanten Pflege?

ABKÜRZUNGSVERZEICHNIS

AB0-System	Blutgruppensystem, ableitend von den Blutgruppen A, B und 0 (Null).
AbfG	Abfallgesetz
AIDS	Acquired Immune Deficiency Syndrome/auf Deutsch: erworbenes Immundefektsyndrom, eine durch HIV-Viren ausgelöste Immunerkrankung
AS	Abfallschlüssel
ASA	Arbeitssicherheitsausschuss
AsiG	Arbeitssicherheitsgesetz
AVV	Abfallverzeichnis Verordnung
BCG	Bacille-Calmette-Guérin-Impfstoff zur Tuberkuloseimpfung
BfArM	Bundesinstitut für Arzneimittel und Medizinprodukte
BGG	Berufsgenossenschaftliche Grundsätze
BGI	Berufsgenossenschaftliche Informationen
BGR	Berufsgenossenschaftliche Regeln
BGV	Berufsgenossenschaftliche Vorschriften
BioStoffV	Biostoffverordnung
BGVR	Berufsgenossenschaftliche Vorschriften und Regelwerke
BSE	Bovine Spongiforme Encephalopathie/auf Deutsch: das Rind betreffende, schwammartige Gehirnkrankheit = »Rinderwahn«
BSI	Bloodstream Infections/auf Deutsch: Infektionen der Blutbahn
CJD	Creutzfeldt-Jakob Disease/auf Deutsch: Creutzfeldt-Jakob Krankheit, eine mit Substanzverlust einhergehende Gehirnerkrankung
DGHM	Deutsche Gesellschaft für Hygiene und Mikrobiologie
DGKH	Deutsche Gesellschaft für Krankenhaushygiene
DGQ	Deutsche Gesellschaft für Qualitätssicherung
DNA	Desoxyribonucleic Acid/auf Deutsch: Desoxiribonukleinsäure = DNS = Trägersubstanz genetischer Informationen
DNS	siehe DNA
DVG	Deutsche Veterinärmedizinische Gesellschaft
EBV	Epstein-Barr-Virus, u. a. Erreger von Mononukleose
EHEC	Enterohämorrhagische Escherichia coli, eine toxinbildende Art von Colibakterien

ERCP	endoskopisch retrograde Cholangiopankreatikographie, eine endoskopische Darstellung der Gallenwege, der Gallenblase und des Pankreasganges mit Hilfe von Kontrastmitteln.
ESBL	Extended-Spetrum-beta-Lactamase, eine Antibiotika-resistenz erzeugende Substanz, über welche einige gramnegative Bakterien verfügen.
ETEC	Enterotoxin bildende Escherischia coli, eine toxinbildende Art von Colibakterien
EWZ	Einwirkzeit
FFP-Masken	Filtering Facepiece Particle Masken, Partikelfiltermasken, die einen Teil des Gesichtes bedecken.
GefStoffV	Gefahrstoffverordnung
HACCP	Hazard Analysis Critical Control Point/auf Deutsch: Gefährdungsanalyse und kritische Kontrollpunkte, ein Kontrollkonzept
HAV	Hepatitis-A-Virus, Erreger von Hepatitis A
HBV	Hepatitis-B-Virus, Erreger von Hepatitis B
HCV	Hepatitis-C-Virus, Erreger von Hepatitis C
HDV	Hepatitis-D-Virus, Erreger von Hepatitis D
HEV	Hepatitis-E-Virus, Erreger von Hepatitis E
HIV	human immundeficiency virus, Erreger der Immunschwächekrankheit AIDS
HME-Filter	Heat and moisture exchange Filter/auf Deutsch: Wärme-Feuchtigkeitssaustauschfilter, ein Filter, welcher bei der künstlichen Beatmung Verwendung findet
HMEF-Filter	HME-Filter (siehe dort), der neben der Befeuchtungsfunktion auch ein definiertes Rückhaltevermögen gegenüber Mikroorganismen aufweist.
HSV	Herpes-simplex-Virus, Erreger von Herpes-Befall
HUS	Hämolytisch urämisches Syndrom, eine mit einer Schädigung von Blutzellen, Blutgefäßen und Nieren einhergehende bakterielle Erkrankung
IMC-Station	Intermediate-Care/auf Deutsch: Zwischen-Betreuungs-Station, eine auf Überwachung ausgerichtete Mischform aus Intensiv- und Pflegestation
IfSG	Infektionsschutzgesetz

KISS	Krankenhaus-Infektions-Surveillance-System, ein System zur fortlaufenden Erfassung und Auswertung von Krankenhausinfektionen
KRINKO	Kommission für Krankenhaushygiene und Infektionsprävention am Robert Koch-Institut
LAGA	Bund/Länder-Arbeitsgemeinschaft Abfall
LMHV	Lebensmittelhygieneverordnung
MDK	Medizinischer Dienst der Krankenkassen
MHD	Mindesthaltbarkeitsdatum
MHK	Minimale Hemmhof-Konzentration, eine bei Resistenzbestimmungen verwendete Maßeinheit
MIC-Chirurgie	Minimal-invasive Chirurgie
MPBetreibV	Medizinproduktebetreiberverordnung
MPG	Medizinproduktegesetz
MRGN	Multiresistente gramnegative Stäbchen(bakterien), meist multiresistente Bakterien der Darmflora
MRSA	Methicillin resistenter Staphylococcus aureus, eine Form multiresistenter Staphylokokken
NIDEP	Nosokomiale Infektionen in Deutschland – Erfassung und Prävention, eine 1994 in zwei Teilen durchgeführte Studie zur Ermittlung von Infektionsraten
ORSA	Oxacillin resistenter Staphylococcus aureus, eine Form multiresistenter Staphylokokken
PCR	Polymerase Chain Reaction/auf Deutsch: Polymerase-Kettenreaktion, eine Laboruntersuchung zur Identifizierung von Erbmaterial
PEG	Perkutane enteroskopische Gastrostomie, ein operativer Eingriff zum Einlegen einer Nährsonde
PSA	Persönliche Schutzausrüstung
PVP	Polyvinylpyrrolidon = Povidon, ein Hilfsstoff, der in Verbindung mit anderen Substanzen (z. B. Jod) eine unerwünschte Resorption verhindert oder hinauszögert.
QAV	Quartäre Ammoniumverbindungen, desinfizierende Substanzen
Quats	siehe QAV

RAL	Einstmals »Reichsausschuss für Lieferbedingungen«, heute »Deutsches Institut für Gütesicherung und Kennzeichnung e.V.«, welches sich u.a. mit Gütedefinitionen befasst.
RDG	Reinigungs- und Desinfektionsgerät
RDGE	Reinigungs- und Desinfektionsgerät für Endoskope
RKI	Robert Koch-Institut
RNS	Ribonucleinsäure (wird auch als RNA abgekürzt), Moleküle, die in Verbindung mit der Erbsubstanz DNS Eiweiße produzieren
RSV	respiratorisch-syncytial Virus/auf Deutsch: Den Atmungstrakt betreffendes, mit Zellverschmelzung einhergehendes Virus, eine vor allem Kleinkinder betreffende, durch Tröpfchen übertragbare, meist die Atemwege betreffende Viruserkrankung
SGB	Sozialgesetzbuch
STIKO	Ständige Impfkommission am Robert Koch-Institut
SVP	Serologische Verträglichkeitsprobe, eine früher als »Kreuzprobe« bezeichnete Kompatibilitätsprüfung bei Transfusionsgabe.
TFG	Transfusionsgesetz
TRB	Technische Regeln der Berufsgenossenschaften
TRBA	Technische Regeln für biologische Arbeitsstoffe
TBC	Tuberkulose
TME	Transmissible mink encephalopathy/auf Deutsch: übertragbare Nerz-Hirnerkrankung, eine BSE oder CJD-ähnliche Erkrankung, siehe dort.
TRGS	Technische Regeln für Gefahrstoffe
TrinkWV	Trinkwasserverordnung
VAH	Verbund für Angewandte Hygiene e.V.
vCJD	Variante Creutzfeldt-Jakob Disease/auf Deutsch: Variante der Creutzfeldt-Jakob Erkrankung, siehe dort
VE-Wasser	Vollentsalztes Wasser
VISA	Vancomycin intermediär resistenter Staphylococcus aureus, eine Form multiresistenter Staphylokokken
VRE	Vancomycin resistente Enterokokken
VZV	Varizellen-Zoster-Virus, Erreger von Windpocken und Gürtelrose
WHO	World Health Organisation, Weltgesundheitsorganisation
ZSVA	Zentrale Sterilgut Versorgungsabteilung

LITERATUR

Aktion Saubere Hände: Die 5 Indikationen der Händedesinfektion

Arbeitskreis Instrumenten-Aufbereitung: Instrumenten-Aufbereitung richtig gemacht. 9. Auflage 2009.

Bergen, P.: Hygiene für ambulante Pflegeeinrichtungen. Elsevier Verlag, 1. Auflage, München 2005.

Bergen, P.: Hygiene in Altenpflegeeinrichtungen. Elsevier Verlag, 1. Auflage, München 2003.

Bergen, P.: Hygiene in der Intensivpflege. Bode Chemie Hamburg, 1. Auflage 2001.

Hof, H., Dörries, R.: Medizinische Mikrobiologie. Thieme Verlag, 4. Auflage, Stuttgart 2009.

Berufsgenossenschaft für Gesundheitsdienst und Wohlfahrtspflege: BGV A1 Allgemeine Vorschriften in der Fassung vom Januar 2004.

Bodenschatz, W.: Desinfektion. Rechtsvorschriften und Materialien. Behr's Verlag, Hamburg.

Deutscher Caritasverband e.V., Diakonisches Werk der Evangelischen Kirche in Deutschland e.V.: Wenn in sozialen Einrichtungen gekocht wird. Lambertus-Verlag, Freiburg im Breisgau 2009

Deutscher Caritasverband e.V., Deutsche Gesellschaft für Hauswirtschaft e.V., Diakonie Deutschland: Wäschepflege in sozialen Einrichtungen. Lambertus-Verlag, Freiburg im Breisgau 2013

Fresenius Kabi: Medikamentengabe über Sonde

Fresenius Kabi: Praxis der enteralen Ernährung

Fresenius Kabi: Pflegestandard zur enteralen Ernährungstherapie

Gesetz zur Verhütung und Bekämpfung von Infektionskrankheiten beim Menschen (Infektionsschutzgesetz – IfSG) in der Fassung vom August 2013

Kampf, G. (Hrsg.): Hände-Hygiene im Gesundheitswesen. Springer Verlag, 1. Auflage, Berlin 2002.

Lauber, A.; Schmalstieg, P.: Pflegerische Interventionen. Thieme Verlag, 1. Auflage, Stuttgart 2003.

Menche, N.: Pflege heute. Elsevier Verlag, 5. Auflage München 2011.

Medizinproduktegesetz in der Fassung vom August 2013.

Medizinproduktebetreiberverordnung in der Fassung vom Juli 2009.

MRSA-Netzwerke Niedersachsen: MRSA Empfehlungen für Alten- und Pflegeeinrichtungen, 2012

Niedersächsisches Landesgesundheitsamt (NLGA): Fragen und Antworten zur Händehygiene in Pflegeeinrichtungen, 2010

Niedersächsisches Landesgesundheitsamt (NLGA): Noro-Virus Infektionen in Alten- und Pflegeeinrichtungen, 2012

Niedersächsisches Landesgesundheitsamt (NLGA): Stellungnahme des NLGA zu Absonderungsmaßnahmen bei Altenheimbewohnern, 2013

Robert Koch Institut (RKI): Richtlinie für Krankenhaushygiene und Infektionsprävention. Gustav Fischer Verlag, Jena, Stuttgart.

Sozialgesetzbuch XI in der Fassung vom Juli 2013.

Trinkwasserverordnung in der Fassung vom August 2013.

ANHANG A

Die nachfolgende Liste enthält eine Auswahl wichtiger und/oder häufiger Infektionserreger mit Nennung der Erkrankung, der erregerhaltigen Materialien, der Übertragungswege (bezogen vor allem auf die Situation im Krankenhaus), den zu ergreifenden Maßnahmen im Infektionsfall und weiteren Informationen.

* gemäß VAH = Auswahl der Mittel, Konzentrationen und Einwirkzeiten (EWZ) gemäß der Desinfektionsmittelliste des Verbundes für angewandte Hygiene e.V. (VAH) gemäß RKI = Auswahl der Mittel, Konzentrationen und Einwirkzeiten (EWZ) gemäß der Desinfektionsmittelliste des Robert-Koch-Institutes (RKI)

** erweiterter Interventionsbedarf, d.h. ein von der Routine abweichendes Vorgehen, welches in den Kliniken individuell geregelt ist. In jedem dieser Fälle ist es indiziert, sich umgehend an das Hygienefachpersonal (Hygienefachkraft oder Hygienebeauftragter) zu wenden.

Erkrankung **Erreger**	**Erregerhalt. Mat.** **Übertragungsweg**	**Unterbringung, Hygienemaßnahmen** **Besonderheiten, Infos**
Acinetobacter-Infektion, Frage ob Harnwegsinfektion, Wundinfektion, Atemwegsinfektion bakteriell, Sepsis **Hinweis:** Es gibt hochresistente Stämme von Acinetobacter baumannii, die ein Vorgehen entsprechend einer MRGN-Infektion- bzw. -Kolonisation notwendig machen (siehe dort)		
Adenovirus-Infektion, Frage ob Atemwegsinfektion, Enteritis infectiosa viral, Konjunktivitis viral, Meningo-Encephalitis		
HIV-Infektion/ AIDS (Acquired Immune Deficiency Syndrom), eine infektiöse Immunerkrankung.		
HIV (Human Immunodeficiency Virus)	Blut, Körperflüssigkeiten, Sekrete - - - - - - - - - - Hämatogen, iatrogen	Auf Pflegestationen ist **Standardhygiene** ausreichend/Ggf. Schutzisolierung. **Hinweise:** Auf korrekte Kanülenentsorgung achten/Besondere Vorsicht bei eigenen Verletzungen/Handschuhe nutzen! - - - - - - - - - - RKI-Ärztemerkblatt vorh. (→ Anhang D, Pos. 1)
Amöbenruhr (Amöbiasis), eine komplikationsbehaftete Enteritis.		
Entamöbia histolytica, eine parasitär lebende Protozoe	Fäces - - - - - - - - - - alimentär, fäkal/oral, Schmierinfektion	**Unterbringung:** Einzelzimmer bzw. Kohortenisolierung, separate Toilette. **PSA:** Schutzkittel und Handschuhe bei pflegerischen Tätigkeiten **Entsorgung:** Abfälle und Wäsche: Standardhygiene **Desinfektion:** fortlaufende Desinfektion patientennaher Flächen gemäß VAH*/Schlussdesinfektion notwendig.

▶▶

Erkrankung Erreger	Erregerhalt. Mat. Übertragungsweg	Unterbringung, Hygienemaßnahmen Besonderheiten, Infos
Aspergillose, eine Pneumonieform, an der vor allem abwehrgeschwächte Personen erkranken.		
Aspergillus fumigatus, ein Schimmelpilz	aerogen über Pilzsporen aus der Umgebung	Standardhygiene ausreichend. Ursachenabklärung notwendig.
Atemwegsinfektion bakteriell (außer Tuberkulose)		
z. B. Pneumokokken, Haemophilus, Pseudomonaden	respiratorische Sekrete - - - - - - - - - - aerogen, evtl. direkte und indirekte Kontakte	**Unterbringung:** nicht gemeinsam mit abwehrgeschwächten Patienten. **PSA:** Schutzkittel, Handschuhe, Mund-Nasenschutz bei patientennahen Tätigkeiten. Entsorgung, Desinfektion: Standardhygiene.
Atemwegsinfektion viral		
z. B. Adenoviren, Coxsackieviren, Influenzaviren	respiratorische Sekrete - - - - - - - - - - aerogen, evtl. direkte und indirekte Kontakte	**Unterbringung:** nicht gemeinsam mit abwehrgeschwächten Patienten. **PSA:** Schutzkittel, Handschuhe, Mund-Nasenschutz bei patientennahen Tätigkeiten. **Entsorgung:** Abfälle und Wäsche: Standardhygiene **Desinfektion:** fortlaufende Desinfektion patientennaher Flächen mit viruziden Mitteln und EWZ/Schlussdesinfektion notwendig.
Borreliose, siehe Lyme-Borreliose		
Botulismus, eine durch bakterielle Exotoxine verursachte Lebensmittelvergiftung. Sehr seltene Formen: Wund-, Säuglingsbotulismus		
Clostridium botulinum, ein anaerobes, sporenbildendes Bakterium	Verdorbene Lebensmittel - - - - - - - - - - alimentär	Meldepflichtig gemäß § 6 IfSG. Standardhygiene ausreichend.
Candida-Infektion (Candidosis), ein meist lokaler, in Ausnahmefällen systemischer Pilzbefall, der sich in unterschiedlichen Krankheitsformen (u. a. Fußpilz, Mundsoor, Soorpneumonie) äußert.		
Candida albicans, ein fakultativ pathogener Pilz, der Florabestandteil sein kann.	Wund- und respiratorische Sekrete - - - - - - - - - - direkte und indirekte Kontakte, evtl. aerogen	Standardhygiene ausreichend.
CDAD oder CDI siehe Clostridium difficile-Infektion		
Chlamydien-Genitalinfektion (Chlamydiose), eine meist Frauen betreffende Infektion des Genitale, evtl. der Harnröhre, des Gebärmutterhalses, der Eileiter und weiterer Strukturen		
Chlamydia trachomatis, ein bakterieller, intrazellulär lebender Parasit.	Genitalsekret, evtl. Urin - - - - - - - - - - Sexualkontakte, Schmierinfektion	Standardhygiene ausreichend. - - - - - - - - - - RKI-Ärztemerkblatt vorh. (→ Anhang D, Pos. 1)

▶▶

<table>
<tr><th>Erkrankung
Erreger</th><th>Erregerhalt. Mat.
Übertragungsweg</th><th>Unterbringung, Hygienemaßnahmen
Besonderheiten, Infos</th></tr>
<tr><td colspan="3">Cholera, eine lebensgefährliche, komplikationsreiche Dünndarminfektion mit erheblichen systemischen Auswirkungen, wie hohes Fieber, Exsikkose und Elektrolytverlust/Impfung möglich und evtl. vor Reisen empfohlen.</td></tr>
<tr><td>Vibrio cholerae, ein gramnegatives, toxinproduzierendes Bakterium.</td><td>Fäces, Erbrochenes
----
alimentär, fäkal/oral, Schmierinfektion</td><td>Meldepflichtig gemäß § 6 IfSG.
Erweiterter Interventionsbedarf**
Unterbringung: Einzelzimmer und separate Toilette bis 5 Stühle im Abstand von je 2 Tagen negativ sind.
PSA: Schutzkittel und Handschuhe bei Betreten des Zimmers für alle Personen.
Entsorgung: Geschirr = Einmalmaterial/Abfälle und Wäsche: infektiös.
Desinfektion: fortlaufende Desinfektion patientennaher Flächen, der Wäsche und des Sanitärbereiches gemäß RKI*/ Schlussdesinfektion notwendig.</td></tr>
<tr><td colspan="3">Clostridium difficile-Infektion (= CDI oder CDAD), eine komplikationsbehaftete und mit Antibiose im Zusammenhang stehende Durchfallerkrankung.</td></tr>
<tr><td>Clostridium difficile, ein sporenbildendes, toxinproduzierendes, hochresistentes Bakterium</td><td>Fäces
----
fäkal/oral, Schmierinfektion</td><td>Bei schweren Vorläufen und Ribotyp 027 Meldepflichtig gemäß § 6 IfSG.
Unterbringung: Einzelzimmer und separate Toilette bis 2 Tage nach Ausbleiben der Durchfälle.
PSA: Schutzkittel und Handschuhe bei Patientenkontakt.
Entsorgung: Abfälle und Wäsche: infektiös.
Desinfektion: fortlaufende Desinfektion patientennaher Flächen und des Sanitärbereiches mit sporiziden Mitteln (z. B. Peressigsäure)/ Schlussdesinfektion notwendig.
Hinweis: Händedesinfektionsmittel wirken gegenüber Cl. difficile unzureichend, daher sollen nach der Händedesinfektion die Hände zusätzlich gewaschen werden.</td></tr>
<tr><td colspan="3">Coli-Infektion, Frage ob Enteritis infectiosa bakteriell, Wundinfektion, Atemwegsinfektion bakteriell, Sepsis oder HUS
Hinweis: Es gibt hochresistente Stämme von Escherischia coli, die ein Vorgehen entsprechend einer MRGN-Infektion- bzw. -Kolonisation notwendig machen (siehe dort)</td></tr>
<tr><td colspan="3">Coronavirus-Infektion, Frage ob Atemwegsinfektion, Enteritis infectiosa</td></tr>
<tr><td colspan="3">Coxsackievirus-Infektion, Frage ob Atemwegsinfektion, Enteritis infectiosa, Konjunktivitis</td></tr>
</table>

Erkrankung Erreger	Erregerhalt. Mat. Übertragungsweg	Unterbringung, Hygienemaßnahmen Besonderheiten, Infos
neue **Creutzfeld-Jakob-Krankheit (nCJD)**, eine stets letal verlaufende nicht erblich bedingte irreversible Schädigung des Gehirns.		
Prionen, infektiös wirkende Eiweißpartikel (→ Kap. 2.6.2)	kontaminierte Instrumente oder Transplantate ------------------- iatrogen, weitere Übertragungswege evtl. möglich	Meldepflichtig gemäß § 6 IfSG. Erweiterter Interventionsbedarf** Standardhygiene ausreichend. Ursachenabklärung notwendig. ------------------- Zahlreiche RKI-Infos vorh. (→ Anhang D, Pos. 1)
Cytomegalie, eine persistierende Viruserkrankung, die beim immunkompetenten Erwachsenen meist unbemerkt verläuft, intrauterin aber schwere fötale Schäden verursachen kann. Infizieren können auch imunsupprimierte Patienten (z. B. bei AIDS).		
Cytomegalie-Virus, ein umhülltes DNA-Virus, zur Familie der Herpes-Viren zählend.	respiratorische Sekrete, Blut, Urin ------------------- intrauterin, iatrogen (Transplantationen, Transfusionen), evtl. Kontakte, Schmierinfektion	Standardhygiene ausreichend.
Diphtherie (Rachendiphtherie), eine lebensbedrohliche Infektion der oberen Atemwege/Impfung möglich und empfohlen.		
Corynebacterium diphteriae, ein grampositives, aerogenes, toxinbildendes Bakterium	respiratorische Sekrete, Wundsekret ------------------- aerogen, u. U. direkte und indirekte Kontakte	Meldepflichtig gemäß § 6 IfSG Erweiterter Interventionsbedarf** **Unterbringung:** Einzelzimmer bis 3 Abstriche im Abstand von 3 Tagen negativ sind. **Immungeschütztes Personal einsetzen.** **PSA:** Schutzkittel, Handschuhe, Mund-Nasenschutz und Kopfbedeckung bei patientennahen Tätigkeiten bei Betreten des Zimmers für alle Personen. **Entsorgung:** Geschirr = Einmalmaterial; Abfall und Wäsche: infektiös. **Desinfektion:** fortlaufende Desinfektion patientennaher Flächen und der Wäsche gemäß VAH*; Schlussdesinfektion notwendig. ------------------- RKI-Ärztemerkblatt vorh. (→ Anhang D, Pos. 1)
Drei-Tage-Fieber (Roseola infantum), eine relativ harmlose, plötzlich einsetzende, mit hohem Fieber einhergehende Erkrankung von Kleinkindern.		
Herpesviren des Typs HHV 6, ein umhülltes DNA-Virus	respiratorische Sekrete ------------------- aerogen	Standardhygiene ausreichend.

Erkrankung Erreger	Erregerhalt. Mat. Übertragungsweg	Unterbringung, Hygienemaßnahmen Besonderheiten, Infos
Echovirus-Infektion Frage ob Atemwegsinfektion viral, Enteritis infectiosa viral, Meningoencephalitis		
EHEC, ETEC, EIEC-Infektionen siehe Enteritis infectiosa bakteriell oder HUS		
Enzephalitis siehe Meningoencephalitis		
Enteritis infectiosa bakteriell (außer Typhus, Paratyphus), eine infektiöse Darmerkrankung		
z. B. Salmonellen, Campylobacter, E. Coli, Cryptosporidien	Nahrungsmittel, Fäces, Erbrochenes ------------------- alimentär, fäkal-oral, Schmierinfektion	U. U. Meldepflichtig gemäß § 6 IfSG wenn Pat. Im Lebensmittelbereich arbeitet, wenn epidemischer Zusammenhang wahrscheinlich ist. **Unterbringung:** Einzelzimmer und separate Toilette bei Cryptosporidium-, EHEC-, ETEC- oder EIEC-Infektionen; anderenfalls normale Unterbringung bei separater Toilette für die Dauer der Erkrankung bzw. bis 3 Stuhlproben im Abstand von 2 Tagen negativ sind. Kohortenisolierung bei gleichem Erreger möglich. **PSA:** Schutzkittel und Handschuhe bei patientennahen Tätigkeiten. **Entsorgung:** Abfälle: Standardhygiene/Wäsche: infektiös. **Desinfektion:** fortlaufende Desinfektion patientennaher Flächen und des Sanitärbereiches gemäß VAH*; Schlussdesinfektion notwendig. ------------------- RKI-Ärztemerkblatt zu EHEC, zu Salmonellen und zu Campylobacter vorh. (→ Anhang D, Pos. 1)
Enteritis infectiosa viral oder Erreger unbekannt, eine infektiöse Darmerkrankung		
z. B. Rotaviren, Noroviren, Adenoviren, Coronaviren, ECHO-Viren, Coxsackiviren = unbehüllte Viren mit meist hoher Infektiosität	Nahrungsmittel, Fäces, Erbrochenes ------------------- alimentär, fäkal-oral, Schmierinfektion	U. U. Meldepflichtig gemäß § 6 IfSG wenn Pat. Im Lebensmittelbereich arbeitet, wenn epidemischer Zusammenhang wahrscheinlich ist. **Unterbringung:** Einzelzimmer und separate Toilette, bis mind. 3 Tage nach Ausbleiben der Durchfälle. Kohortenisolierung bei gleichem Erreger möglich. **PSA:** Schutzkittel und Handschuhe bei patientennahen Tätigkeiten. **Entsorgung:** Geschirr = Einmalmaterial/Abfälle und Wäsche: infektiös. **Desinfektion:** fortlaufende Desinfektion patientennaher Flächen und des Sanitärbereiches mit viruziden Mitteln und EWZ; viruzides Händedesinfektionsmittel verwenden (verlängerte EWZ)/Schlussdesinfektion notwendig.

Erkrankung Erreger	Erregerhalt. Mat. Übertragungsweg	Unterbringung, Hygienemaßnahmen Besonderheiten, Infos
		--- RKI-Ärztemerkblatt zu Noro- und zu Rota-Viren vorh. (→ Anhang D, Pos. 1)
Enterokokken- oder Enterobacter-Infektion Frage ob Enteritis infectiosa bakt., Harnwegsinfektion, Wundinfektion, Atemwegsinfektion bakt., Sepsis.		
Erysipel, eine früher als »Wundrose« bezeichnete bakterielle Hautinfektion.		
Streptokokken der Gruppe A	Wundsekret --- direkte und indirekte Kontakte	**Unterbringung:** nicht gemeinsam mit abwehrgeschwächten Patienten. **PSA:** Schutzkittel und Handschuhe bei patientennahen Tätigkeiten. **Entsorgung:** Standardhygiene. **Desinfektion:** fortlaufende Desinfektion patientennaher Flächen gemäß VAH*; Schlussdesinfektion notwendig.
Erythema infectiosum siehe Ringelröteln		
ESBL-Infektion oder Kolonisation (extended-spectrum-ß-lactamase) = multiresistente Bakterien aus dem gramnegativen Spektrum, welche die Antibiotika-zerstörende Substanz ESBL bilden können		
z. B. E. Coli, Klebsiellen, Pseudomonaden	Erregerhaltige Sekrete und Exkrete, wie z. B. Wundsekret, Trachealsekret, Urin. --- direkte und indirekte Kontakte, evtl. aerogen	**Unterbringung:** Einzelzimmer bzw. Kohortenisolierung. **PSA:** Schutzkittel, Handschuhe und Mund-Nasenschutz bei patientennahen Tätigkeiten. **Entsorgung:** Abfälle: Standardhygiene; Wäsche: infektiös. **Desinfektion:** fortlaufende Desinfektion patientennaher Flächen und ggf. Sanitärbereich gemäß VAH*; Schlussdesinfektion notwendig.
Flohbefall		
Flöhe (→ Kap. 6.3.2)	Enger Kontakt mit Patient oder flohbehafteten Kleidungsstücken	**Erstbehandlung: Evtl. Reinigungsbad und Einkleiden mit frischer Wäsche** **Kleidung und Wäsche** des Patienten in fest verschlossenen Plastiksack den Angehörigen mitgeben, als Kochwäsche behandeln. Nur krankenhauseigene Leib- und Bettwäsche verwenden. **Unterbringung:** Einzelzimmer für Dauer des Befalls. **PSA:** Schutzkittel und Handschuhe bei patientennahen Tätigkeiten für Dauer des Befalls. Entsorgung, Desinfektion: Standardhygiene.

▶▶

Erkrankung **Erreger**	**Erregerhalt. Mat.** **Übertragungsweg**	**Unterbringung, Hygienemaßnahmen** **Besonderheiten, Infos**
FSME (Zeckenenzephalitis), eine virale, durch Zeckenbisse ausgelöste Entzündung des Gehirns und der Hirnhäute/Impfung für Personen (auch Urlauber) in Risikogebieten empfohlen.		
FSME-Viren, ein umhülltes RNA-Virus	Transmissive Übertragung durch Zeckenbiss. Keine Übertragungsgefahr für Mitpatienten und Personal	Standardhygiene ausreichend. ------ RKI-Ärztemerkblatt vorh. (→ Anhang D, Pos. 1)
Furunkulose, eine multipel auftretende bakterielle Haarbalgentzündung.		
Staphylokokken	Eiter, Wundsekret Schmierinfektion, direkte und indirekte Kontakte	**Unterbringung:** Keine gemeinsame Unterbringung mit abwehrgeschwächten oder frischoperierten Patienten. **PSA/Entsorgung/Desinfektion:** Standardhygiene.
Gasbrand, eine oft letal und schnell verlaufende Gewebsentzündung.		
Häufigster Erreger ist Clostridium perfringens, ein sporenbildendes anaerobes, toxinbildendes Bakterium.	Wundsekret, Eiter, Fäces ------ u. U. direkte und indirekte Kontakte	**Unterbringung:** Einzelzimmer. **PSA:** Schutzkittel und Handschuhe bei patientennahen Tätigkeiten. **Entsorgung:** Abfälle: Standardhygiene; Wäsche: infektiös. **Desinfektion:** Fortlaufende Desinfektion patientennaher Flächen gemäß RKI*; Schlussdesinfektion notwendig.
Gastroenteritis siehe Enteritis infectiosa		
Gonorrhoe (Tripper), eine Geschlechtserkrankung.		
Neisseria gonorrhoeae, ein gramnegatives Bakterium	Übertragung erfolgt über sexuelle Kontakte. Keine Übertragungsgefahr für Mitpatienten und Personal.	Standardhygiene ausreichend.
Grippe siehe Influenza		
Gürtelrose siehe Herpes-Zoster-Infektion		
Hämorrhagisches Fieber in Form von Ebola- oder Lassa-Virus-Infektionen, hochkontagiöse Infektionserkrankungen, die mit Blutungen innerer Organe und einer hohen Letalitätsquote einhergehen.		
Filoviren, Bunyaviren und Arenaviren = umhüllte RNA-Viren	Kontaminierte Nahrungsmittel, Fäkalien, Urin, Erbrochenes, Schweiß ------	Meldepflichtig gemäß § 6 IfSG. Erweiterter Interventionsbedarf** Namentliche **Erfassung** aller Kontaktpersonen notwendig.

<table>
<tr><th>Erkrankung
Erreger</th><th>Erregerhalt. Mat.
Übertragungsweg</th><th>Unterbringung, Hygienemaßnahmen
Besonderheiten, Infos</th></tr>
<tr><td></td><td>transmissiv, alimentär, aerogen, direkte und indirekte Kontakte</td><td>Unterbringung: Einzelunterbringung in Isolierzimmer mit Vorschleuse, eigenen Sanitär- und Aufbereitungseinrichtungen und gesonderter Klimatisierung/möglichst baldige Verlegung in ein Infektionszentrum.
PSA: Flüssigkeits- und keimdichter Overall, eines Haarschutzes, FFP3-Maske, Schutzbrille und Schutzschuhen bei Betreten des Zimmers für alle Personen.
Entsorgung: Geschirr = Einmalmaterial, Abfälle/Wäsche: infektiös.
Desinfektion: fortlaufende Desinfektion patientennaher Flächen, der Wäsche, des Sanitärbereiches und der Fäkalien gemäß RKI*; Viruzides Händedesinfektionsmittel verwenden (verlängerte EWZ); Schlussdesinfektion in Form einer Raumdesinfektion notwendig.

RKI-Ärztemerkblatt zu EHEC, zu Samonellen und zu Campylobacter vorh. (→ Anhang D, Pos. 1)</td></tr>
<tr><td colspan="3">Harnwegsinfektion</td></tr>
<tr><td>z. B. E.Coli, Pseudomonaden, Staphylokokken, Acinetobacter</td><td>Urin, kontaminierte Körperareale und Gegenstände
----
direkte und indirekte Kontakte</td><td>Unterbringung: nicht gemeinsam mit abwehrgeschwächten Patienten.
PSA: Schutzkittel und Handschuhe bei direkten Patientenkontakten.
Entsorgung, Desinfektion: Standardhygiene.
Weitere Maßnahmen notwendig bei multiresistenten Erregern (z. B. MRSA, MRGN, VRE oder ESBL-bildende Erreger).

KRINKO-Empfehlung »Empfehlungen zur Prävention und Kontrolle Katheter-assoziierter Harnwegsinfektionen« (→ Anhang D, Pos. 1)</td></tr>
<tr><td colspan="3">Hepatitis A oder E, eine virale Leberentzündung; Impfung gegen Hep. A möglich und empfohlen.</td></tr>
<tr><td>Hepatitis A- oder E-Viren = unbehüllte RNA-Viren.</td><td>Fäces, Urin
----
fäkal-oral, Schmierinfektion</td><td>Meldepflichtig gemäß § 6 IfSG bei akuter Erkrankung.
Folgende Hygienemaßnahmen gelten nur für akut Erkrankte:
Unterbringung: separate Toilette für die ersten 2 Wochen der Erkrankung
Immungeschütztes Personal einsetzen.
PSA: Schutzkittel, Handschuhe bei patientennahen Tätigkeiten
Entsorgung: Abfälle: Standardhygiene; Wäsche: infektiös</td></tr>
</table>

<table>
<tr><th>Erkrankung
Erreger</th><th>Erregerhalt. Mat.
Übertragungsweg</th><th>Unterbringung, Hygienemaßnahmen
Besonderheiten, Infos</th></tr>
<tr><td></td><td></td><td>Desinfektion: fortlaufende Desinfektion patientennaher Flächen und Sanitär mit viruziden Mitteln und EWZ; Schlussdesinfektion notwendig.
- - - - - - - - - -
RKI-Ärztemerkblatt vorh. (→ Anhang D, Pos. 1)</td></tr>
<tr><td colspan="3">Hepatitis übrige Formen; Impfung gegen Hep.B für med.-pfleg. Personal dringend empfohlen.</td></tr>
<tr><td>Hepatitis B-, C-, D- oder G-Viren</td><td>Blut, Körperflüssigkeiten, Sekrete
- - - - - - - - - -
hämatogen, iatrogen</td><td>Auf Pflegestationen ist Standardhygiene ausreichend; ggf. Schutzisolierung.
Hinweise: Auf korrekte Kanülenentsorgung achten; besondere Vorsicht bei eigenen Verletzungen; Handschuhe nutzen; immunisiertes Personal einsetzen.
- - - - - - - - - -
RKI-Ärztemerkblatt vorh. (→ Anhang D, Pos. 1)</td></tr>
<tr><td colspan="3">Herpes-simplex-Infektion, eine systemische oder lokale persistierende Virusinfektion.</td></tr>
<tr><td>Herpes-simplex-Virus, ein umhülltes DNA-Virus./Hoher Durchseuchungsgrad in der Bevölkerung.</td><td>respiratorisches Sekret, Wund- oder Genitalsekret, Liquor (je nach Lokalisation)
- - - - - - - - - -
direkte und indirekte Kontakte, ggf. aerogen</td><td>Folgende Hygienemaßnahmen sind nur bei ausgedehnten und/oder großflächigen Infektionen notwendig:
Unterbringung: Einzelzimmer für Dauer der Erkrankung bei akuter Ansteckungsgefahr
PSA: Schutzkittel, Handschuhe, Mund-Nasenschutz bei patientennahen Tätigkeiten.
Entsorgung: Standardhygiene.
Desinfektion: fortlaufende Desinfektion patientennaher Flächen gemäß VAH*; Schlussdesinfektion notwendig.</td></tr>
<tr><td colspan="3">Herpes-Zoster-Infektion, auch »Gürtelrose« genannt, eine virale Entzündung des Nervengewebes, welches mit einem schmerzhaften Exanthem, der »Gürtelrose« einhergeht.</td></tr>
<tr><td>Varizellen-Zoster-Virus, ein zur Gruppe der Herpesviren gehörendes, umhülltes DNA-Virus, welches Windpocken (= Varizellen) und Zoster verursachen kann; hoher Durchseuchungsgrad in der Bevölkerung.</td><td>Wund- oder respiratorisches Sekret
- - - - - - - - - -
direkte und indirekte Kontakte</td><td>Folgende Hygienemaßnahmen sind nur bei hoher Infektiosität notwendig:
Unterbringung: Einzelzimmer bis zum Abtrocknen der Bläschen.
PSA: Schutzkittel, Handschuhe, Mund-Nasenschutz bei patientennahen Tätigkeiten.
Entsorgung: Standardhygiene.
Desinfektion: fortlaufende Desinfektion patientennaher Flächen gemäß VAH*; keine Schlussdesinfektion notwendig.
- - - - - - - - - -
RKI-Ärztemerkblatt vorh. (→ Anhang D, Pos. 1)</td></tr>
</table>

▶▶

Erkrankung Erreger	Erregerhalt. Mat. Übertragungsweg	Unterbringung, Hygienemaßnahmen Besonderheiten, Infos
HUS (hämolytisch-urämisches Syndrom), eine lebensbedrohliche, meist Säuglingen und Kleinkinder betreffende Erkrankung, die mit einer Schädigung der Blutzellen, Blutgefäße und Nieren einhergeht.		
Toxinbildende Escherischia coli- Stämme (z. B. EHEC)	Fäces, Erbrochenes - - - - - - - - - - alimentär, fäkal-oral, Schmierinfektion	Meldepflichtig gemäß § 6 IfSG **Unterbringung:** Einzelzimmer und separate Toilette für die Dauer der Erkrankung bzw. bis 3 Stuhlproben im Abstand von 2 Tagen negativ sind. **PSA:** Schutzkittel und Handschuhe bei patientennahen Tätigkeiten. **Entsorgung:** Abfälle und Wäsche: Standardhygiene **Desinfektion:** fortlaufende Desinfektion und des Sanitärbereiches gemäß VAH*; Schlussdesinfektion erforderlich. - - - - - - - - - - RKI-Ärztemerkblatt zu EHEC vorh. (→ Anhang D, Pos. 1)
Influenza, eine mit hohem Fieber, starkem Krankheitsgefühl einhergehende, komplikationsbehaftete Infektionserkrankung mit Tendenz zur epidemischen Ausbreitung; Jährliche Impfung.		
Influenza-A-, B- oder C-Viren = umhüllte RNA-Viren, wobei der Influenza-A-Virus mit unterschiedlicher Virulenz am häufigsten auftritt.	respiratorische Sekrete - - - - - - - - - - aerogen, direkte und indirekte Kontakte	**Hinweis:** Da bei Influenza, je nach Erregereigenschaften, eine unterschiedliche Gesundheitsgefährdung und Infektiosität bestehen kann müssen folgende Maßnahmen ggf. modifiziert werden: **Unterbringung:** Einzelzimmer evtl. Kohortenisolierung Immungeschütztes Personal einsetzen. **PSA:** Schutzkittel, Mund-Nasenschutz bei patientennahen Tätigkeiten. Entsorgung, Desinfektion: Standardhygiene. - - - - - - - - - - RKI-Ärztemerkblatt vorh. (→ Anhang D, Pos. 1)
Impetigo contagiosa, auch »Borkenflechte« genannt, eine lokale, oberflächliche Hautinfektion meist im Bereich des Mundes oder der Nase.		
Staphylokokken oder Streptokokken	Eiter, Wundsekret - - - - - - - - - - Schmierinfektion, direkte und indirekte Kontakte	**Unterbringung:** keine gemeinsame Unterbringung mit abwehrgeschwächten oder frischoperierten Patienten. **PSA/Entsorgung/Desinfektion:** Standardhygiene.
Keratokonjunctivitis epidemica siehe Konjunktivitis viral		

Erkrankung Erreger	Erregerhalt. Mat. Übertragungsweg	Unterbringung, Hygienemaßnahmen Besonderheiten, Infos
Keuchhusten (Pertussis), eine komplikationsbehaftete Infektionserkrankung, die mit starken, zentral ausgelösten Hustenanfälle einhergeht/Impfung möglich und empfohlen.		
Bordetella pertussis, ein gramnegatives, toxinbildendes Bakterium.	respiratorisches Sekret --- aerogen, evtl. auch Kontakte mit erregerhaltigen Sekreten	**Unterbringung:** Einzelzimmer bis 7 Tage nach Therapiebeginn. Immungeschütztes Personal einsetzen. **PSA:** Schutzkittel und Mund-Nasenschutz bei Betreten des Zimmers für alle nichtimmunsierten Personen **Entsorgung:** Standardhygiene **Desinfektion:** fortlaufende Desinfektion patientennaher Flächen gemäß VAH*; Schlussdesinfektion notwendig. --- RKI-Ärztemerkblatt vorh. (→ Anhang D, Pos. 1)
Kindbettfieber (Puerperalsepsis), eine heute seltene, im Wochenbett auftretende Gebärmutterentzündung, mit Komplikationen wie Peritonitis und Sepsis.		
A-Streptokokken	Blut, Wundsekret, Vaginalsekret, Lochien --- hämatogen, iatrogen	**Unterbringung:** keine gemeinsame Unterbringung mit abwehrgeschwächten oder frischoperierten Patienten **PSA/Entsorgung/Desinfektion:** Standardhygiene
Klebsiella-Infektion Frage ob Harnwegsinfektion, Wundinfektion, Atemwegsinfektion bakteriell, Sepsis		
Konjunktivitis bakteriell, eine bakteriell ausgelöste Augenbindehautentzündung.		
Chlamydia trachomatis, Neisserien, Haemophilus influenza, Pseudomonas aeruginosa	Tränen, Eiter --- Schmierinfektion, direkte und indirekte Kontakte	**Unterbringung:** Einzelzimmer bis 48 h nach Beginn einer Antibiose **PSA:** Handschuhe bei patientennahen Tätigkeiten. **Entsorgung:** Standardhygiene. **Desinfektion:** fortlaufende Desinfektion patientennaher Flächen gemäß VAH*; Schlussdesinfektion notwendig.
Konjunktivitis viral, eine viral ausgelöste Augenbindehautentzündung. Hierzu gehört auch **Keratokonjunctivitis epidemica**, die durch Adenoviren ausgelöst wird und eine Tendenz zur epidemischen Verbreitung hat.		
Adenoviren, Coxsackieviren, ECHO-Viren, Herpesviren	Tränen, Eiter --- Schmierinfektion, direkte und indirekte Kontakte, iatrogen	**Unterbringung:** Einzelzimmer bzw. Kohortenisolierung für die Erkrankungsdauer. Erweiterter Interventionsbedarf** **PSA:** Schutzkittel, Handschuhe bei patientennahen Tätigkeiten **Entsorgung:** Standardhygiene. **Desinfektion:** fortlaufende Desinfektion patientennaher Flächen mit viruziden Mitteln und EWZ; Schlussdesinfektion notwendig.

▶▶

Erkrankung Erreger	Erregerhalt. Mat. Übertragungsweg	Unterbringung, Hygienemaßnahmen Besonderheiten, Infos
Krätze (Skabies), eine parasitäre Hauterkrankung.		
Krätzmilben, winzige Spinnentieren von unterschiedlicher Infektiosität, die zur Eiablage Gänge in die Haut graben.	Hautschuppen, Kleidungsstücke - - - - - - - - - - körperlicher Kontakt mit befallenen Patienten oder milbenbehafteten Kleidungsstücken	**Behandlung:** Reinigungsbad, danach Anwendung antiparasitärer Mittel (z. B. Infectoscab®; hierzu flüssigkeitsdichte Schürze über langärmligen Schutzkittel und Handschuhe verwenden. Weitere Behandlungen sind gemäß Gebrauchsanweisung notwendig. **Kleidung und Wäsche** des Patienten in fest verschlossenen Plastiksack den Angehörigen mitgeben, als Kochwäsche behandeln. Nur krankenhauseigene Leib- und Bettwäsche verwenden. **Unterbringung:** Einzelzimmer für die Dauer der Behandlung bzw. des Befalls. **PSA:** Schutzkittel und Handschuhe bei patientennahen Tätigkeiten für Dauer des Befalls. Entsorgung, Desinfektion: Standardhygiene - - - - - - - - - - RKI-Ärztemerkblatt vorh. (→ Anhang D, Pos. 1)
Kryptosporidiose = eine meist den Gastrointestinaltrakt, seltener den Respirationstrakt betreffende Infektionserkrankung, von der fast ausnahmslos abwehrschwache Personen (z. B. AIDS-Patienten) betroffen sind.		
Cryptosporidien = parasitäre Protozoen, die vor allem Haus- und Wildtiere befallen.	Fäces - - - - - - - - - - fäkal-oral, Schmierinfektion	**Unterbringung:** normale Unterbringung möglich bei separater Toilette für die Dauer der Erkrankung **PSA:** Schutzkittel und Handschuhe bei patientennahen Tätigkeiten. **Entsorgung:** Standardhygiene **Desinfektion:** fortlaufende Desinfektion patientennaher Flächen und des Sanitärbereiches gemäß VAH*; Schlussdesinfektion notwendig. - - - - - - - - - - RKI-Ärztemerkblatt vorh. (→ Anhang D, Pos. 1)
Läusebefall		
Kopf-, Kleider- oder Filzläuse (→ Kap. 6.3.2).	enger Kontakt mit befallenen Patienten oder läusebehafteten Kleidungsstücken	**Erstbehandlung** im Badezimmer nach Reinigungsbad unter Anwendung antiparasitärer Mittel (z. B. Jacutin®; hierzu flüssigkeitsdichte Schürze über langärmligen Schutzkittel und Handschuhe verwenden. Haare mit Nissenkamm auskämmen. Weitere Behandlungen bei verbleibenden Nissen notwendig. **Kleidung und Wäsche** des Patienten in festverschlossenen Plastiksack den Angehörigen mitgeben, als Kochwäsche behandeln. Nur krankenhauseigene Leib- und Bettwäsche verwenden.

Erkrankung Erreger	Erregerhalt. Mat. Übertragungsweg	Unterbringung, Hygienemaßnahmen Besonderheiten, Infos
		Unterbringung: Einzelzimmer für Dauer des Befalls. **PSA:** Schutzkittel und Handschuhe bei patientennahen Tätigkeiten für Dauer des Befalls. Entsorgung, Desinfektion: Standardhygiene. - - - - - - - - - - - - RKI-Ärztemerkblatt zu Kopfläusen vorh. (→ Anhang D, Pos. 1)
Legionellose, eine oft letal verlaufende Pneumonieform.		
Legionella pneumophila (→ Kap. 10.1.4)	Wasser - - - - - - - - - - - - aerogen, evtl. Kontakte	Standardhygiene ausreichend Ursachenabklärung notwendig. - - - - - - - - - - - - RKI-Ärztemerkblatt vorh. (→ Anhang D, Pos. 1)
Lepra, eine in unseren Breitengraden selten vorkommende, an der Haut, den Schleimhäuten und den peripheren Nerven manifestierte, mit Gewebszerstörung einhergehende Infektionserkrankung.		
Mycobacterium leprae, ein mit einer Wachshülle versehenes Bakterium.	Wundsekret - - - - - - - - - - - - Schmierinfektion, enge Körperkontakte	**Unterbringung:** Einzelzimmer für Dauer des KH-Aufenthaltes **PSA:** Schutzkittel und Handschuhe bei Patientenkontakten. **Entsorgung:** Abfall und Wäsche: infektiös **Desinfektion:** fortlaufende Desinfektion patientennaher Flächen und Sanitär gemäß RKI*; Schlussdesinfektion notwendig.
Lues siehe Syphilis		
Lyme-Borreliose, eine durch Zecken übertragene, in Stadien verlaufende, multisystemische bakterielle Infektionserkrankung		
Borrelia burgdorferi, ein bewegliches, spiralförmiges Bakterium	Die Übertragung erfolgt transmissiv über einen Zeckenbiss. Keine Übertragungsgefahr für Mitpatienten und Personal.	Standardhygiene ausreichend.
Malaria, eine in unseren Breitengraden seltene, mit Fieberschüben einhergehende Infektionserkrankung, welche durch die Anopheles-Mücke übertragen wird.		
Plasmodien = parasitäre Protozoen	Die Übertragung erfolgt transmissiv über einen Mückenstich Keine Übertragungsgefahr für Mitpatienten und Personal.	Standardhygiene ausreichend. - - - - - - - - - - - - RKI-Ärztemerkblatt vorh. (→ Anhang D, Pos. 1)

▶▶

Erkrankung Erreger	Erregerhalt. Mat. Übertragungsweg	Unterbringung, Hygienemaßnahmen Besonderheiten, Infos
Masern, eine mit einem Exanthem und Fieber einhergehende, komplikationsbehaftete Viruserkrankung/Impfung möglich und empfohlen		
Masern-Virus, ein umhülltes RNA-Virus	respiratorische Sekrete - - - - - - - - - - aerogen	Meldepflichtig gemäß § 6 IfSG **Unterbringung:** Einzelzimmer bis 4 Tage nach vollständiger Ausbildung des Exanthems Immungeschütztes Personal einsetzen. **PSA:** Schutzkittel, Mund-Nasenschutz bei Betreten des Zimmers für alle nichtimmunisierten Personen **Entsorgung:** Abfälle und Wäsche: normal **Desinfektion:** fortlaufende Desinfektion patientennaher Flächen gemäß VAH*; Schlussdesinfektion notwendig - - - - - - - - - - RKI-Ärztemerkblatt vorh. (→ Anhang D, Pos. 1)
Meningitis/Meningo-Enzephalitis/Erreger **keine** Meningokokken = eine Infektion der Gehirnhäute und ggf. des Gehirns.		
z. B. Enteroviren, Arboviren, Herpesviren, Pneumokokken, Staphylokokken	respiratorische Sekrete, evtl. Fäces - - - - - - - - - - aerogen, evtl. Schmierinfektion	**Unterbringung**: Standardhygiene **PSA:** Schutzkittel, Handschuhe und Mund-Nasenschutz bei patientennahen Tätigkeiten, bei denen respiratorische Sekrete freigesetzt werden könnten (z. B. Mundpflege). **Entsorgung:** Standardhygiene. **Desinfektion:** fortlaufende Desinfektion patientennaher Flächen und des Sanitärbereiches gemäß VAH*; keine Schlussdesinfektion.
Meningitis/Meningo-Encephalitis/Meningokokken oder Erreger unbekannt; Impfung gegen einige Meningokokken-Typen möglich		
Meningokokken, gramnegative, bekapselte Bakterien	respiratorische Sekrete - - - - - - - - - - aerogen, evtl. Kontakte	Meldepflichtig gemäß § 6 IfSG Erweiterter Interventionsbedarf** Evtl. Antibiotikaprophylaxe für Personal notwendig. **Unterbringung:** Einzelzimmer für Dauer der Infektiosität (Arztentscheidung) **PSA:** Schutzkittel, Handschuhe und Mund-Nasenschutz bei patientennahen Tätigkeiten **Entsorgung:** Abfall und Wäsche: Standardhygiene **Desinfektion:** fortlaufende Desinfektion patientennaher Flächen und Sanitär gemäß VAH*; Schlussdesinfektion notwendig - - - - - - - - - - RKI-Ärztemerkblatt vorh. (→ Anhang D, Pos. 1)

Erkrankung Erreger	Erregerhalt. Mat. Übertragungsweg	Unterbringung, Hygienemaßnahmen Besonderheiten, Infos
Milzbrand der Lunge, auch »Anthrax« genannt, eine seltene, hochkontagiöse, mit Ödembildung und Gewebsnekrosen einhergehende Bronchopneumonie mit hoher Letalität		
Bacillus anthracis, ein aerogenes, sporen- und toxinbildendes Bakterium, dessen Sporen infektiös sind.	Respiratorisches Sekret - - - - - - - - - - - - - - - - - - - aerogen, direkte und indirekte Kontakte	Meldepflichtig gemäß § 6 IfSG. Erweiterter Interventionsbedarf** Namentliche **Erfassung** aller Kontaktpersonen. **Unterbringung:** Einzelunterbringung in Isolierzimmer mit Vorschleuse, eigenen Sanitär- und Aufbereitungseinrichtungen und gesonderter Klimatisierung/möglichst baldige Verlegung in ein Infektionszentrum. **PSA:** Flüssigkeits- und keimdichter Overall, eines Haarschutzes, FFP2-Maske, Schutzbrille und Schutzschuhen bei Betreten des Zimmers für alle Personen. **Entsorgung:** Geschirr = Einmalmaterial, Abfälle; Wäsche: infektiös. **Desinfektion:** fortlaufende Desinfektion patientennaher Flächen, der Wäsche, des Sanitärbereiches und der Fäkalien gemäß RKI*; Schlussdesinfektion in Form einer Raumdesinfektion notwendig. - RKI-Ärztemerkblatt vorh. (→ Anhang D, Pos. 1)
Milzbrand übrige Formen, d. h. Hautmilzbrand oder der extrem seltene Darmmilzbrand		
Bacillus anthracis	Eiter - - - - - - - - - - - - - - - - - - - Schmierinfektion, evtl. aerogen	Meldepflichtig gemäß § 6 IfSG. Erweiterter Interventionsbedarf** **Unterbringung:** Einzelzimmer **PSA:** Schutzkittel, Handschuhe und Mund-Nasenschutz bei patientennahen Tätigkeiten. **Entsorgung:** Abfall und Wäsche: infektiös **Desinfektion:** fortlaufende Desinfektion patientennaher Flächen, der Wäsche, des Sanitärbereiches und der Fäkalien gemäß RKI*; Schlussdesinfektion in Form einer Raumdesinfektion notwendig. - RKI-Ärztemerkblatt vorh. (→ Anhang D, Pos. 1)
Mononukleose (= Pfeiffersches Drüsenfieber), eine mit grippeähnlichen Symptomen einhergehende Virusinfektion.		
Epstein-Barr-Virus, ein zu den Herpes-Viren gehörendes, umhülltes DNA-Virus; Hoher Durchseuchungsgrad in der Bevölkerung.	Respiratorische Sekrete, Speichel, Tränenflüssigkeit - - - - - - - - - - - - - - - - - - - aerogen, Schmierinfektion	Kinderspielzeug muss gemäß VAH* desinfiziert werden; darüber hinaus **Standardhygiene** ausreichend.

▶▶

<table>
<tr><th>Erkrankung
Erreger</th><th>Erregerhalt. Mat.
Übertragungsweg</th><th>Unterbringung, Hygienemaßnahmen
Besonderheiten, Infos</th></tr>
<tr><td colspan="3">MRGN-Infektion oder Kolonisation (multiresistente gramnegative Stäbchenbakterien) = multiresistente Bakterien aus dem gramnegativen Spektrum.</td></tr>
<tr><td>z. B. E. Coli, Klebsiellen, Pseudomonaden, Acinetobacter</td><td>Erregerhaltige Sekrete und Exkrete, wie z. B. Trachealsekret, Urin, Fäkalien
----
direkte und indirekte Kontakte, evtl. aerogen</td><td>Unterbringung: Einzelzimmer bzw. Kohortenisolierung gemäß Einzelfallentscheidung des Hygienefachpersonals
PSA: Schutzkittel, Handschuhe und ggf. Mund-Nasenschutz bei patientennahen Tätigkeiten.
Entsorgung: Abfälle: Standardhygiene; Wäsche: infektiös.
Desinfektion: fortlaufende Desinfektion patientennaher Flächen und ggf. Sanitärbereich gemäß VAH*; Schlussdesinfektion notwendig.</td></tr>
<tr><td colspan="3">MRSA-Infektion/Kolonisation (→ Kap. 15.3.3)</td></tr>
<tr><td colspan="3">Mumps, eine virale Entzündung der Ohrspeicheldrüse; Impfung möglich und empfohlen.</td></tr>
<tr><td>Mumpsvirus, ein umhülltes RNA-Virus.</td><td>respiratorische Sekrete, Tränenflüssigkeit, Speichel, Blut, Liquor, Urin
----
aerogen, Schmierinfektion</td><td>Unterbringung: Einzelzimmer bis 10 Tage nach Krankheitsausbruch
Immungeschütztes Personal einsetzen.
PSA: Schutzkittel, Handschuhe und Mund-Nasenschutz bei patientennahen Tätigkeiten für Personen ohne Immunschutz
Entsorgung: Abfälle und Wäsche: normal
Desinfektion: fortlaufende Desinfektion patientennaher Flächen gemäß VAH*; Schlussdesinfektion notwendig.
RKI-Ärztemerkblatt vorh. (→ Anhang D, Pos. 1)</td></tr>
<tr><td colspan="3">Noro-Virus-Infektion siehe Enteritis Infectiosa</td></tr>
<tr><td colspan="3">Ornithose, auch »Psittakose« oder »Papageienkrankheit« genannt, eine schwere Bronchopneumonie mit grippeähnlichen Symptomen.</td></tr>
<tr><td>Chlamydia psittaci, ein bakterieller, intrazellulär lebender Parasit.</td><td>respiratorische Sekrete, Fäces, kontaminierter Staub
----
aerogen</td><td>Unterbringung: Keine gemeinsame Unterbringung mit abwehrgeschwächten Patienten
PSA/Entsorgung/Desinfektion: Standardhygiene</td></tr>
<tr><td colspan="3">ORSA-Infektion/Kolonisation → Kap. 10.3.3</td></tr>
<tr><td colspan="3">Parainfluenza siehe Influenza</td></tr>
<tr><td colspan="3">Paratyphus (A, B, C) siehe Typhus abdominalis</td></tr>
<tr><td colspan="3">Pertussis siehe Keuchhusten</td></tr>
<tr><td colspan="3">Pfeiffersches Drüsenfieber siehe Mononukleose</td></tr>
<tr><td colspan="3">Pneumonie siehe Atemwegsinfektion</td></tr>
</table>

▶▶

Erkrankung Erreger	Erregerhalt. Mat. Übertragungsweg	Unterbringung, Hygienemaßnahmen Besonderheiten, Infos
Pneumokokken-Infektion Frage ob Atemwegsinfektion, Meningo-Encephalitis oder Sepsis/ Impfung möglich und situationsbedingt empfohlen.		
Pest in Form der Beulenpest oder Lungenpest, eine seltene, hochkontagiöse, mit Nekrosen und Sepsis einhergehende, lebensgefährliche bakterielle Infektionserkrankung.		
Yersina pestis, ein gramnegatives, anaerobes, toxinbildendes Bakterium	respiratorische Sekrete, Eiter ------------------- aerogen, Schmierinfektion, Kontakte	Meldepflichtig gemäß § 6 IfSG. Erweiterter Interventionsbedarf** Namentliche **Erfassung** aller Kontaktpersonen notwendig. **Unterbringung:** Einzelunterbringung in Isolierzimmer mit Vorschleuse, eigenen Sanitär- und Aufbereitungseinrichtungen und gesonderter Klimatisierung; möglichst baldige Verlegung in ein Infektionszentrum. **PSA:** Flüssigkeits- und keimdichter Overall, eines Haarschutzes, FFP2-Maske, Schutzbrille und Schutzschuhen bei Betreten des Zimmers für alle Personen. **Entsorgung:** Geschirr = Einmalmaterial, Abfälle; Wäsche: infektiös. **Desinfektion:** fortlaufende Desinfektion patientennaher Flächen, der Wäsche, des Sanitärbereiches und der Fäkalien gemäß RKI*; Schlussdesinfektion in Form einer Raumdesinfektion notwendig.
Proteus-mirabilis-Infektion Frage ob Harnwegsinfektion, Wundinfektion, Atemwegsinfektion bakteriell, Sepsis		
Pseudomonas-Infektion Frage ob Harnwegsinfektion, Wundinfektion, Atemwegsinfektion bakteriell, Sepsis **Hinweis:** Es gibt hochresistente Stämme von Pseudomonas aeruginosa, die ein Vorgehen entsprechend einer MRGN-Infektion- bzw. -Kolonisation notwendig machen (siehe dort)		
Psittacose siehe Ornithose		
Ringelröteln, auch »Erythema infektiosum« genannt, eine meist stumm oder mild verlaufende, mit einem Erythem einhergehende, virale Infektionserkrankung, die jedoch bei Anämiepatienten zu aplastischen Krisen führen kann.		
Parvoviren, ein nacktes DNA-Virus	weitgehend unbekannt ------------------- evtl. fäkal-oraler Übertragungsweg.	Standardhygiene ausreichend.
Rotavirus-Infektion siehe Enteritis infectiosa viral		

▶▶

Erkrankung Erreger	Erregerhalt. Mat. Übertragungsweg	Unterbringung, Hygienemaßnahmen Besonderheiten, Infos
Röteln, ist eine meist stumm oder mild verlaufende, mit einem Exanthem einhergehende Infektionserkrankung, bei welcher jedoch die Gefahr einer intrauterinen Fruchtschädigung besteht/Für im Pädiatriebereich, in der Geburtshilfe und der Schwangerenbetreuung tätige Personen empfohlen.		
Rötelnviren, ein umhülltes RNA-Virus./Hoher Durchseuchungsgrad in der Bevölkerung.	respiratorische Sekrete, Urin ------------------- aerogen, direkte und indirekte Kontakte, diaplazentar.	**Unterbringung:** Einzelzimmer bis 4 Tage nach Auftreten des Exanthems Immungeschütztes Personal einsetzen. **PSA:** Schutzkittel, Handschuhe und Mund-Nasenschutz bei patientennahen Tätigkeiten für Personen ohne Immunschutz. **Entsorgung:** Abfall: Standardhygiene/Wäsche: infektiös **Desinfektion:** fortlaufende Desinfektion patientennaher Flächen und Sanitär gemäß VAH*; Schlussdesinfektion erforderlich ------------------- RKI-Ärztemerkblatt vorh. (→ Anhang D, Pos. 1)
RS-Virus-Infektion siehe Atemwegsinfektion viral		
Ruhr siehe Shigellose		
Salmonellose siehe Enteritis infectiosa		
Scabies siehe Krätze.		
Scharlach, eine mit hohem Fieber, einer Exanthembildung und Entzündung des Mund-Rachenraumes einhergehende, bakterielle Infektionserkrankung.		
Streptococcus pyogenes	respiratorische Sekrete ------------------- aerogen	**Unterbringung:** Einzelzimmer bis 48 Stunden nach Therapiebeginn **PSA:** Schutzkittel, Handschuhe, Mund-Nasenschutz bei patientennahen Tätigkeiten **Entsorgung:** Abfälle: Standardhygiene/Wäsche: infektiös **Desinfektion:** fortlaufende Desinfektion patientennaher Flächen gemäß VAH*; Schlussdesinfektion notwendig ------------------- RKI-Ärztemerkblatt vorh. (→ Anhang D, Pos. 1)
Sepsis, auch »Blutvergiftung« genannt, eine lebensgefährliche Infektion des Blutes.		
verschiedene, vorwiegend bakterielle Erreger	Blut ------------------- iatrogen	Meldepflichtig gemäß § 6 IfSG bei Meningokokken-Sepsis. Sofern keine weiteren Infektionsgeschehen vorliegen ist **Standardhygiene** ausreichend.

Erkrankung **Erreger**	**Erregerhalt. Mat.** **Übertragungsweg**	**Unterbringung, Hygienemaßnahmen** **Besonderheiten, Infos**
Serratia-Infektion Frage ob Harnwegsinfektion, Wundinfektion, Atemwegsinfektion bakteriell, Sepsis **Hinweis:** Es gibt hochresistente Stämme von Serratia marcescens, die ein Vorgehen entsprechend einer MRGN-Infektion- bzw. -Kolonisation notwendig machen (siehe dort)		
Shigellose, auch »Bakterienruhr« genannt, eine seltene, komplikationsbehaftete, mit schweren Durchfällen und Elektrolytverlusten einhergehende Darminfektion.		
Shigella dysenteriae, ein gramnegatives, toxinbildendes Bakterium.	Nahrungsmittel, Fäces, Erbrochenes alimentär, fäkal-oral, Schmierinfektion	Meldepflichtig gemäß § 6 IfSG wenn Pat. Im Lebensmittelbereich arbeitet, wenn epidemischer Zusammenhang wahrscheinlich ist. **Unterbringung:** Einzelzimmer bzw. Kohortenisolierung bis zum Vorliegen von 5 neg. Stuhlproben. **PSA:** Schutzkittel, Handschuhe bei patientennahen Tätigkeiten **Entsorgung:** Abfälle und Wäsche: infektiös. **Desinfektion:** fortlaufende Desinfektion patientennaher Flächen und Sanitär gemäß VAH*/ Schlussdesinfektion notwendig. RKI-Ärztemerkblatt vorh. (→ Anhang D, Pos. 1)
Staphylokokken-Infektion Frage ob Harnwegsinfektion, Wundinfektion, Atemwegsinfektion bakteriell, Sepsis, Furunkulose oder Impetigo kontagiosa.		
A-Streptokokken-Infektion Frage ob Scharlach, Erysipel, Wundinfektion, Sepsis, Impetigo contagiosa oder Kindbettfieber.		
B-Streptokokken-Infektion Frage ob Meningitis oder Sepsis.		
Syphilis, auch »Lues« genannt, eine in mehreren Stadien verlaufende, unbehandelt letale Geschlechtskrankheit.		
Treponema pallidum, ein schraubenförmiges Bakterium.	Genital- und Wundsekrete, Blut Geschlechtsverkehr, u. U. Schmierinfektion	Standardhygiene ausreichend. RKI-Ärztemerkblatt vorh. (→ Anhang D, Pos. 1)
Tetanus, auch »Wundstarrkrampf« genannt, eine das Nervensystem betreffende, mit Lähmungen einhergehende, lebensgefährliche bakterielle Infektionserkrankung/Impfung möglich und empfohlen.		
Clostridium tetani, ein sporenbildendes, anaerobes, toxinbildendes Bakterium	Staub, Gartenerde, Wundsekrete Übertragung infolge Verletzung	Immungeschütztes Personal einsetzen. Standardhygiene ausreichend. RKI-Ärztemerkblatt vorh. (→ Anhang D, Pos. 1)

Erkrankung Erreger	Erregerhalt. Mat. Übertragungsweg	Unterbringung, Hygienemaßnahmen Besonderheiten, Infos
Tollwut, auch »Lyssa« oder »Rabies« genannt, eine lebensbedrohliche Encephalitis; Impfung für beschränkten Personenkreis (z. B. Jäger) empfohlen.		
Tollwutvirus, ein umhülltes RNA-Virus	respiratorische Sekrete, Eiter --- Übertragung infolge Bissverletzung, aerogen, Schmierinfektion, u. U. direkte und indirekte Kontakte	Meldepflichtig gemäß § 6 IfSG Erweiterter Interventionsbedarf** **Unterbringung:** Einzelzimmer für Dauer der Erkrankung. **PSA:** Schutzkittel, Handschuhe, Mund-Nasenschutz bei patientennahen Tätigkeiten. **Entsorgung:** Abfälle und Wäsche: infektiös **Desinfektion:** fortlaufende Desinfektion patientennaher Flächen und des Sanitärbereiches gemäß RKI*; Schlussdesinfektion notwendig --- RKI-Ärztemerkblatt vorh. (→ Anhang D, Pos. 1)
Toxoplasmose, eine meist stumm verlaufende, mit diffusen Symptomen einhergehende parasitäre Erkrankung, die bei stark abwehrgeschwächten Patienten (z. B. AIDS-Patienten) zu Komplikationen wie Pneumonie und Meningitis und in der Schwangerschaft zu einem Abort und zur Fruchtschädigung führen kann.		
Toxoplasma gondii, eine paratisäre Protozoe mit hoher Durchseuchung der Bevölkerung.	Übertragung durch Katzen oder alimentär. Keine Übertragungsgefahr für Mitpatienten und Personal.	Standardhygiene ausreichend. --- RKI-Ärztemerkblatt vorh. (→ Anhang D, Pos. 1)
Trichomoniasis, eine vor allem Frauen betreffende Geschlechtskrankheit.		
Trichomonas vaginalis, eine parasitäre Protozoe	Genitalsekret --- Übertragung durch Geschlechtsverkehr / Keine Übertragungsgefahr für Mitpatienten und Personal.	Standardhygiene ausreichend
offene Lungentuberkulose, eine mit Gewebseinschmelzung des Lungenparenchyms einhergehende Infektionserkrankung/Impfung (BCG-Impfstoff) möglich aber nicht empfohlen.		
Mycobacterium tuberculosis, ein mit einer Wachshülle versehenes Bakterium.	Respirationssekret, Atemtröpfchen, kontaminierte Staubpartikel --- aerogen	**Meldepflichtig gemäß § 6 IfSG** bei Erkrankung oder Tod an einer behandlungsbedürftigen Tuberkulose, sowie wenn Personen, die an einer behandlungsbedürftigen Lungentuberkulose leiden, die Behandlung verweigern oder abbrechen. Erweiterter Interventionsbedarf** Immungeschütztes Personal einsetzen. Namentliche **Erfassung** aller Kontaktpersonen notwendig. **Unterbringung:** Einzelzimmer bis 3 Wochen nach Therapiebeginn.

Erkrankung Erreger	Erregerhalt. Mat. Übertragungsweg	Unterbringung, Hygienemaßnahmen Besonderheiten, Infos
		PSA: Schutzkittel, Handschuhe, FFP-2-Maske bei patientennahen Tätigkeiten. **Entsorgung:** Abfälle und Wäsche: infektiös **Desinfektion:** fortlaufende Desinfektion patientennaher Flächen und des Sanitärbereiches mit tuberkuloziden Mitteln und EWZ; Schlussdesinfektion notwendig. - - - - - - - - - - - - - - - - - - - RKI-Ärztemerkblatt vorh. (→ Anhang D, Pos. 1)
Tuberkulose (außer Lunge)		
Mycobacterium tuberculosis	je nach Lokalisation Eiter, Urin, Fäces, Liquor, Blut, genitaler Ausfluss - - - - - - - - - - - - - - - - - - - iatrogen, u. U. direkte und indirekte Kontakte	**Meldepflichtig gemäß § 6 IfSG** bei Erkrankung oder Tod an einer behandlungsbedürftigen Tuberkulose. **Unterbringung:** normale Unterbringung möglich. **PSA:** Handschuhe bei Verbandwechsel und anderen Tätigkeiten mit Kontaminationsgefahr. Immungeschütztes Personal einsetzen. **Entsorgung:** C-Müll (falls mit infektiösen Materialien kontaminiert); Wäsche: infektiös **Desinfektion:** fortlaufende Desinfektion patientennaher Flächen und des Sanitärbereiches mit tuberkuloziden Mitteln und EWZ; Schlussdesinfektion notwendig.
Typhus abdominalis/Paratyphus (A, B, C)		
Salmonella typhi Salmonella paratyphi A, B, C	Fäces, Urin, Erbrochenes, Blut, Eiter - - - - - - - - - - - - - - - - - - - fäkal-oral, Schmierinfektion	Meldepflichtig gemäß § 6 IfSG. Erweiterter Interventionsbedarf** **Unterbringung:** Einzelzimmer bis zum Vorliegen von 5 neg. Stuhlproben. **PSA:** Schutzkittel und Handschuhe bei Betreten des Zimmers für alle Personen. **Entsorgung:** Geschirr = Einmalmaterial/Abfälle und Wäsche: infektiös. **Desinfektion:** fortlaufende Desinfektion patientennaher Flächen, der Wäsche und des Sanitärbereiches gemäß RKI*; Schlussdesinfektion notwendig. RKI-Ärztemerkblatt vorh. (→ Anhang D, Pos. 1)
Varizellen-Infektion siehe Herpes-Zoster oder Windpocken		
VRE (Vancomycin resistente Enterokokken)		
meist Vancomycin resistenter E. faecalis oder E. fäcium	je nach Lokalität Urin, Wundsekret oder Fäkalien - - - - - - - - - - - - - - - - - - -	**Unterbringung:** Einzelzimmer solange bakteriologisch nachgewiesen; Aufhebung der Isolierungsmaßnahmen, wenn 3 Proben von 3 aufeinander folgenden Tagen negativ sind.

▶▶

Erkrankung Erreger	Erregerhalt. Mat. Übertragungsweg	Unterbringung, Hygienemaßnahmen Besonderheiten, Infos
	direkte und indirekte Kontakte	**PSA:** Schutzkittel, Handschuhe bei patientennahen Tätigkeiten **Entsorgung:** Abfälle: Standardhygiene; Wäsche: infektiös. **Desinfektion:** fortlaufende Desinfektion patientennaher Flächen und Sanitär gemäß VAH; Schlussdesinfektion notwendig.
VTEC-Infektion siehe Enteritis infectiosa oder HUS		
Windpocken (Varizellen), eine meist mild verlaufende, mit einem Exanthem einhergehende virale Virusinfektion, die in der Schwangerschaft eine Fruchtschädigung verursachen kann. Impfung möglich und empfohlen.		
Varizella-Zoster-Virus, ein zur Gruppe der Herpesviren gehörendes, umhülltes DNA-Virus, welches Windpocken (= Varizellen) und Zoster verursachen kann. Hoher Durchseuchungsgrad in der Bevölkerung.	respiratorische Sekrete, Bläscheninhalt ------------------- aerogen (hochkontagiös)	**Unterbringung:** Einzelzimmer bis der Schorf von den Windpocken abgefallen ist. Immungeschütztes Personal einsetzen. **PSA:** Schutzkittel, Mund-Nasenschutz bei Betreten des Zimmers **Entsorgung:** Abfälle: Standardhygiene; Wäsche: infektiös **Desinfektion:** fortlaufende Desinfektion patientennaher Flächen und Sanitär gemäß VAH*; Schlussdesinfektion notwendig ------------------- RKI-Ärztemerkblatt vorh. (→ Anhang D, Pos. 1)
Wurmerkrankungen		
Zestoden, Nematoden, Taenien u.a.	Keine Übertragungsgefahr für Mitpatienten und Personal	Standardhygiene vorhanden.
Wundinfektion		
E.Coli, Pseudomonas aeruginosa, Staphylokokken, A-Streptokokken u.a.	Wundsekret, Eiter Schmierinfektion, direkte und indirekte Kontakte	Folgende Hygienemaßnahmen sind nur bei außergewöhnlichen Sachlagen häufige Verbandwechsel bei großflächiger, stark sekretierender Wunde: **Unterbringung:** keine gemeinsame Unterbringung mit frischoperierten oder immungeschädigten Patienten oder Patienten mit invasiven Zugängen. **PSA:** Schutzkittel, Handschuhe bei der Durchführung medizinisch-pflegerischer Maßnahmen. Entsorgung/Desinfektion: Standardhygiene
Zeckenenzephalitis siehe FSME		
Zoster (Gürtelrose) siehe Herpes-Zoster-Infektion		

ANHANG B

Maßnahme	Indikation	Durchführung	Mittel	Konzentration und EWZ
Allgemeine Haut- und Handpflege	mehrmals täglich	Hände eincremen	Hautpflegemittel	gebrauchsfertig
Hände waschen	vor Arbeitsbeginn/bei Verunreinigung/mehrmals täglich	Hände waschen, mit Einmaltuch trocknen	Waschlotion	gebrauchsfertig
Händedesinfektion hygienisch	vor und nach Patientenkontakt/nach Kontakt mit kontaminierten Materialien/nach Entsorgungs- und Reinigungsmaßnahmen	Hände müssen vor Desinfektion trocken sein. 3 ml (2 Hübe) Desinfektionsmittel auf der gesamten Hand verreiben, bis Hände trocken sind. Fingerkuppen, Nagelfalze und Handgelenke sind einzubeziehen	alkoholisches Händedesinfektionsmittel gemäß VAH	gebrauchsfertig/ 30 Sek.
Händedesinfektion hygienisch bei sichtbarer Verschmutzung	nach Verschmutzung	Hände mit einem Desinfektionsmittel getränktem Einmaltuch reinigen/Hyg. Händedesinfektion durchführen (höhere EWZ beachten!)/danach Hände waschen	alkoholisches Händedesinfektionsmittel gemäß VAH	gebrauchsfertig 2 Min.
Hautdesinfektion	vor Injektionen, Impfungen und Blutentnahmen	Haut mit Desinfektionsmittel absprühen/Haut im Einstichstellenbereich mit Tupfer abreiben/ für i.m. sterile – für s.c. sterilisierte Tupfer verwenden	alkoholisches Hautdesinfektionsmittel gemäß VAH	gebrauchsfertig/ 15 Sek.
Hautdesinfektion	vor Punktionen und chirurgischen Eingriffen	Haut reinigen. Haut im Einstichstellenbereich mit sterilem Tupfer von zentral nach peripher abreiben. Haut muss während der EWZ feucht gehalten werden	alkoholisches Hautdesinfektionsmittel gemäß VAH	gebrauchsfertig/ mind. 1 Min./bei Talgdrüsenreicher Haut 10 Min.
Schleimhautantiseptik	vor bestimmten invasiven Eingriffen (z. B. Katheterismus)	Schleimhaut vollständig mit sterilem Tupfer benetzen, nicht nachtrocknen	PVP-Jodlösung, bei Kontraindikation: Octenidin-Lösung	gebrauchsfertig/ 2 Min.

Desinfektion von Blutdruck-manschetten	nach Kontamination	Manschette, Gummi- und Metallteile mit Lappen desinfizierend reinigen, nicht nachtrocknen. Nach EWZ mit klarem Wasser nachwischen. Schutzhandschuhe tragen. Durchführung z. B. im Spülraum	Aminhaltiges Flächen-desinfektionsmittel gemäß VAH	0,5%/1 Std.
Desinfektion von Stethoskopen	nach Kontamination	Mit Lappen desinfizierend reinigen, nicht nachtrocknen. Schutzhandschuhe tragen. Durchführung vor Ort	Aminhaltiges Flächen-desinfektionsmittel gemäß VAH	0,5%/1 Std.
Desinfektion von Thermometern	nach Gebrauch	Bei rektaler oder oraler Messung Schutzhüllen verwenden. Mit Lappen desinfizierend reinigen	Isopropanol 70%	gebrauchsfertig
Aufbereitung von Waschschalen	nach Gebrauch	Mit Lappen desinfizierend reinigen, trocknen lassen. Schutzhandschuhe tragen. Durchführung: unreiner Pflegearbeitsraum	Aminhaltiges Flächen-desinfektionsmittel gemäß VAH	0,5%/1 Std.
Desinfektion von Urinflaschen und Steckbecken	nach Gebrauch	Maschinelle thermische Desinfektion vor Ort	Reinigungs- & Desinfektionsautomat	programmgesteuert
Desinfektion von Arbeitsflächen	täglich, vor Gebrauch und nach Kontamination	Flächen frei machen, mit Lappen desinfizierend reinigen, nicht nachtrocknen. Schutzhandschuhe tragen	Aminhaltiges Flächen-desinfektionsmittel gemäß VAH	0,5%/1 Std.
Desinfektion von Verband- oder Transportwagen	wöchentlich bzw. nach Kontamination	Flächen frei machen, mit Lappen desinfizierend reinigen, nicht nachtrocknen. Schutzhandschuhe tragen	Aminhaltiges Flächen-desinfektionsmittel gemäß VAH	0,5%/1 Std.
Desinfektion von mobilem Inventar	wöchentlich bzw. nach Kontamination	mit Lappen desinfizierend reinigen/nicht nachtrocknen/Schutzhandschuhe tragen/ Durchführung vor Ort	Aminhaltiges Flächen-desinfektionsmittel gemäß VAH	0,5%/1 Std.
Reinigung von Waschbecken und Toiletten	täglich bzw. nach Verunreinigung	Mit Lappen reinigen. Schutzhandschuhe tragen	Reinigungsmittel für den Sanitärbereich	Bei Desinfektion: 0,5%/ nach Trocknung benutzbar

Maßnahme	Indikation	Durchführung	Mittel	Konzentration und EWZ
Reinigung bzw. Desinfektion des Fußbodens	tägliche Reinigung/Desinfektion bei Kontamination	Mit Wischmopp reinigen. Schutzhandschuhe tragen, bei Desinfektion nicht nachtrocknen	Reinigungsmittel für Fußböden, bei Kontamination Aminhaltiges Flächendesinfektionsmittel gemäß VAH	0,5%, nach Trocknung benutzbar
Desinfektion von Mobiliar, Wänden, Türen	nach Kontamination	Mit Lappen desinfizierend reinigen, nicht nachtrocknen. Schutzhandschuhe tragen	Mikrobac forte	2%/5 Min.
Reinigung von Mobiliar, Wänden, Türen	wöchentlich bzw. nach Verunreinigung	Mit Lappen reinigen. Schutzhandschuhe tragen	Flächen-Reinigungsmittel	0,5%/nach Trocknung benutzbar
Desinfektion von Badewannen und Sitzbadewannen	nach Gebrauch	Wasser komplett ablaufen lassen, mit Lappen desinfizierend reinigen, nicht nachtrocknen. Schutzhandschuhe tragen	Aminhaltiges Flächendesinfektionsmittel gemäß VAH	0,5%/nach Trocknung benutzbar
Desinfektion von Liegeflächen und Lagerungshilfsmitteln	bei Verwendung von Unterlagen täglich bzw. nach Kontamination/anderenfalls nach Patientenwechsel	Mit Lappen desinfizierend reinigen, nicht nachtrocknen. Schutzhandschuhe tragen. Durchführung vor Ort	Aminhaltiges Flächendesinfektionsmittel gemäß VAH	
Desinfektion von Rollstühlen und Transportliegen	wöchentlich bzw. nach Kontamination	Mit Lappen desinfizierend reinigen, nicht nachtrocknen. Schutzhandschuhe tragen. Durchführung vor Ort	Aminhaltiges Flächendesinfektionsmittel gemäß VAH	
Aufbereitung von Betten	nach Gebrauch	Betten mit Bettzeug von Mitarbeitern der Bettenzentrale gegen aufbereitetes Bett austauschen lassen. Abweichende Vorgehensweise bei quellenisolierten Pat. (siehe Hygieneplan).		
Aufbereitung chirurgischer Instrumente	nach Gebrauch	In geschlossener Transportbox umgehend zur Aufbereitung in ZSVA geben		

ANHANG C

Gebrauchslösung	0,5%	1%	1,5%	2%	3%	4%	5%
1 Liter	5 ml	10 ml	15 ml	20 ml	30 ml	40 ml	50 ml
2 Liter	10 ml	20 ml	30 ml	40 ml	60 ml	80 ml	100 ml
3 Liter	15 ml	30 ml	45 ml	60 ml	90 ml	120 ml	150 ml
4 Liter	20 ml	40 ml	60 ml	80 ml	120 ml	160 ml	200 ml
5 Liter	25 ml	50 ml	75 ml	100 ml	150 ml	200 ml	250 ml
6 Liter	30 ml	60 ml	90 ml	120 ml	180 ml	240 ml	300 ml
7 Liter	35 ml	70 ml	105 ml	140 ml	210 ml	280 ml	350 ml
8 Liter	40 ml	80 ml	120 ml	160 ml	240 ml	320 ml	400 ml
9 Liter	45 ml	90 ml	135 ml	180 ml	270 ml	360 ml	450 ml
10 Liter	50 ml	100 ml	150 ml	200 ml	300 ml	400 ml	500 ml
15 Liter	75 ml	150 ml	225 ml	300 ml	450 ml	600 ml	750 ml
20 Liter	100 ml	200 ml	300 ml	400 ml	600 ml	800 ml	1,0 Liter

Handhabung:

Erst Wasser (Zimmertemperatur) einfüllen und dann das Desinfektionsmittel zugeben.

Zur Erlangung eines genauen Mischungsverhältnisses zieht man die Menge des Mittels von der Menge der fertigen Gebrauchslösung ab. Beispiel: 5 Liter 4% = 4,8 Liter Wasser + 200 ml Mittel.

ANHANG D

Internetadressen

Pos.	Adressen und Inhalte
1	www.rki.de Internetseite des Robert-Koch-Institutes Empfehlungen der Kommission für Krankenhaushygiene: <Infektionsschutz><Krankenhaushygiene><Empfehlungen der Kommission für Krankenhaushygiene> Stellungnahmen, Empfehlungen und Arztmerkblätter zu einzelnen Erkrankungen: <Infektionskrankheiten von A-Z>
2	http://www.nrz-hygiene.de Internetseite des Nationalen Referenzzentrums für Surveillance von nosokomialen Infektionen Surveillance-Module und -Protokolle: <Surveillance><KISS> Referenzdaten zu nosokomialen Infektionen: Gewünschtes Modul über <Surveillance><KISS> anwählen; die Referenzdaten befinden sich als Pdf-Dokument am Ende der jeweiligen Seite.
3	http://bundesrecht.juris.de/index.html Internetseite des Bundesministeriums für Justiz Gesetzliche Regelwerke: <Gesetze und Verordnungen> oder <Titelsuche>
4	http://www.bgw-online.de Internetseite der Berufsgenossenschaft für Gesundheitsdienst und Wohlfahrtspflege. Bietet über das »Mediencenter« Zugriff auf berufsgenossenschaftliche Regelwerke.
5	http://www.lua.sachsen.de Internetseite des Landesuntersuchungsamtes Sachsen Rahmenhygienepläne des Länderarbeitskreises zur Erstellung von Hygieneplänen nach § 36 IfSG: <Humanmedizin><Rahmenhygienepläne>
6	http://www.die-vhd.de Internetseite der Vereinigung der Hygienefachkräfte Deutschlands Curriculum für einen Ausbildungslehrgang zur Hygienefachkraft: <Download><Curriculum> Stellenbeschreibung für Hygienefachkräfte: <Download><Stellenbeschreibung>

▶▶

Pos.	Adressen und Inhalte
7	http://www.dgkh.de Internetseite der Deutschen Gesellschaft für Krankenhaushygiene (DGKH) Empfehlungen für Kleidung und Schutzausrüstung für Pflegeberufe: <Empfehlungen> Verschiedene Leitlinien zu Themen der Krankenhaushygiene: <Leitlinien>
8	http://europa.eu/index_de.htm Suchportal der Europäischen Union zum Auffinden und Einsehen europäischer Regelwerke
9	http://www.laga-online.de Internetseite der Bund/Länder-Arbeitsgemeinschaft Abfall-Entsorgungs-Richtlinie für Einrichtungen des Gesundheitswesens: <Mitteilungen/Übersicht><Mitteilung18/Download>
10	http://www.bfarm.de Internetseite des Bundesinstitutes für Arzneimittel und Medizinprodukte (BfArM) Regelwerke zu Arzneimitteln: <Arzneimittel> Regelwerke zu Medizinprodukten: <Medizinprodukte>
11	http://www.bundesaerztekammer.de Internetseite der Arbeitsgemeinschaft der deutschen Ärztekammern Richtlinien: <Themen A-Z><Richtlinien, Leitlinien etc.>
12	http://divi.mednetwork.org/comty_hygiene?9mu7 Internetseite der Deutschen interdisziplinären Vereinigung für Intensiv- und Notfallmedizin (DIVI) mit einer Sammlung von Leitlinien zur Hygiene auf Intensivstationen.
13	http://www.dgfn.eu/aerzte/dialysestandard.html Internetseite der Deutschen Gesellschaft für Nephrologie mit Hygiene-Leitlinien zur Dialyse.
13	http://www.aktion-sauberehaende.de/ Internetseite der Aktion Saubere Hände mit vielen Informationsschriften und Schulungsdateien zum Herunterladen.

Pos.	Adressen und Inhalte
14	http://www.nlga.niedersachsen.de Internetseite des Niedersächsischen Landesgesundheitsamtes. Informationen zu verschiedenen hygienerelevanten Themen: <Infektionen & Hygiene> Informationen speziell zur außerklinischen Hygiene: <Infektionen & Hygiene> <Hygiene in ambulanten und stationären Pflegeeinrichtungen>
15	http://www.mrsa-netzwerke.niedersachsen.de Internetseite der MRSA-Netzwerke Niedersachsen mit zahlreichen Informationsschriften und Schulungsdateien zum Thema MRSA in außerklinischen Bereichen.
16	http://www.divi.de Internetseite der Deutschen Interdisziplinären Vereinigung für Intensiv- und Notfallmedizin mit einer Sammlung an Leitlinien und weiteren Regelwerken zu diesem Thema.
17	http://www.bvmed.de Internetseite des Bundesverbandes Medizintechnologie e.V. (BVMed) mit einer Informationsschrift zur »Versorgung von tracheotomierten und laryngektomierten Patienten« (unter <Publikationen> <Hilfsmittel>)

REGISTER